Das große Shiatsu-Handbuch

Chris Jarmey / Gabriel Mojay

Das große Shiatsu-Handbuch

Alles über Theorie,
Praxis und therapeutische Methoden
der japanischen Heilmassage

Otto Wilhelm Barth Verlag

1. Auflage der Sonderausgabe 1995
Einzig berechtigte Übersetzung aus dem Englischen
von Theo Kierdorf in Zusammenarbeit mit Hildegard Höhr.

Die Originalausgabe erschien unter dem Titel
«Shiatsu. The Complete Guide» bei Thorsons, a division
of HarperCollinsPublishers Ltd.
Illustrationen von Peter Cox; Fotos von Peter Warren.
Deutschsprachige Rechte beim Scherz Verlag, Bern, München,
Wien, für den Otto Wilhelm Barth Verlag.

Schutzumschlag von Bine Cordes.

Inhalt

Einleitung

Was ist Shiatsu?

Shiatsu ist eine Form der Körperarbeit, bei der sich, wenn sie auf höchstem Niveau praktiziert wird, eine sehr verfeinerte Intuition mit einem tiefen Verständnis der Körper-Geist-Einheit des Menschen verbindet. Shiatsu ist in Japan aus einer Synthese der traditionellen chinesischen Massage (*anma*) und westlicher physiotherapeutischer Methoden hervorgegangen. Es ist ein vollständiges System der Heilung durch Berührung und von daher eng verbunden mit den Grundprinzipien der östlichen Medizin.

Die Shiatsu-Behandlung umfaßt Techniken wie Dehnen, Halten und Verlagern des Körpergewichts auf bestimmte Körperbereiche des Patienten, wodurch der Energiefluß, die Blut- und Lymphzirkulation, die Beweglichkeit und die Körperhaltung verbessert werden sollen. Der Shiatsu-Praktiker benutzt seine Hände, Daumen, Finger, Unterarme, Knie und Füße, um auf bestimmte Körperstellen Druck auszuüben oder um Kontakt zum Körper des Patienten herzustellen, wobei der Patient (in diesem Buch häufig als «Empfänger» bezeichnet) in verschiedenen Positionen sitzt oder liegt. Die Behandlung konzentriert sich auf bestimmte Energiebahnen (die «Meridiane»), in denen jene subtile (feinstoffliche) Körperenergie fließt, die Ki genannt wird. Ki ist die Lebenskraft, die jegliche Aktivität des Körpers, des Geistes und der Seele aufrechterhält.

Obgleich Shiatsu wörtlich «Fingerdruck» bedeutet, ist der Geist des Shiatsu «Kommunikation durch Berührung». Wenn eine Shiatsu-Massage den Bedürfnissen des Klienten wirklich gerecht werden soll, so kann man dieses Ziel nicht allein durch Beherrschung der Behandlungstechniken und durch intellektuelles Studium des Shiatsu-Systems erreichen. Eine wirksame Shiatsu-Behandlung erfordert Sensibilität, denn nur wenn der Therapeut über diese verfügt, vermag er wahrzunehmen, wie es um die Vitalität des Patienten bestellt ist, und nur dann kann er diese positiv beeinflussen. Vitalität ist die Grundlage der Gesundheit, und sie zeigt die Stärke und Harmonie der Ki-Zirkulation an. Wenn eine Shiatsu-Behandlung sensibel ausgeführt wird und sich an den individuellen Bedürfnissen des Patienten orientiert, dann tonisiert und korrigiert sie den Ki-Fluß im

Körper und trägt dazu bei, die Vitalität zu stärken und Krankheiten vorzubeugen.

Eine Shiatsu-Behandlung kann nur dann wirklich förderlich sein, wenn der Therapeut völlig entspannt ist und in diesem entspannten Zustand sein Körpergewicht einsetzt, um so auf mühelose Weise Ki zu übertragen. Offenkundige Anstrengung von seiten des Therapeuten führt nur zu einer Störung des Ki-Flusses und hindert außerdem den Empfänger daran, sich zu entspannen und sich der Behandlung zu «öffnen». Ki wird auf natürliche Weise auf den Empfänger übertragen, wenn die Energie des Therapeuten im Unterbauch fokussiert und «geerdet» ist. (Der Bauch wird in der Shiatsu-Terminologie «Hara» genannt.)

Schließlich hängt die Wirksamkeit einer Shiatsu-Therapie auch noch davon ab, ob der Therapeut mit den theoretischen Grundlagen der traditionellen östlichen Medizin und ihren diagnostischen Möglichkeiten vertraut ist. Wer sich da auskennt, besitzt auch das notwendige Selbstvertrauen, um Patienten behandeln zu können, die an akuten oder chronischen Krankheiten leiden.

Die Geschichte des Shiatsu

Obgleich der Begriff Shiatsu erst Anfang des 20. Jahrhunderts geprägt wurde, ist Shiatsu tief in der traditionellen östlichen Medizin verwurzelt. Genauer gesagt läßt sich die Vorgeschichte des Shiatsu zurückverfolgen bis ins China der Zeit um 530 v. Chr., als Bodhidharma dort ein System von Übungen zur Erhaltung der Gesundheit und zur Erlangung der Sinneskontrolle einführte: das Tao-yin. Dieses Übungssystem umfaßte die Selbstbehandlung durch Massage und Druckpunkt-Therapie zur Entgiftung und Verjüngung. Tao-yin wurde schon bald zu einem integralen Bestandteil der Gesundheitsübungen und verbreitete sich im Laufe der Zeit zusammen mit anderen chinesischen Heilkünsten in ganz Südostasien und Korea.

Im 10. Jahrhundert n. Chr. wurde die chinesische Medizin in Japan bekannt, und seit jener Zeit haben sich Anma-Vibrationsmassage mit den Handtellern sowie Drücken und Massieren bestimmter Punkte und Tao-yin (japanisch *dō-in*) zu einem System verbunden, das entfernt an unser heutiges Shiatsu erinnert.

Vor ungefähr 300 Jahren, während der Edo-Ära in Japan, mußten Ärzte Anma studieren, um sich mit der Struktur des menschlichen Körpers, mit den Energiebahnen und den Druckpunkten vertraut zu machen. Auf diese Weise erlernten sie die Grundprinzipien der östlichen Medizin, entwickelten ihre praktischen Fähigkeiten und waren so schließlich in der Lage, die ihnen im speziellen Fall adäquat erscheinende Behandlungsmethode zu wählen – nämlich Akupunktur, Kräutermedizin oder Körperarbeit. Später wurde Anma lediglich zur Lockerung von Muskelverspannungen benutzt, bis diese Massagetechnik schließlich im anbrechenden 20. Jahrhundert nur noch angewandt werden durfte, um angenehme und lustvolle Gefühle hervorzurufen.

Es gab jedoch auch zu jener Zeit immer noch viele Anma-Therapeuten, deren Arbeit auf der klassischen Theorie der östlichen Medizin basierte. Und diese erfanden den Namen Shiatsu, um die restriktiven gesetzlichen Bestimmungen zu umgehen, denen Anma unterworfen war. Mitte der fünfziger Jahre wurde Shiatsu von der japanischen Regierung als legitime Therapiemethode anerkannt.

Heute lautet die offizielle Definition des japanischen Gesundheits- und Wohlfahrtsministeriums:

> Shiatsu ist eine Form der manuellen Behandlung, bei der Daumen, Finger und Handteller, jedoch keine mechanischen oder anderweitigen Instrumente benutzt werden, um Druck auf die menschliche Haut auszuüben. Ziel dieser Behandlung ist es, innere Fehlfunktionen zu korrigieren, um die Gesundheit zu fördern und zu erhalten und um bestimmte Krankheiten zu behandeln.

Die Entwicklung des Shiatsu in Japan Die offizielle Anerkennung des Shiatsu in Japan ist hauptsächlich den Bemühungen von Tokujiro Namikoshi zuzuschreiben, der in Hokkaido im Jahre 1925 ein Institut für Shiatsu-Therapie und im Jahre 1940 das Japanische Shiatsu-Institut (das später in «Japanische Shiatsu-Schule» umbenannt wurde) gründete. Sein Erfolg beruhte einerseits auf seiner außergewöhnlichen taktilen Sensibilität und andererseits auf seinen Bemühungen, Shiatsu mit den Erkenntnissen der westlichen Medizin zu verbinden. Dabei profitierte er sicherlich von dem in Japan zu jener Zeit vorherrschenden allgemeinen Trend zur Verwestlichung.

Shitsuto Masunaga war derjenige, der die traditionellen philosophischen und medizinischen Prinzipien der östlichen Medizin wieder in die Shiatsu-Lehre integrierte. Er lehrte zehn Jahre lang am Japanischen Shiatsu-Institut, bevor er in Tokio seine eigene Schule gründete, das Iokai Shiatsu Centre. Shitsuto Masunaga, der ebenfalls über eine hochentwickelte taktile Sensibilität verfügte, machte es sich zur Aufgabe, das uralte System der östlichen Medizin mit der westlichen Physiologie in Einklang zu bringen. Sein wichtigster Beitrag zur Entwicklung des Shiatsu bestand darin, das System der klassischen Hauptmeridiane auf die gesamte Körperoberfläche auszudehnen. Außerdem lehrte er, wie man das psychophysiologische Gleichgewicht eines Menschen durch die Arbeit an diesen Energiebahnen beeinflussen kann.

Heute gibt es in Japan zwei deutlich unterscheidbare Shiatsu-Methoden: die von Tokujiro Namikoshi entwickelte Methode und Iokai-Shiatsu, dessen Begründer der mittlerweile verstorbene Shitsuto Masunaga ist. Für Namikoshis Shiatsu-Stil ist charakteristisch, daß Druck auf bestimmte Reflexpunkte ausgeübt wird, die mit dem zentralen und autonomen Nervensystem verbunden sind, während Masunagas Stil auf der Arbeit an den Meridianen beruht, die aus der Sicht der östlichen Medizin die Manifestationen der Körper/Geist-Funktion sind. Masunaga führte auch die Dimension der «stützenden (Yin-) und verbindenden oder aktiven (Yang-)Rolle» der beiden Hände ein, weil er erkannt hatte, daß eine Shiatsu-Behandlung wesentlich weniger schmerzhaft, wesentlich nährender und energetisch wirksamer ist, wenn man beide Hände in einem gewissen Abstand auf den Körper des Patienten legt und mit ihnen den Kontakt zum Patienten ununterbrochen aufrechterhält. Auf diese Weise dient die eine Hand als «zuhörende» Hand (die «stützende» oder Yin-Hand), während die andere (die aktive oder Yang-Hand) die Behandlung durchführt.

Zwischen diesen beiden ursprünglichen Hauptrichtungen der Shiatsu-Praxis liegen die Ansätze mehrerer japanischer Akupunkturschulen, in denen Shiatsu als Voraussetzung für das Studium der Akupunktur gelehrt wird. Letztlich hängt die Wirksamkeit einer Shiatsu-Behandlung jedoch in erster Linie von der Einstellung und von der technischen Fertigkeit des

Therapeuten ab sowie auch von seiner Fähigkeit, sich auf den Patienten einzustimmen – also weniger von einem bestimmten Behandlungsstil.

Die Ausbreitung des Shiatsu in der westlichen Welt Shiatsu ist erst in den siebziger Jahren in den Vereinigten Staaten und in Europa in größerem Maße bekannt geworden, obgleich diese Methode schon seit ihrer Entstehung von einigen Japanern und anderen Asiaten in der westlichen Welt praktiziert wurde. Die Shiatsu-Praxis in Europa ist hauptsächlich durch die Namikoshi-Methode und die Masunaga-Methode geprägt worden. Außerdem gibt es eine von der Makrobiotik beeinflußte Shiatsu-Richtung, die sich an den Meridianen und Punkten der traditionellen Akupunktur orientiert, aber zusätzlich einige eigene theoretische und philosophische Grundprinzipien entwickelt hat. Bei dieser Shiatsu-Variante werden häufig die Füße eingesetzt, um Druck auf bestimmte Körperbereiche auszuüben und um Dehnungen durchzuführen – die sogenannten «Barfuß»-Techniken. Shiatsu, so wie man es in Europa kennt, wird demzufolge also entweder mit Masunagas Iokai-Shiatsu (oft auch Zen-Shiatsu genannt), dem von der Makrobiotik beeinflußten Shiatsu, der Namikoshi-Methode oder mit verschiedenen Mischformen assoziiert.

Die Shiatsu-Praxis in den Vereinigten Staaten kann man in die folgenden Systeme oder «Stile» einteilen:

Akupressur-Shiatsu konzentriert sich auf die Akupunkturpunkte und umfaßt eine Vielzahl von Akupressur-Techniken.

Fünf-Elemente-Stil-Shiatsu bezieht sich hauptsächlich auf die Theorie der Fünf Elemente (siehe Kap. 10) der traditionellen chinesischen Medizin, wobei insbesondere der Aspekt der Emotionen eine wichtige Rolle spielt; außerdem werden einige von der Makrobiotik entwickelte Anschauungen einbezogen.

Makrobiotisches Shiatsu orientiert sich an den klassischen Akupunkturmeridianen, an den Barfuß-Techniken sowie am Ideal einer harmonischen Lebensweise, wie es von George Oshawa, Michio Kushi und anderen entwickelt wurde.

Nippon-Style-Shiatsu ist im wesentlichen identisch mit dem Namikoshi-Stil, mißt also der westlichen Physiologie große

Bedeutung bei, berücksichtigt aber außerdem die Theorie der chinesischen Medizin und die klassischen Meridiane.
Zen-Shiatsu, so wie es von Shitsuto Masunaga entwickelt wurde. Charakteristisch für diese Methode ist die Anwendung der Kyo/Jitsu-Tonisierung und des Sedierungsprinzips (siehe vor allem S. 21 ff.), außerdem ein erweitertes Meridiansystem und eine Synthese aus traditioneller chinesischer Medizin sowie westlicher Physiologie und Psychologie.
Ohashiatsu ist eine von Wataru Ohashi entwickelte Variante des Shiatsu, die Namikoshis Stil mit Aspekten des Zen-Shiatsu und der Verwendung klassischer Akupunkturpunkte (Tsubos) und Meridiane verbindet.

Interessant ist, daß in Japan, einem Land, in dem die traditionelle chinesische Medizin eine reiche und lange Tradition hat, gerade das am stärksten «westlich» orientierte Shiatsu-System von Namikoshi am populärsten ist und auch von der japanischen Regierung als erstes offiziell anerkannt wurde, ein System, das die Prinzipien der traditionellen chinesischen Medizin bewußt ausklammert.

In Europa und in den Vereinigten Staaten hingegen beziehen alle dort verbreiteten Shiatsu-Stile Aspekte der traditionellen östlichen Medizin mit ein, selbst jene, die sich in erster Linie von Namikoshis Ansatz herleiten.

In diesem Zusammenhang möchte ich den Leser noch auf eine formale Besonderheit dieses Buches aufmerksam machen:

Begriffe und Wendungen, die sich auf bestimmte Konzepte der östlichen Medizin beziehen, werden auch dann groß geschrieben, wenn dies nicht den Regeln der deutschen Rechtschreibung entspricht, um so das Besondere dieser Ausdrucksweise zu betonen.

Außerdem sei darauf hingewiesen, daß in der östlichen Medizin Begriffe wie «Leber», «Blut», «Hitze» u. ä. oft eine andere Bedeutung haben als in der Umgangssprache oder auch in der Terminologie der westlichen Medizin.

Teil I

Die Grundlagen des Shiatsu

Shiatsu ist eine Methode der Körperarbeit, die es uns ermöglicht, durch einfühlsame, unaufdringliche Berührung sowie durch achtsame Zuwendung Wärme und Heilung zu geben und zu empfangen. Die Bedeutung dieser Methode wird um so größer, je weiter wir uns von direkter persönlicher Kommunikation und von taktilem menschlichem Kontakt entfernen. In unserer hochindustrialisierten und hochtechnisierten Zeit sehen immer mehr Menschen die Notwendigkeit, an der Verbesserung der zwischenmenschlichen Beziehungen und der Kooperation zu arbeiten. Shiatsu könnte bei diesem Bemühen von größtem Wert sein.

In diesem ersten Teil des Buches werden wir die Grundlagen der Shiatsu-Praxis vorstellen, deren Beherrschung sehr dazu beitragen kann, dem obengenannten Bedürfnis im Familien- oder Freundeskreis auf angemessene Weise gerecht zu werden. Andererseits kann Shiatsu auf der Grundlage dieser Prinzipien auch als Therapie eingesetzt werden. Deshalb sollte man das im Folgenden Beschriebene als Fundament der Shiatsu-Praxis überhaupt betrachten, ganz gleich, um welche Ebene der Anwendung es geht.

Um das, was Shiatsu bewirken kann, adäquat einzuschätzen, ist es notwendig, zunächst einmal das fernöstliche Energiekonzept und seine Anwendung auf den Menschen zu verstehen. Deshalb werden wir uns zunächst mit Ki, den Meridianen und den Tsubos beschäftigen und anschließend mit dem Unterschied zwischen Akupressur und Shiatsu, wobei auch die Begriffe Kyo und Jitsu erklärt werden.

1 Das Konzept des Ki

Was ist Ki?

Ob etwas lebendig ist oder nicht, hängt davon ab, in welchem Maße das, was in der Tradition der östlichen Medizin als *Ki* und als *Jing* bezeichnet wird, vorhanden ist. Ki (im Chinesischen Qi oder Ch'i genannt) kann man als die Kraft verstehen, die vereinigt und belebt. Sie bindet Energie in Materie. Das bedeutet, daß ohne Ki nichts zusammenhalten würde und es nichts Greifbares gäbe. Ki ist folglich eine bindende Kraft, die dann wirksam wird, wenn die Energie sich materialisiert oder wenn die Materie zu Energie wird. Da Materie selbst eine Form energetischer Schwingung ist, wird alles Existierende als Ki betrachtet. Doch ist es einem klareren Verständnis förderlich, wenn wir unsere Definition von Ki darauf beschränken, daß Ki das ist, was die Materie belebt. Deshalb ist Ki, abgesehen von seiner grundsätzlichen bindenden Qualität, auch die Energie, die bei jeder Form von Bewegung wirksam ist, ganz gleich, ob es sich um die Bewegung des Meeres, des Windes, des Bluts oder des Gehens (also der Fort-Bewegung) handelt. Alle unbelebten und belebten Dinge brauchen Ki, um existieren zu können, und noch mehr Ki, um sich bewegen zu können.

Um jedoch «leben» zu können, muß ein Organismus einen Prozeß der organischen Veränderung durchlaufen, der von der Geburt über die Phase des Wachstums bis hin zum Verfall führt. Die Lebensessenz, die dies ermöglicht, wird *Jing* oder *Essenz* genannt. Somit ist Jing der Ursprung aller lebendigen Materie und des Wachstums, wohingegen Ki die Kraft ist, die bindet, aktiviert und bewegt.

Ein Organismus, der genügend Jing enthält, um seine unwillkürlichen organischen Prozesse aufrechtzuerhalten, und der über genügend Ki verfügt, um seine Funktion zu erfüllen, muß jedoch noch keine Anzeichen von Bewußtsein zeigen. Bewußtsein setzt das Vorhandensein von *Shen* voraus, der Energie, die der Fähigkeit zu denken und zu unterscheiden zugrunde liegt sowie auch dem Vermögen, etwas mit Hilfe der Vernunft zu erklären und über sich selbst zu reflektieren. Ohne Shen ist keine Persönlichkeit möglich. Ki, Jing und Shen werden im traditionellen östlichen Denken als «die drei Schätze» bezeichnet.

Ki ist wesentlich verbreiteter als Jing oder Shen, weil alles, was wir mit unseren Sinnen wahrnehmen (und vieles von dem, was wir nicht wahrnehmen), über ein gewisses Maß an Ki verfügt. Nur das, was «lebt» in dem Sinne, daß es Wachstum, Reproduktion und Verfall unterworfen ist, verfügt über Jing. Und nur das, was bewußt ist und über sich selbst nachdenken kann (d. h. nur der Mensch), verfügt über Shen. Es ist wichtig, sich darüber im klaren zu sein, daß Jing und Shen so wie alles andere, was existiert, begrenzte Aspekte oder spezielle Manifestationen von Ki sind. Im Folgenden beziehen wir uns, wenn von Ki die Rede ist, auf die funktionellen Aspekte des Bindens und der Bewegung.

Alle Materie – oder besser gesagt alles, was wir uns vorstellen können, auch ein Gedanke oder eine Emotion – hat Ki. Das Lebendige unterscheidet sich vom Nichtlebendigen durch das Vorhandensein von Jing, dem durch Shen noch Bewußtsein hinzugefügt werden kann. Doch können sich Jing und Shen nicht ohne die bindenden und bewegenden Eigenschaften von Ki manifestieren. Je vitaler ein Mensch ist, um so mehr Ki hat er. Ein Überfluß an Ki in einem lebenden Organismus erzeugt ein hohes Maß an Vitalität. Wenn es einem Menschen an Vitalität mangelt, so fehlt es ihm an jenem optimalen Maß an Ki, das notwendig ist, um Jing und Shen zu stärken. Wenn jemand tot ist, so mangelt es ihm sehr stark an Ki (und gänzlich an Jing und Shen). Die Verwesung bringt eine weitere Verringerung des Ki mit sich, bis schließlich nur noch jenes *Minimum* vorhanden ist, das notwendig ist, um die Atome und Moleküle zusammenzuhalten, so daß sie sich als Materie manifestieren können. Ki erzeugt kein Leben, aber Leben ist unmöglich, wenn nicht ein gewisses Mindestmaß an Ki vorhanden ist.

Ki ist überall zu finden, auf der Erde ebenso wie in der sie umgebenden Atmosphäre, obgleich es an manchen Stellen mehr davon gibt als an anderen. Fließendes Wasser erzeugt Ki im Überfluß, aber Ki selbst ist der letztendliche Ursprung jeglicher Bewegung. Diese starke Präsenz von Ki kann man in der Nähe von Wasserfällen und am Meeresstrand deutlich spüren.

Sonnenlicht ist aus unserer Sicht zweifellos die größte Ki-Quelle überhaupt. Das Maß an Ki, das notwendig ist, um Materie zu beleben, kann sich nicht akkumulieren, wenn kein Sonnenlicht und kein Wasser vorhanden sind. Bei Pflanzen ist dies offensichtlich, aber es gilt auch für Tiere, die nur existieren können, wenn sie Pflanzen oder andere Tiere verzehren, die sich ihrerseits von Pflanzen ernähren. Selbst Pilze, die ohne direktes Sonnenlicht zu gedeihen scheinen, wachsen auf Material, das von Pflanzen und Tieren produziert worden ist, die ihrerseits vom Sonnenlicht abhängig sind.

Quellen des Ki im Körper Um das «Leben» in unserem Körper zu erhalten, müssen wir ständig Ki aufnehmen, damit der physische Zusammenhalt gewährleistet ist und wir uns bewegen können. Dazu nehmen wir Ki aus drei Quellen auf. Zunächst wird es uns von unseren Eltern vererbt, und im weiteren Verlauf unseres Lebens erhalten wir es durch die Luft und durch die Nahrung, die wir aufnehmen. Die Bedeutung von Ki in bestimmten Theorien der östlichen Medizin wird in Teil II dieses Buches näher erläutert.

Was ist eine Energiebahn oder ein Meridian?

Energiebahnen oder Meridiane nennt man die Bahnen, durch die Ki fließt. Diese bilden ein Netz, welches das Ki der verschiedenen Körperfunktionen miteinander verbindet. Das Konzept der miteinander verbundenen Energiebahnen wird in der traditionellen östlichen Medizin *Jing Luo* genannt. *Jing* bedeutet «gehen», «hindurchleiten» oder «steuern», und *Luo* bedeutet «ein Netz», «Netzwerk» oder «ein verbindendes System». (*Jing* in diesem Sinne darf nicht mit dem zuvor erwähnten Begriff «Jing» = Essenz verwechselt werden!) *Jing Luo* versorgt alle Gewebe und Organe unseres Körpers mit Ki, während Blut durch die Blutgefäße (*Xue Mai* genannt) befördert wird. Aus der traditionellen Sicht wurde jedoch zwischen dem Fluß des Ki und des Blutes in den Meridianen und Blutgefäßen nicht genau unterschieden, weil man der Ansicht war, daß durch die Energiebahnen Ki *und* Blut befördert würde und durch die Blutgefäße ebenfalls Blut *und* Ki. Um jedoch Verwirrung zu vermeiden, sollte man sich besser vorstellen, daß die Energiebahnen *nur* Ki transportieren. Dabei darf man allerdings nie vergessen, daß Ki die Kraft ist, die jeder Form von Bewegung zugrunde liegt, einschließlich der Bewegung des Blutes, und daß Ki folglich in den Blutgefäßen im Überfluß vorhanden sein muß. Und von den Energiebahnen oder Meridianen könnte man insofern sagen, daß sie Blut befördern, weil ein Mangel an Ki in den Meridianen bestimmter Körperbereiche häufig mit einer schlechten Durchblutung einhergeht.

Blutgefäße und Nerven sind leicht zu orten, weil man «sehen» kann, daß sie existieren, wenn man den Körper öffnet. Energiebahnen hingegen lassen sich nicht auf die gleiche Weise lokalisieren, was den Schluß nahelegt, daß sie keine materielle Grundlage haben und in einem toten Körper nicht existieren. Allerdings scheinen Energiekanäle das Gewebe zu beeinflussen, durch das sie verlaufen. Veränderungen, die durch diesen Einfluß hervorgerufen wurden, sind selbst noch nach dem Tod eines Menschen festzustellen. Untersuchungen, die in China von Professor Zhu Zong Xiang aus Peking durchgeführt wurden, zeigen, daß die Haut dort, wo die Meridiane verlaufen, dünner ist als in den angrenzenden Bereichen. Dieser Forscher fand auch heraus, daß sich Infraschallwellen auf den Meridianen schneller und mit höherer Frequenz fortbewegen als in den umliegenden Bereichen. Professor Zhang Baozhen hat außerdem durch Untersuchungen festgestellt, daß die Nervenendungen entlang den Hauptmeridianen entwickelter sind als an anderen Körperstellen.

Anders als die elektrischen Leitungen eines Hauses, die ständig existieren, ganz gleich, ob Elektrizität durch sie hindurchfließt oder nicht, existieren Meridiane nicht unabhängig von Ki. Dies läßt sich in etwa mit einem Lichtstrahl vergleichen, der ohne Licht nicht existieren kann. Meridiane und Ki müssen folglich ein und dasselbe sein. Sie sind in ihrer Existenz direkt vom Vorhandensein von Leben abhängig.

Zur Veranschaulichung des Konzepts der Energiebahnen oder Meridiane mag ein Vergleich mit Wasserströmungen dienen. In Gewässern wie Seen oder Meeren gibt es Strömungen, die durch Zuflüsse, Gezeitenbewegungen und thermische Einflüsse entstehen. Wenn man jedoch die Ursache jener Strömungen beseitigt, indem man beispielsweise die Zuflüsse blockiert und die Wassertemperatur im gesamten Gewässer ausgleicht, ist der Verlauf der ehemaligen Wasserströmung nicht mehr feststellbar. Ebenso verschwindet mit dem Versiegen der Lebensfunktionen die Grundlage für die Existenz der Energiebahnen. Deshalb hat ein Leichnam ebensowenig Ki-Kanäle, wie er eine Seele oder eine Persönlichkeit hat.

Natürlich kann man aufzeichnen, wo an der Körperoberfläche die Meridiane «sein sollten» oder «einmal waren», indem man Linien über den gesamten Körper zieht, die den üblichen Darstellungen der Meridianverläufe entsprechen. Doch könnte dies eine «statische» Vorstellung von der Lage der Meridiane fördern, während die Ki-Stärke und Ki-Qualität einer Energiebahn in Wirklichkeit durch körperliche Disharmonien beeinflußt werden und ihre genaue Lage entsprechend den Schwankungen im Ki-Fluß innerhalb angrenzender Meridiane manchmal leicht von der Norm abweicht.

Weil es sein kann, daß eine Energiebahn sich nicht genau da befindet, wo sie gemäß der Kartierung «sein sollte», und weil die verschiedensten Faktoren Einfluß auf den Berührungswinkel haben, der bei der Shiatsu-Behandlung erforderlich ist, um die Verbindung zu Ki herzustellen, muß der Therapeut ein Gefühl für die Kontinuität des Ki-Flusses entwickeln, will er in der Shiatsu-Sitzung eine maximale Wirkung erzielen.

Was ist ein Tsubo?

Ein *Tsubo* ist jeder Punkt auf dem Oberflächenverlauf eines Ki-Kanals, an dem man das Ki unmittelbar durch Druck oder durch Einstechen einer Akupunkturnadel beeinflussen kann. Tsubos sind Zugänge zum Energiekörper eines Menschen, und man kann über sie den inneren energetischen Zustand des oder der Betreffenden beeinflussen.

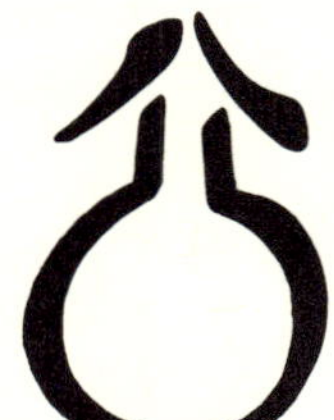

Abb. 1.1
Tsubo
Dieses Schriftzeichen repräsentiert einen Krug mit einem engen Hals und einem Deckel darauf. Der Hals repräsentiert die Verbindung des Tsubo mit dem Ki in dem Kanal, welcher durch den kugeligen Teil des Kruges verkörpert wird.

Die Akupunktur arbeitet mit Punkten, die sich an ganz bestimmten Stellen des Körpers befinden. Die Behandlung dieser fixen Punkte hat Auswirkungen auf Körper und Geist, die seit vielen Jahrhunderten empirisch untersucht und registriert worden sind. Außer diesen festliegenden Punkten gibt es jedoch auch Tsubos, die keine feste Position haben. Shiatsu macht von beiden Arten von Tsubos Gebrauch, also von jenen, die sich entlang den Meridianen *zwischen* den fixen Punkten befinden sowie auch von den festliegenden Punkten selbst.

Fixe Tsubos sind Energiewirbel, in denen *konstante* Lebensprozesse an die Körperoberfläche treten und durch die Ki in die Meridiane aufgenommen oder an die Außenwelt abgegeben wird. Im Gegensatz dazu sind die örtlich nichtfixierten Tsubos Oberflächenspiegelungen von *fluktuierenden* funktionellen Ungleichgewichtszuständen. Der erfahrene Shiatsu-Praktiker ist in der Lage, diese Tsubos als Störungen im Ki-Fluß der Meridiane zu ertasten. Nachdem er dies getan hat, kann er die Energie, falls sie zu schwach ist, tonisieren, falls sie im Übermaß vorhanden oder blockiert ist, zerstreuen oder verteilen, und falls sie überaktiv ist, beruhigen, je nach der Art der Berührung, die er im Einzelfall anwendet.

Tsubos können ohne Ki ebensowenig existieren wie die Meridiane, auf denen sie liegen. Beide sind Reaktionen auf das innere energetische Milieu, das ständig durch die Stärke und die Zirkulation des Ki beeinflußt wird. Die energetische Form eines Tsubos ähnelt einem vasenförmigen Wirbel, der sich nach oben hin verengt und eine Art Hals bildet. Das japanische Schriftzeichen für Tsubo gibt diese Form ziemlich genau wieder.

Ein erfahrener Shiatsu-Therapeut ist in der Lage, Tiefe und Ausdehnung eines Tsubos und seine Reaktion auf Berührung zu ertasten. Und da alles im Körper mehr oder weniger miteinander verbunden ist, kann man diese Reaktionen des Tsubos auch in anderen Tsubos und in anderen Körperbereichen spüren.

Der Unterschied zwischen Shiatsu und Akupressur

Der Shiatsu-Praktiker kann einen Ki-Kanal entweder behandeln, indem er gleichmäßigen Druck entlang dem Meridian ausübt oder indem er den Druck variiert. Wird der Druck gleichmäßig und rhythmisch ausgeübt, so wirkt dies beruhigend auf den Ki-Fluß, während ein variierender, aber länger anhaltender Druck, dessen Stärke von der jeweiligen Ki-Menge der örtlich nichtfixierten Tsubos abhängt, eine tiefere Wirkung hat, weil dies von seiten des Gebers eine stärkere Fokussierung erfordert.

Bei den meisten Shiatsu-Systemen ist die taktile Verbindung zum Ki, das die Energiebahnen durchfließt, die Grundlage der Behandlung. Eine Ausnahme bildet das japanische Namikoshi-System, dessen theoretische Grundlage die neuromuskuläre Physiologie der westlichen Medizin ist. Methoden, die darauf zielen, mit Hilfe der klassischen «festen» Tsubos spezifische körperliche und geistige Reaktionen hervorzurufen, werden als Akupressur bezeichnet. Im Gegensatz dazu konzentriert sich Shiatsu weniger auf die klassischen Tsubos, sondern stärker auf die Meridianwege selbst.

Die Akupressur versucht generell, die Beschwerden des Patienten zu lindern, indem sie mit Hilfe der klassischen Tsubos schwaches Ki tonisiert, überaktives Ki beruhigt oder blockiertes Ki zerstreut. Systeme, die die Bedeutung der klassischen Tsubos hervorheben, betrachten Ki-Mangel häufig als ein unabhängiges Phänomen, das nicht mit Ki-Übermaß an anderer Stelle im Körper in Zusammenhang steht – und umgekehrt. Die Sicht des Shiatsu unterscheidet sich hiervon insofern, als sie sich stärker mit der Interaktion zwischen den Ki-Kanälen beschäftigt, wobei Übermaß- und Mangelzustände als Disharmonien im energetischen Netz des Ki-Flusses verstanden werden. Aus diesem Grunde besteht im Shiatsu die Anschauung, daß ein Ki-Übermaß in einem bestimmten Tsubo häufig durch einen Ki-Mangel in einem anderen Tsubo bedingt ist. Wenn in einem bestimmten Meridian Ki-Übermaß vorherrscht, muß in einem anderen ein damit zusammenhängender Mangelzustand bestehen. Meridian-Ungleichgewichtszustände spiegeln demnach Disharmonien innerhalb der Geist/Körper-Einheit des betreffenden Menschen. Allerdings verwenden die meisten Shiatsu-Systeme trotz dieses etwas anderen Ansatzes auch bestimmte Akupressur-Techniken.

Kyo und Jitsu

Das Einschätzen und Ausgleichen interagierender Energiedisharmonien ist im Zen-Shiatsu zu einer hohen Kunst entwickelt worden. Shitsuto Masunaga hat das erschöpfte, leere und hypoaktive Ki als *Kyo* bezeichnet, während er das übermäßige, volle oder hyperaktive Ki *Jitsu* genannt hat. Sowohl Kyo als auch Jitsu bezeichnen einander bedingende Zustände der Leere bzw. Fülle, wobei das eine ohne das andere nicht existieren und bedeutungslos sein kann. Masunaga vergleicht die Kyo/Jitsu-Disharmonie mit Vektorverzerrungen in einer Kugel. In Abbildung 1.2 können wir sehen, daß durch den leeren, eingesunkenen Kyo-Bereich ein voller, sich vorwölbender Jitsu-Bereich entsteht.

Man kann sagen, daß jede Energiebahn in Beziehung zu jeder anderen in Richtung Kyo oder Jitsu abweicht. Das gesamte Muster befindet sich in einem ständigen Fluß. Ziel des Shiatsu ist es, die Ursache hinter jeder akuten oder chronischen Disharmonie zu entdecken und zu versuchen, den Zustand auszugleichen.

Die Jitsu-Bereiche sind leicht zu finden, weil sie aktiv sind und sich auf der Körperoberfläche auswölben. Sie können jedoch nur aufgrund einer tieferliegenden Schwäche entstehen, die sich an einer anderen Stelle weniger offensichtlich als Kyo manifestiert.

Die direkteste und wirksamste Art, Kyo/Jitsu-Ungleichgewichtszustände generell auszugleichen und es der Körper/Geist-Einheit dadurch zu ermöglichen, ein Höchstmaß an Heilungspotential zu aktivieren, besteht darin, einen Ausgleich zwischen der Energiebahn mit der stärksten Kyo-Chrakteristik und dem Kanal mit der stärksten Jitsu-Charakteristik zu schaffen. Alle übrigen, geringfügigeren Ungleichgewichtszustände in anderen Bahnen streben dann ebenfalls einem Ausgleich zu.

Das Leeren oder In-Bewegung-Setzen von Jitsu wird als *Sedieren* oder *Zerstreuen* bezeichnet, wohingegen man das Füllen oder Stärken von Kyo *Tonisieren* nennt. Es ist wichtig, das Verhältnis zwischen Kyo und Jitsu richtig einzuschätzen, denn andernfalls könnte ein Empfänger, der allgemein geschwächt ist, durch übermäßige Anwendung von Zerstreuungstechniken noch weiter geschwächt werden. Dies kann leicht passieren, weil sich Jitsu im Körper wesentlich leichter lokalisieren läßt als Kyo. Jeder Meridian zeigt in seinem Verlauf ein anderes Verhältnis von Kyo und Jitsu. Deshalb muß man, nachdem man die Kanäle mit der stärksten Kyo- und der stärksten Jitsu-Charakteristik identifiziert hat, alle Energiebahnen entsprechend ihrer spezifischen energetischen Befindlichkeit behandeln. Dabei ist der wichtigste Teil der Behandlung das Tonisieren der schwächsten Tsubos im schwächsten Bereich des schwächsten Meridians.

Abb. 1.2 Kyo/Jitsu

Die Prinzipien des Tonisierens von Kyo und des Zerstreuens von Jitsu werden in Kapitel 3 ausführlich beschrieben.

Vergleich zwischen Kyo und Jitsu

Kyo	*Jitsu*
Unter der Oberfläche	Aus der Oberfläche herausgewölbt
Nicht so offensichtlich	Ziemlich offensichtlich
Passiver Widerstand oder kein Widerstand	Aktiver Widerstand
Leer – muß gefüllt werden	Voll – muß geleert/zerstreut werden

Hypoaktiv, was zu Steifheit und Kraftlosigkeit führt	Hyperaktiv, was zu Zusammenballung, Blockade und Undurchdringlichkeit führt
Langsamere Reaktion	Sofortige Reaktion
Zugrundeliegende Ursache	Manifestiert sich in Form von Symptomen
Erfordert tiefen, kontinuierlichen Kontakt	Erfordert leichten, oberflächlichen oder gar keinen Kontakt
Tonisierung beeinflußt die ganze Person	Zerstreuung beeinflußt bestimmte Körperbereiche

Sowohl Kyo als auch Jitsu kann sich bei Berührung hart und unnachgiebig anfühlen; dies kann unerfahrene Shiatsu-Praktiker verwirren. Kyo kann das Gefühl der Undurchdringlichkeit einer festen, verschlossenen Tür hervorrufen, die in einen leeren Raum führt. Die Undurchdringlichkeit von Jitsu hingegen läßt sich mit dem Gefühl vergleichen, das einen überfällt, wenn man in einen von Menschen überfüllten Raum eintreten will, in dem ohnehin schon ein fürchterliches Gedränge herrscht. Es erfordert ein gewisses Maß an Feinfühligkeit und Gewahrsein, festzustellen, in welchem Maße Ki vorhanden bzw. nicht vorhanden ist.

Ein anderer Vergleich wird dies vielleicht klarer machen: Was kann passieren, wenn wir eine Straße entlanggehen und an die Türen der Häuser klopfen?

a. In einigen Fällen ist sofort klar, daß jemand zu Hause ist, weil auf das Klopfen reagiert wird (Ki ist eindeutig präsent).
b. Die Person, die auf das Klopfen reagiert, könnte Sie schimpfend zum Teufel jagen (extremes Jitsu).
c. Der Bewohner könnte die Tür schon öffnen, bevor Sie überhaupt geklopft haben, und Sie gleich abweisen (sehr extremes Jitsu).
d. Jemand öffnet die Tür aus Neugier und bittet Sie, in den Flur zu treten, wenn Sie sich ihm gegenüber freundlich verhalten (neutral).
e. Ein einsamer Mensch, der sich nach Gesellschaft sehnt, reagiert auf das Klopfen und bittet Sie herzlich, doch einzutreten (akutes Kyo).

f. Niemand reagiert auf Ihr Klopfen, obwohl die Tür weit offensteht (geschwächtes Kyo).
g. Niemand ist im Haus, aber die Tür ist doppelt verriegelt (chronisch verhärtetes Kyo).

Aus diesem Vergleich können wir ersehen, wie wichtig die Einstellung und die Vorgehensweise des Einlaß Begehrenden ist. Ein sehr aggressiver Klopfer (oder eine entsprechende Shiatsu-Technik) kann durchaus Erfolg haben mit dem Versuch, sich den Weg in ein «Haus» zu bahnen, in dem er nicht willkommen ist; er wird Schmerzen verursachen und in der Nachbarschaft (die der Körper/Geist-Einheit entspricht) eine Menge Zwietracht säen. Der gleiche Klopfer könnte die Gastfreundschaft derjenigen mißachten, die sich verzweifelt nach Gesellschaft sehnen, wodurch er als Abwehrreaktion Anspannung erzeugt. Ein besonders unsensibler und aggressiver «Klopfer» könnte sogar die verriegelte Tür gewaltsam öffnen, um «Ergebnisse» zu erzielen, wodurch er einen dauerhaften Schaden verursachen würde.

Aggression und Mangel an Sensibilität sind deshalb Eigenschaften, die es unmöglich machen, umsichtig in ein Haus einzutreten und so zu einem gerngesehenen Gast zu werden. Ebenso verhält es sich beim Auffinden der Tsubos; auch dafür sind Sensibilität und Geduld erforderlich.

Gerade den Mangel in den chronisch verhärteten Kyo-Bereichen zu erkennen, erfordert ein hohes Maß an Feinfühligkeit. Dies ist relativ einfach zu erreichen, wenn Sie sich noch einmal den Vergleich zwischen dem Ki in einem Tsubo und den Menschen in den Häusern im obigen Beispiel vor Augen führen. Wenn Sie an die Türen klopfen, entwickeln Sie ein Gefühl dafür, Sie *wissen*, ob niemand zu Hause ist oder ob jemand *vorgibt*, nicht zu Hause zu sein, obwohl das Haus in beiden Fällen auf den ersten Blick leer zu sein scheint. Bei Kyo-Tsubos müssen Sie deshalb Ihre Sinne so einstimmen, daß Sie eine Präsenz darin entdecken, selbst wenn diese sich nicht zeigen will. Wenn Sie sie gefunden haben, können Sie ihr Ihre Unterstützung anbieten.

2 Die Prinzipien einer kompetenten Shiatsu-Praxis

Die grundlegenden Zielsetzungen für die Shiatsu-Praxis auf der elementarsten Ebene – unter Familienangehörigen und Freunden – sind:

dem Empfänger zu helfen, sich zu entspannen und dadurch den Abbau von Streßsymptomen zu ermöglichen;
den Fluß der Lymphe, den Blutkreislauf und die Vitalität beim Empfänger zu verbessern (und auf diese Weise das Immunsystem zu stärken);
Schmerzen zu lindern und Verhärtungen aufzulösen;
dem Geber ebenso wie dem Empfänger zu helfen, ein ausgeprägteres Körperbewußtsein zu entwickeln;
durch einen der Situation angemessenen physischen Kontakt heilendes Mitgefühl zu wecken.

Diese Ziele kann der Shiatsu-Geber erreichen, indem er die Grundprinzipien des Shiatsu beherzigt, als da sind:

Motivation	Positiver Kontakt zum Empfänger
Regelmäßigkeit des Atems	Senkrechter Druck
Starkes und offenes Hara	Anhaltender Druck (Druckhalten)
Entspannung und Wohlbehagen	Beherrschung der Behandlungstechniken
Leere des Geistes	Kontinuität in der Behandlung
Unterstützen statt erzwingen	Meridian-Kontinuität
Fließendes Arbeiten	Einfühlungsvermögen

Motivation

Shiatshu geben zu wollen, muß einem inneren Verlangen entspringen, Menschen zu mehr Wohlbefinden zu verhelfen. Wenn dieses Verlangen fehlt, kann auch keine echte Motivation vor-

Abb. 2.1 Das japanische Schriftzeichen für Mensch. Die beiden Federstriche unterstützen einander eindeutig. Gegenseitige Unterstützung wird möglich, wenn man sich zurücklehnt und sich entspannt, statt zu verkrampfen und die Dinge zu forcieren.

handen sein, sich ernsthaft mit dieser humanitären Heilkunst zu befassen.

Es ist interessant, daß das Schriftzeichen für «Mensch» im Japanischen die Shiatsu-Qualität «Unterstützung und Verbindung» repräsentiert, grundlegende Qualitäten des idealen Menschen.

Sie werden feststellen, daß Sie sich nach dem Geben einer Shiatsu-Massage besser fühlen und daß Sie danach sowohl physisch als auch energetisch offener sind als vorher, denn je mehr Sie im Dienste der Menschheit von sich selbst geben, um so mehr universelles Ki fließt zu Ihnen zurück. Es ist das Wesen der Natur, Leerräume wieder aufzufüllen. Die Motivation, Shiatsu zu geben, sollte dem Wunsch entspringen, anderen zu helfen, wodurch man wiederum sich selbst hilft.

Regelmäßigkeit des Atems

Der Atem ist eng mit dem Denkprozeß verbunden, da tiefes, entspanntes Atmen inneren Gleichmut erzeugt und umgekehrt. Zerstreute, unkonzentrierte Gedanken spiegeln sich gewöhnlich in einem flachen, unregelmäßigen Atem, wohingegen konzentrierte Aufmerksamkeit nur entstehen kann, wenn der Atem sich so weit verlangsamt hat, daß zwischen dem Ausatmen und dem Einatmen die natürliche Pause des «Nicht-Atmens» entsteht. Bitten Sie einmal jemanden außerhalb Ihres Blickfeldes, aber in Hörweite, eine Nadel fallenzulassen. Sie werden sehen: Das fast unhörbare Geräusch des Aufpralls der Nadel zu registrieren erfordert ein solches Maß an konzentrierter Aufmerksamkeit, daß der Atem für einen Augenblick aussetzt. Die Fähigkeit, inmitten starker Ablenkungen, die die Aufmerksamkeit des Geistes und der Gefühle auf sich ziehen, das Fallen einer Nadel zu hören, ist ein Beispiel dafür, was es bedeutet, «zentriert» zu sein. Zentriertheit steht somit in direkter Relation zur Regelmäßigkeit des Atems, wohingegen eine unregelmäßige, flache Atmung symptomatisch ist für Menschen, die nicht geerdet sind. Für den Shiatsu-Geber bedeutet «zentriert» zu sein, daß er in der Lage ist, die kaum wahrnehmbaren Veränderungen im Muskeltonus, im Blutkreislauf und auf den verschiedenen Energieebenen wahrzunehmen und sich auf den Geisteszustand des Patienten einzustimmen; außerdem muß er erkennen können, wann sich die physischen und geistigen Verspannungen des Empfängers lösen. Man ist dann wahrhaft zentriert, wenn man all dies unabhängig von aktuellen persönlichen Konflikten und anderen Arten von Ablenkungen zu erreichen vermag.

Starkes und offenes Hara

Die Zentriertheit läßt sich auf verschiedene Weise stärken. Die meisten spirituellen Übungswege sind, wenn man sie ernsthaft verfolgt, in diesem Zusammenhang von großem Wert, doch insbesondere gilt das für die Übungen, bei denen der Geist auf den Bauch – das *Hara* – konzentriert wird, welcher das tatsächliche physische Zentrum des Körpers ist. Das energetische Zentrum und der physische Mittelpunkt des Hara wird *Tanden* genannt, ein Punkt, der sich unterhalb des Nabels im unteren Bauchbereich befindet. Aikido, Qi-Gong, Tai Chi, Yoga, Zen und verschiedene Meditationsmethoden eignen sich ausgezeichnet dazu, Hara-Stärke und Hara-Bewußtheit zu entwickeln. Die Energie im Hara zu fokussieren harmonisiert den Körper, den Geist, das Gefühlsleben und die Seele, was es uns wiederum ermöglicht, in einer harmonischen Beziehung zu unserer Umgebung zu leben und positiv auf die Bedürfnisse derjenigen zu reagieren, die von uns eine Shiatsu-Behandlung empfangen.

Wenn wir von jemandem sagen, er «handle von seinem Hara aus», so beschreiben wir einen Menschen, der gut geerdet und stark fokussiert ist und der sowohl das Potential seines Körpers wie auch das seines Geistes maximal nutzt. Im Fall einer rein physischen Bewegung wie etwa beim Sägen eines Stück Holzes

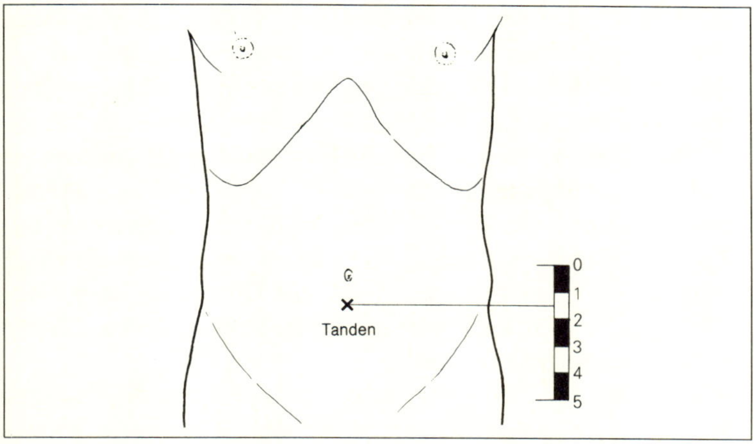

Abb. 2.2
Hara

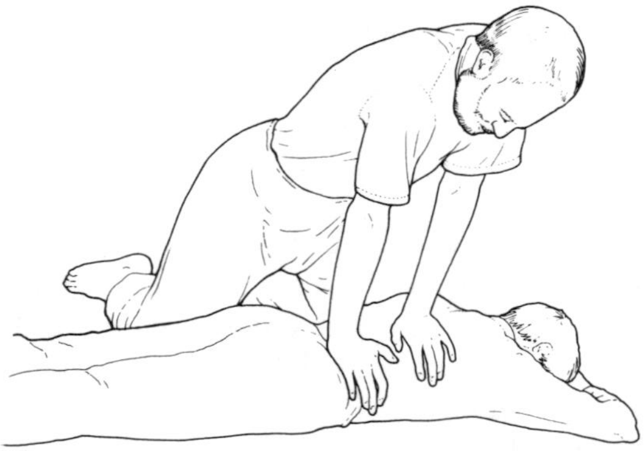

Abb. 2.3a
Druck wird mit Hilfe der Kraft des Oberkörpers ausgeübt.

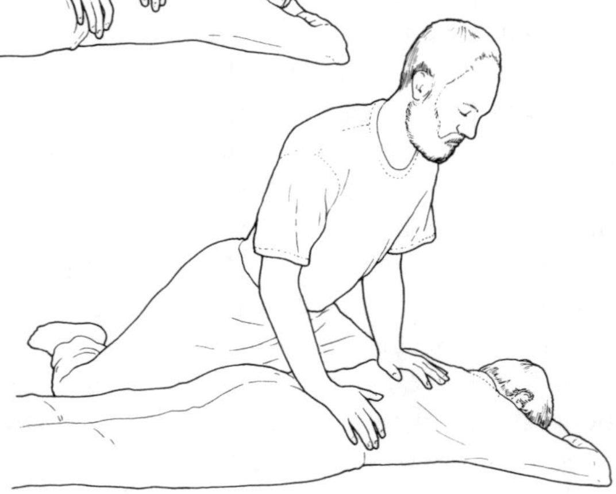

Abb. 2.3b
Druck wird ausschließlich mit dem Gewicht des gesamten Körpers ausgeübt.

benutzt der im Hara Zentrierte dessen Kraft, indem er Geist und Atem dort fokussiert, so daß alle Bewegungen, die notwendig sind, um das Holz zu sägen, vom Hara aus erfolgen. Im Gegensatz dazu fokussiert ein Mensch, der nicht im Hara zentriert ist, beim Sägen den Atem in der Brust und mobilisiert übermäßig Anspannung und Kraft von seinen Armen und Schultern aus.

Bei einer Shiatsu-Behandlung sollten alle unsere Bewegungen vom Hara ausgehen. Tatsächlich fördert eine sachgemäße Shiatsu-Praxis die Entwicklung des Hara und die Zentrierung im Hara. Die Grundlage *aller* Shiatsu-Techniken ist Hara. Abbildung 2.3a zeigt einen Therapeuten, der Druck ausübt, ohne daß die Kraft seines Bewußtseins im Hara ruht, weshalb er die Kraft seines Oberkörpers einsetzen muß. Im Gegensatz dazu zeigt Abbildung 2.3b, wie man Druck ausschließlich durch Einsatz des Körpergewichts erzeugt.

Das Hara kann nur voll genutzt werden, wenn *das Zentrum der Schwerkraft möglichst weit unten liegt.* Dies verleiht dem

Geber ein Höchstmaß an Stabilität und gewährleistet, daß er Nacken, Schultern und Rückenmuskulatur entspannt. Wenn der Betreffende in einer bestimmten Haltung verharren soll und das Zentrum der Schwerkraft zu hoch liegt, wird die Rückenmuskulatur zu stark beansprucht, was eine frühzeitige Ermüdung zur Folge hat.

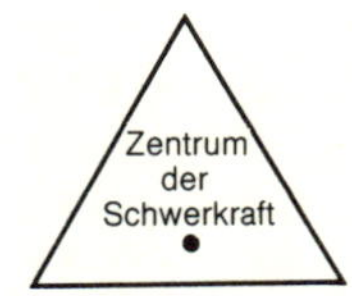

Abb. 2.4
Das Zentrum der Schwerkraft liegt unten (stabil).

Man kann das Zentrum der Schwerkraft unten halten, indem man

- Knie und Hüften leicht gespreizt hält;
- darauf achtet, daß das Hara entspannt ist, so daß eine natürliche, tiefe Atmung möglich ist;
- den Geist und die Atmung auf Tanden ausrichtet – statt die Zerstreuung der Gedanken zuzulassen;
- dafür sorgt, daß sich das Gewicht unten befindet – dies kann man durch die Vorstellung erreichen, daß sich das gesamte Körpergewicht in den jeweiligen Unterseiten der einzelnen Körperteile sammelt: beispielsweise in den Unterseiten der Unterarme, im unteren Teil des Bauchs usw. (siehe Abb. 2.6).

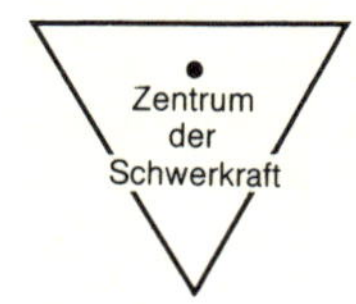

Abb. 2.5
Das Zentrum der Schwerkraft liegt oben (instabil).

Sobald man in der Lage ist, das Zentrum der Schwerkraft nach unten zu verlagern und es dort zu halten, kann man alle Bewegungen vom Tanden ausgehen lassen und sich mit diesem Punkt verbunden fühlen.

Entspannung und Wohlbehagen

Wann Sie als Shiatsu-Geber angespannt sind und sich nicht entspannen können, sollten Sie daran arbeiten, Ihr Hara zu entwickeln, um Geist und Atmung zu beruhigen. Wenn Sie in physischem Kontakt zu einem Menschen stehen, wird der andere bewußt oder unbewußt den Grad Ihrer Angespanntheit oder Entspanntheit wahrnehmen, weil diese durch Ihre Berührung auf ihn übertragen wird. Anspannung und Entspannung wirken «ansteckend». Ist Ihnen schon einmal aufgefallen, wie entspannend es wirkt, wenn sich eine Katze auf Ihren Schoß legt? Diese Übertragungswirkung ist noch wesentlich stärker, wenn ein angespannter und ungeschickter Mensch an Ihren Schultern arbeitet! Sie können nur dann wirklich entspannt sein, wenn Sie sich wohlfühlen. Deshalb sollten Sie jede «dramati-

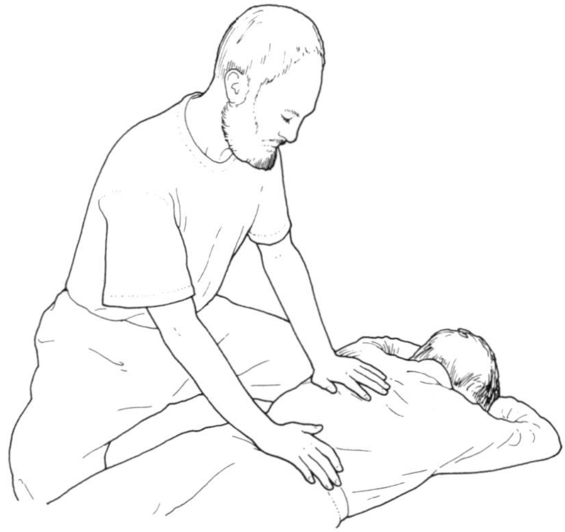

Abb. 2.6
Um das Zentrum der Schwerkraft möglichst weit nach unten zu verlagern, stellt sich der Shiatsu-Praktiker vor, daß sich das Gewicht auf den Unterseiten der Körperteile befindet – daß heißt in den Handflächen, an den Unterseiten der Unterarme, im Unterbauch, in den Unterschenkeln.

sche» und verkrampfte Pose meiden, auch wenn sie besonders «eindrucksvoll» aussehen mag. Nehmen Sie ganz einfach eine bequeme Haltung ein.

Gutes Shiatsu kann einen Menschen entspannen, ganz gleich, wo er sich befindet, doch wenn die Behandlung in einer ruhigen,

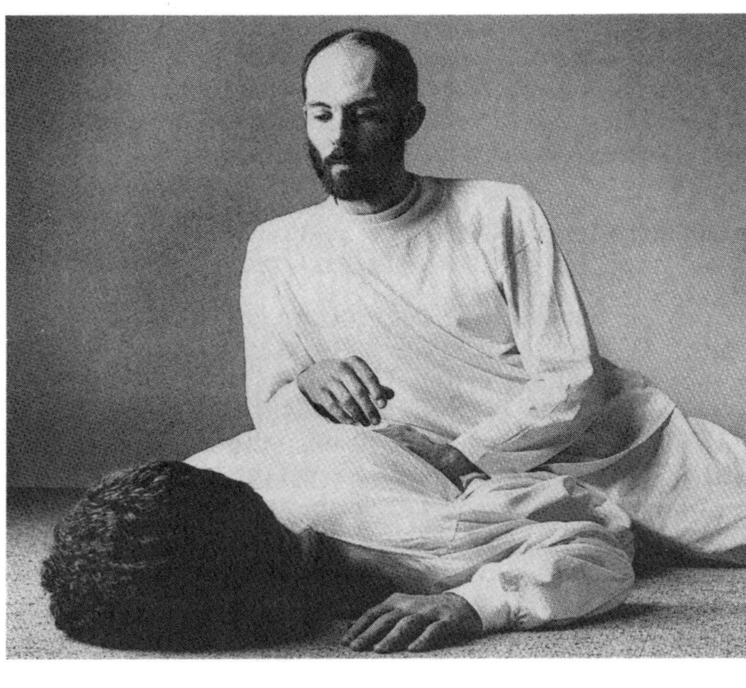

Abb. 2.7
Der Geber in einer bequemen und entspannten Haltung.

angenehmen Umgebung stattfindet, um so besser. Sowohl der Geber als auch der Empfänger sollten einen möglichst leeren Magen haben, ohne jedoch völlig ausgehungert zu sein. Außerdem ist lockere Baumwollkleidung Sachen aus Kunstfasern vorzuziehen, die sich statisch aufladen und dann am Körper kleben. Weiterhin sollte die Shiatsu-Sitzung am besten in einem Raum stattfinden, der nicht durch Neonlampen beleuchtet wird und in dem möglichst wenige Elektrogeräte stehen. Dies alles trägt zum Wohlbefinden beider Beteiligten bei und hilft, ein hohes Energieniveau zu erreichen.

Leere des Geistes

Sobald Geist und Atmung einen Zustand der Ruhe erreicht haben und Sie fest im Hara verankert sind, können Sie Shiatsu aus dem Zustand heraus geben, der als *Leere des Geistes* bezeichnet wird.

Beim Shiatsu ist das Empfinden und Wahrnehmen wesentlich wichtiger als das Denken. Wenn Sie ständig darüber nachdenken, was Sie wahrnehmen und empfinden sollten, werden Sie wahrscheinlich nichts anderes wahrnehmen als einen Sack Fleisch und Knochen und sich dann verwirrt fragen, was Sie damit anfangen sollen. Und wenn Sie unentwegt darüber nachdenken, was Sie als nächstes tun sollten, wird Ihr Empfänger sich beunruhigt fragen, was als nächstes mit ihm geschehen wird. Nur wenn es uns gelingt, unseren Kopf aus dem Geschehen herauszuhalten, so daß unser Gewahrsein im Hara ruhen kann, leitet uns die grenzenlose Intuition, nicht der begrenzte Intellekt. Bei der Shiatsu-Diagnose ist das Denken ein wichtiger und notwendiger Prozeß, doch eine Shiatsu-Massage ist im grundlegendsten Sinne ein natürlicher Akt des Berührens und Haltens eines anderen Menschen, wobei das Denken ausgeschaltet wird. Die Shiatsu-Berührung erfordert nicht so sehr ein Dazu-Lernen als vielmehr ein Um-Lernen und ein Ver-Lernen behindernder Haltungsgewohnheiten und Reaktionsweisen. Wenn Sie damit Schwierigkeiten haben, dann lassen Sie einmal ein Baby oder eine Katze über Ihren Rücken krabbeln, und erfahren Sie auf *diese* Weise natürliches Shiatsu!

Unterstützen statt erzwingen

Zielsetzung des Shiatsu ist es, den freien Fluß der Energie in Körper und Geist zu fördern. Bei Anspannung kommt es zu einer Verengung der Blutgefäße und infolgedessen auch zu einer Einschränkung der Blut- und Energiezirkulation. Wenn wir unsere Mitmenschen physisch oder verbal unter Druck setzen und bedrängen, treffen wir auf Widerstand, da sie sich dann verschließen, sich wehren oder sich zurückziehen. Wenn wir sie hingegen unterstützen, fühlen sie sich geborgen, sie entwickeln Vertrauen und werden zugänglich.

Deshalb besteht die erste Ebene der Unterstützung darin, die Vorstellung zu visualisieren, daß Sie Ihrem Empfänger hilfreich zur Seite stehen und ihm nichts aufzwingen wollen.

Die zweite Ebene der Unterstützung besteht darin, für Stabilität zu sorgen. Für den Empfänger ist die stabilste Position, flach auf dem Bauch oder auf dem Rücken zu liegen, da in diesen beiden Stellungen der Boden dem ganzen Körper maximale Unterstützung bietet. In beiden Positionen ist keine Muskelanspannung erforderlich, um der Wirkung der Schwerkraft etwas entgegenzusetzen. Bei einer Sitzhaltung wie auch im Stehen ist dies anders, da bei dieser Haltung die Rückenmuskulatur aktiv bleibt und eine völlige Entspannung unmöglich macht.

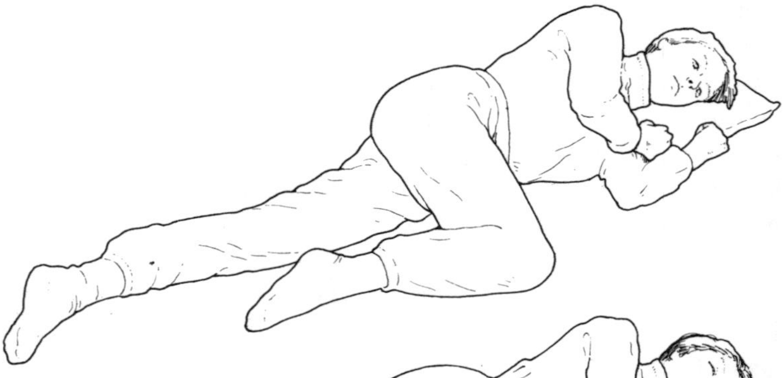

Abb. 2.8a
Position der Beine bei Seitenlage.

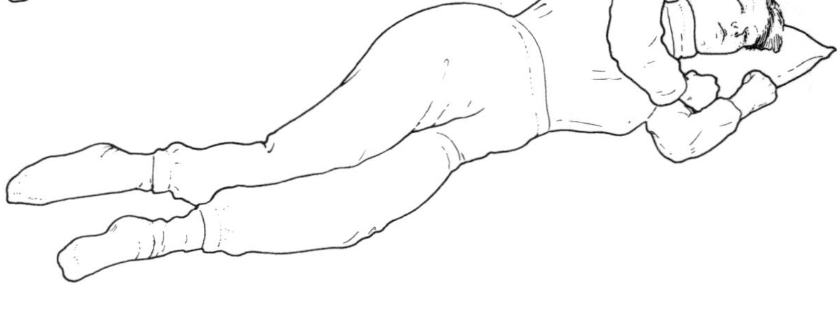

Abb. 2.8b
Diese Variante verhindert, daß der Empfänger in die Bauchlage rollt.

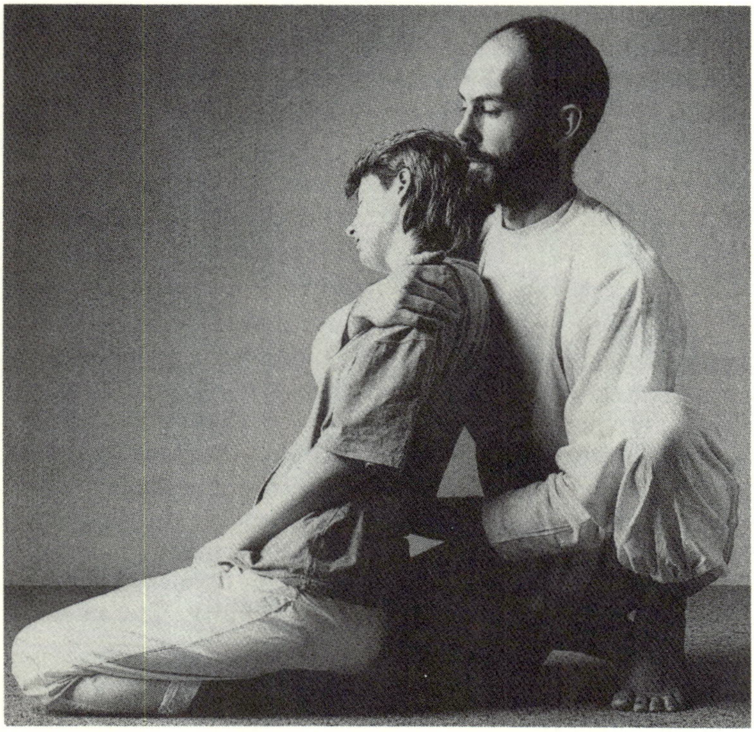

Abb. 2.9
Körperkontakt zur Unterstützung der Sitzposition.

In der Seitenlage ist es generell empfehlenswert, dem Kopf durch ein Kopfkissen mehr Halt zu geben und die Beine so zu positionieren, daß der Empfänger nicht unabsichtlich in die Bauchlage rollt (siehe Abb. 2.8).

Grundsätzlich gilt: Je vertikaler die Position des Empfängers bei der Shiatsu-Behandlung ist, um so mehr Körperkontakt ist erforderlich, um die Wirkung der Schwerkraft auszugleichen. Deshalb erfordert Shiatsu im Sitzen den meisten Körperkontakt, um ein Zusammensinken des Empfängers zu verhindern (siehe Abb. 2.9).

Doch ist eine solche umfassende Unterstützung nicht in jeder Situation wünschenswert. Vielleicht halten Sie es manchmal für besser, den Empfänger aufzufordern, Ihnen «auf halbem Wege entgegenzukommen», insbesondere wenn Sie das Gefühl haben, es wäre gut für ihn, allmählich mehr Verantwortung für sich selbst zu übernehmen und sich weniger auf andere zu verlassen. Ein Teil der Kunst des Shiatsu besteht darin abzuschätzen, wieviel Halt man in einem bestimmten Fall geben sollte. Zuviel Kontakt und Unterstützung kann auf manche Menschen erstikkend wirken.

Die dritte Ebene der Unterstützung ist die unterstützende und «stützende» Berührung. Auch wenn der Empfänger nicht umfällt, sobald Sie einen Teil Ihres Körpergewichts auf ihn verlagern, kann es geschehen, daß er abwehrend auf den Druck reagiert, den Sie auf seinen Körper ausüben. Wenn Sie Ihre Bewegung vom Hara ausgehen lassen und Ihr Gewicht allmählich auf den Empfänger *verlagern*, statt plötzlich Druck auszuüben, wird Ihre Berührung ihm willkommen sein und nicht zurückgewiesen werden. Der Empfänger wird sich öffnen, statt sich zu verschließen.

Letztlich ist es die Erde, die allem in unserem Leben Halt gibt, und wir kommen der Erde am nächsten, wenn wir uns flach auf den Boden legen. Dies ist einer der Gründe, weshalb der Empfänger bei einer Shiatsu-Behandlung besser auf dem Boden als auf einem Massagetisch liegt. Außerdem können wir um so mehr Unterstützung geben, je geerdeter wir selbst als Shiatsu-Geber sind. Auch hier wieder sind ein gut entwickeltes Hara und die Fähigkeit, im Hara zu ruhen, der Schlüssel zum Erfolg.

Die vierte und letzte Ebene der Unterstützung besteht darin, dem Empfänger für ein Gespräch zur Verfügung zu stehen, falls er Fragen zu etwaigen Auswirkungen einer Shiatsu-Sitzung hat. In solch einem Fall vermag ein hilfreiches Wort zur richtigen Zeit den Geist des Empfängers zu beruhigen.

Positiver Kontakt zum Empfänger

Kontakt ist in Wirklichkeit eine Fortsetzung der Unterstützung. Sie können jemanden nur unterstützen, wenn Sie auf irgendeine Weise in Verbindung zu ihm stehen. Allerdings kann es sein, daß die Art und Weise Ihrer Kontaktaufnahme das Stabilitätsgefühl des Betreffenden unterminiert (dies wäre eine «negative Verbindung»), beispielsweise indem Sie jemanden umwerfen oder verbal auf eine Weise mit ihm kommunizieren, die sein Vertrauen und seinen Optimismus beeinträchtigt. Der Kontakt zu einem Menschen kann also sowohl positiven als auch negativen Charakter haben. Als Shiatsu-Geber haben Sie die Möglichkeit, den positiven Aspekt des Kontakts zu verstärken.

Ein positiver Kontakt hat sowohl eine physische als auch eine psychische Komponente, und beide zusammen ergeben die stärkstmögliche energetische Verbindung. Die erste Chance, einen positiven Kontakt zum Empfänger herzustellen, besteht darin, offen und freundlich zu ihm zu sein und bewußt eine Gemeinsamkeit zwischen sich selbst und ihm zu suchen. Um diese Haltung sollten Sie sich bemühen, wenn Sie den Empfänger zum erstenmal treffen. Wenn es sich bei dem Betreffenden um einen Familienangehörigen oder um einen Freund handelt, wird sie wahrscheinlich ohnehin gegeben sein.

Auf der physischen Ebene ist es ein riesiger Unterschied, ob man einen peripheren Körperteil mit einem Finger oder Daumen berührt oder ob man dies mit zwei Händen tut. Wenn zwei Hände den Empfänger bewußt berühren, wird ein Kreis geschlossen, was ein Gefühl der Einheit zwischen Geber und Empfänger sowie zwischen den beiden kontaktaufnehmenden Händen erzeugt. Berührt man den Empfänger hingegen nur mit einer Hand, so ist es viel wahrscheinlicher, daß dies in ihm das Gefühl hervorruft, Sie würden ihm in unerwünschter Weise zu nahe treten. Im günstigsten Fall wird diese Art der Berührung eine lokal beruhigende Wirkung auf ihn haben.

Abgesehen von wenigen Ausnahmen ist es am besten, den Kontakt zum Empfänger mit beiden Händen herzustellen, wobei man die Hände jedoch nicht aufeinanderlegen, sondern sie in einem gewissen Abstand zueinander halten sollte. Der Geber konzentriert sich dabei auf sein Hara, nicht auf seine Hände oder Daumen. Dadurch erlebt der Empfänger die beiden Berührungspunkte so, als handle es sich um einen einzigen großen Kontaktbereich. Wenn diese Position länger aufrechterhalten wird, empfindet der Empfänger ein tiefes Gefühl der Einheit mit dem Geber, und der Geber spürt einen deutlichen Energiestrom oder ein «Echo» zwischen seinen beiden Händen. Das kann sich wie ein kontinuierlich zirkulierender Fluß anfühlen, der den Geber mit dem Empfänger verbindet und der zugleich zwischen seinen Händen und durch sein eigenes Hara strömt. Ein wirklich erfahrener Praktiker kann diese Empfindung auch aufrechterhalten, wenn die eine Hand an einem bestimmten Punkt auf dem Körper ruht, während die andere sich bewegt. Dadurch wird die Qualität der Kontinuität erheblich verstärkt – darauf werden wir später noch ausführlicher eingehen.

Senkrechter Druck

Da es beim Shiatsu darum geht, Ki zu harmonisieren, ist es wichtig, daß Druck – ganz gleich, ob mit den Handtellern, mit den Fingern, den Daumen oder mit was auch immer – im rechten Winkel zur Körperoberfläche ausgeübt wird. Andernfalls kann es um den Kontaktpunkt herum zu einer ungleichmäßigen Dehnung des Gewebes kommen. Das ist zwar sehr förderlich, wenn der Blutkreislauf oder der Fluß der Lymphe angeregt werden soll, doch auf der energetischen Ebene läßt sich auf diese Weise nicht genügend Kraft mobilisieren, um eine direkte Verbindung zum Ki in den Meridianen herzustellen. Vielmehr kann es eine eher zufällige Zerstreuung der Ki-Energie bewirken. Wenn ein Empfänger sehr schwach ist und unter Ki-Mangel leidet, kann dies den gestörten Fluß des Ki noch zusätzlich beeinträchtigen, wodurch beim Empfänger ein noch größerer Mangelzustand entstehen kann. Obgleich Reiben und Schütteln zum Aufwärmen der Muskeln und zum «Lockern» der Gelenke gute Dienste leisten können, sollte man es generell vermeiden, diese Techniken bei einem geschwächten Empfänger anzuwenden, der unter chronischem Ki-Mangel leidet.

Senkrecht ausgeübter Druck hat eine «zentrierende» Wirkung, weil dadurch ein beständiger, gleichmäßiger Mittelpunkt des Kontakts entsteht, der – wenn er einige Sekunden lang aufrechterhalten wird – magnetisch Ki anzieht und deshalb sehr tonisierend auf den betreffenden Bereich wirkt.

Senkrechtes Drücken ist noch wichtiger, wenn man direkt einen Tsubo behandeln will. Da ein Tsubo die Form einer Vase hat, vermag ein Kontakt, der nicht senkrecht auf den betreffenden Punkt einwirkt, den «Vasenhals» nicht zu durchdringen. Dies hat zur Folge, daß nur ein mangelhafter oder gar kein Kontakt zum Ki des betreffenden Meridians entsteht, es sei denn, der Tsubo hat Jitsu-Tendenz und das Ki ist im Hals des betreffenden Tsubo blockiert.

Der Empfänger empfindet einen Kontakt, der in einem falschen Winkel erfolgt, wie eine oberflächliche Manipulation an der Körperoberfläche, die nach kurzer Zeit ermüdend wirkt. Nichtzentrierter, tiefgehender physischer Druck kann sich sehr unangenehm, schmerzhaft und gewaltsam anfühlen. Eine tiefe Verbindung entsteht nur durch den Fokus, den richtigen Winkel und die Zentrierung des Gewahrseins im Hara; die Stärke des Drucks, der auf einen Tsubo ausgeübt wird, ist dabei nebensäch-

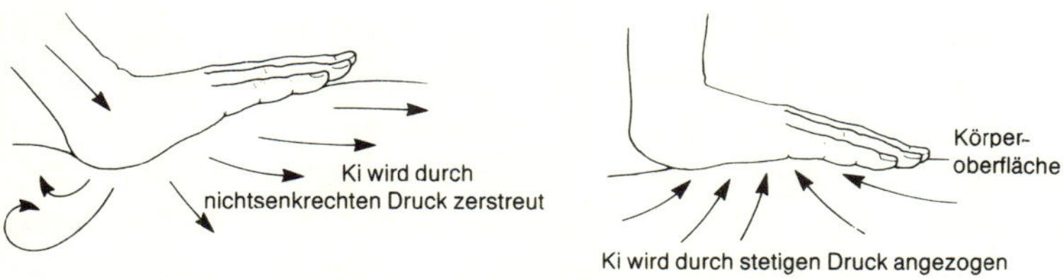

Abb. 2.10
Die zerstreuende Wirkung nichtsenkrechten Drucks und die «magnetische» tonisierende Wirkung des senkrechten Drucks.

lich. Zu starker physischer Druck löst nur Abwehrreaktionen aus, die die Verbindung zum Ki blockieren.

Üben Sie, eine akkurate senkrechte Verbindung zu den Tsubos herzustellen. Wenn man ein wenig Zeit und Geduld aufbringt, ist es gar nicht so schwer, das zu meistern. Wenn es Ihnen nicht gelingt, in diesem Bereich ein gewisses Maß an Sensibilität zu entwickeln, wird die Wirkung Ihrer Shiatsu-Behandlungen über eine gewisse Grenze nicht hinausgelangen.

Anhaltender Druck (Druckhalten)

Weil die tiefreichendste Form der Shiatsu-Behandlung darin besteht, die im Mangelzustand befindlichen Kyo-Tsubos zu tonisieren, ist es wichtig zu wissen, daß anhaltender Druck häufiger vonnöten ist als Techniken, bei denen der Druck variiert wird. Anhaltender Druck dringt tief ein und ermöglicht es deshalb, mit mangelndem Ki in Kontakt zu treten, das tiefer unter der Körperoberfläche liegt als übermäßiges Ki. Außerdem beruhigt anhaltender Druck die inneren Organe, da er das parasympathische Nervensystem anregt. Zwei bis zehn Sekunden anhaltenden Drucks reichen gewöhnlich aus, obwohl manchmal auch bis zu 25 Sekunden erforderlich sind. Generell ist anhaltender, senkrecht ausgeübter Druck die wichtigste Methode zur Tonisierung von Kyo, während Techniken, bei denen kein Druck senkrecht zur Körperoberfläche ausgeübt wird – wie Schütteln, Kreisen, Wiegen oder Schaukeln, Kneten und alle Techniken, bei denen mehr Bewegung im Spiel ist –, Jitsu sedieren oder zerstreuen. Denken Sie jedoch daran, daß eine dauerhafte Sedierung von Jitsu nur möglich ist, wenn das Kyo, das jenem Zustand zugrunde liegt, tonisiert worden ist. Einige Techniken, mit deren Hilfe man dies erreichen kann, werden in Kapitel 3 beschrieben.

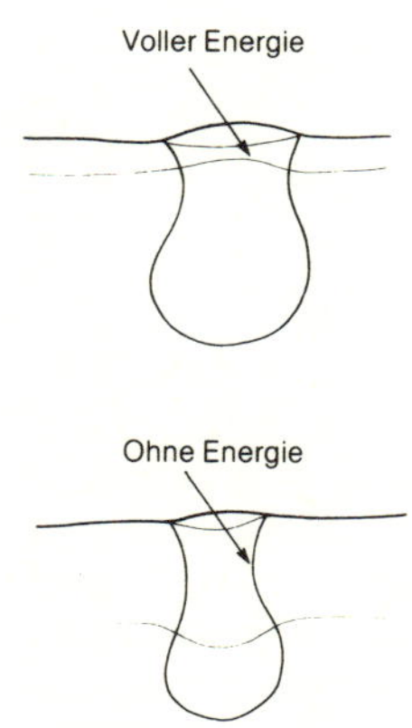

Abb. 2.11
Nichtsenkrechter Druck kann die Verbindung zu einem mit Energie gefüllten Tsubo herstellen, zu einem eher leeren Tsubo hingegen nicht.

Beherrschung der Behandlungstechniken

Um eine Shiatsu-Behandlung durchführen zu können, muß man ein bestimmtes Repertoire an Techniken beherrschen. Wenn Sie Anfänger sind, sollten Sie sich zunächst an eine feste Sequenz von Techniken halten. Sobald Sie etwas Erfahrung gesammelt haben, wird sich bei Ihnen auch das Selbstvertrauen einstellen, das nötig ist, um geeignete Techniken für die speziellen energetischen Ungleichgewichtszustände des Empfängers auszuwählen. Und irgendwann werden Sie schließlich in der Lage sein, neue Techniken zu kreieren oder existierende entsprechend der jeweiligen Situation abzuwandeln. All dies erfordert ständiges, sorgfältiges Üben.

Ihre Fähigkeiten als Shiatsu-Praktiker sind nicht davon abhängig, wie viele Techniken Sie kennen, sondern davon, wie gut Sie die Techniken, die Sie kennen, anzuwenden verstehen. Am besten erlernt man zunächst ein paar Grundtechniken für die Bauch- und Rückenlage sowie ein paar für die Seitenlage und die Massage im Sitzen. Mit zunehmender Erfahrung werden Sie automatisch zu komplizierteren Varianten übergehen, wenn Sie alle in diesem Kapitel beschriebenen Prinzipien des Shiatsu in Ihre Arbeit integriert haben. Qualität sollte auch hier vor Quantität rangieren.

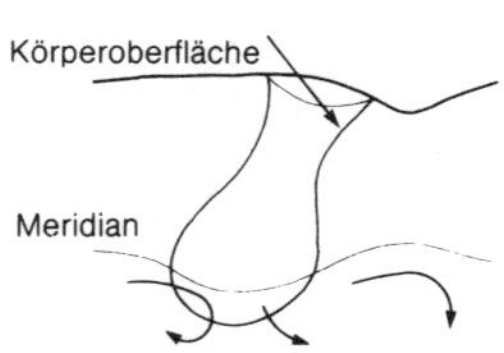

Abb. 2.12
Wenn Druck auf den Hals eines Tsubos im Mangel-Zustand ausgeübt wird, können dadurch Verformungen entstehen, die den Ki-Fluß nachteilig beeinflussen.

Vermeiden Sie es, eine Shiatsu-«Vorführung» zu geben. Sie mögen mit Ihrer Technik dann sehr «akrobatisch» und geschickt wirken, doch wenn das Ihr Motiv ist, Shiatsu auszuüben, wird der therapeutische Wert Ihrer Behandlungen dadurch erheblich eingeschränkt. Denn je mehr Sie sich damit beschäftigen, wie Sie in den Augen des Empfängers «aussehen» und «wirken», um so weniger können Sie sich auf die Behandlung konzentrieren. Und folglich werden Sie ihm auch wesentlich weniger helfen können, weil Ihre Sensibilität für Ki davon abhängt, in welchem Maße Sie sich konzentrieren können. Einfühlungsvermögen und die Fähigkeit, Ki wahrzunehmen, verhalten sich umgekehrt proportional zu Egozentrik.

Kontinuität in der Behandlung

Wenn man eine gute Shiatsu-Behandlung empfängt, erlebt man im ganzen Körper ein Gefühl der Integration und erfährt die Einheit von Körper und Geist. Dies kann jedoch nur geschehen, wenn ein Gefühl der Verbundenheit, Unterstützung und Konti-

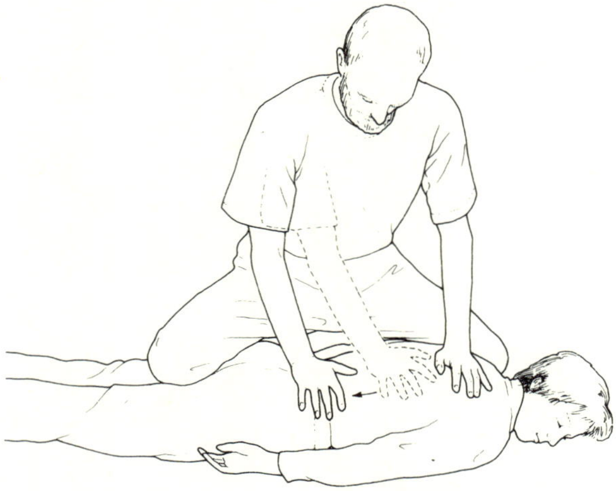

Abb. 2.13
Hand gleitet über den Körperbereich zwischen zwei Druckpunkten.

nuität von seiten des Gebers vorhanden ist. Deshalb sollte eine Shiatsu-Behandlung auf eine koordinierte, fließende Weise durchgeführt werden und nicht als mehr oder weniger willkürliches Gemisch von zufällig ausgewählten Techniken. Mit jeder angewandten Technik sollte die Wirkung der vorangegangenen logisch fortgesetzt werden, und wann immer möglich sollte der Kontakt zum Körper des Empfängers aufrechterhalten bleiben, während die aktive Hand des Gebers sich von einem Körperbereich zum anderen bewegt. Wenn der Daumen beispielsweise erst im Bereich A, dann im Bereich B und schließlich im Bereich C arbeitet, sollte die Hand zwischen A, B und C über die Körperoberfläche gleiten, statt jedesmal vom Körper abgehoben zu werden (siehe Abb. 2.13). Häufiges Unterbrechen und Wiederaufnehmen des Kontakts hindert den Empfänger daran, sich tief zu entspannen, weil die Tatsache, daß er nicht weiß, wo er als nächstes berührt werden wird, ihn verunsichert. Vielleicht versucht er auch vorauszusehen, an welcher Stelle seines Körpers Sie als nächstes arbeiten werden. Dies läuft jedoch dem zuwider, was wir mit einer Shiatsu-Behandlung erreichen wollen: daß der Empfänger das «Jetzt» erfährt, weil die Realität des Kontakts ausschließlich in der Gegenwart liegt.

Wenn Sie als Geber nicht wissen, in welchem Körperbereich Sie als nächstes arbeiten oder warum Sie dies tun werden, kann der Empfänger kaum ein sonderlich starkes Vertrauen zu Ihnen entwickeln (siehe Abb. 2.14).

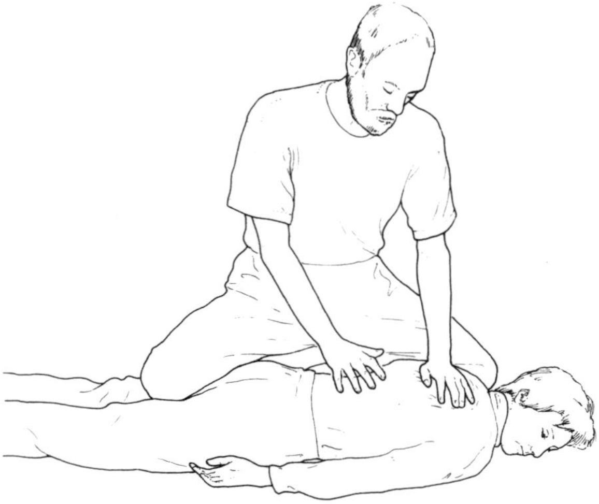

Abb. 2.14
Häufiges Unterbrechen und Wiederaufnehmen des Kontakts versetzt den Empfänger in eine Erwartungshaltung, in der er sich unentwegt fragt, wo Sie ihn als nächstes berühren werden.

Meridian-Kontinuität

Shiatsu bedient sich nicht nur der örtlich festliegenden Akupunkturpunkte, sondern auch jener Tsubos, die sich zeitweise an anderen Stellen auf den Meridianen manifestieren. Dadurch kann man an einem Meridian als Ganzem arbeiten, statt sich auf die klassischen Akupunkturpunkte zu beschränken. Indem wir die stützende und unterstützende Hand auf einer Stelle ruhen lassen, während die andere Hand auf dem Meridian arbeitet, können wir die Punkte spüren, die auf unser Einwirken reagieren, und zwar direkt durch die aktive Hand und indirekt durch die ruhende Hand oder durch beide Hände. Indem wir Wechselwirkungen zwischen der ruhenden und der aktiven Hand spüren, können wir die energetische Qualität des betreffenden Meridians feststellen. Auf diese Weise folgen wir dem Verlauf des Meridians mit Hilfe der auf ihm liegenden Tsubos und behandeln ihn tonisierend, zerstreuend oder beruhigend, je nachdem, was im jeweiligen Fall erforderlich ist. Dies wird als «Meridian-Kontinuität» bezeichnet, weil die Art der Berührung von der Art der Verbindung zum Meridianfluß oder von der Charakteristik der einzelnen Abschnitte seines Gesamtverlaufs abhängt. Auf diese Weise wird an einem Meridian als einem Kontinuum gearbeitet, statt an einzelnen klassischen Punkten.

Fließendes Arbeiten

Mühelosigkeit und eine fließende Arbeitsweise kann man nur erreichen, wenn man sehr viel Übung in der Anwendung einer großen Vielfalt von Techniken erworben hat. Das bedeutet, daß man in der Lage sein muß, Ganzkörper-Shiatsu oder eine spezifische Shiatsu-Heilbehandlung zu geben, ohne dabei über irgendwelche Techniken nachdenken zu müssen. Wenn jemand eine Sprache fließend spricht, braucht er nicht verzweifelt nach einzelnen Wörtern zu suchen, um ausdrücken zu können, was er sagen will. Ebenso sollten sich bei einem Shiatsu-Therapeuten, der eine bestimmte Wirkung erzielen will, die dazu erforderlichen Techniken wie von selbst einstellen.

Diese Art des fließenden Arbeitens läßt sich nur durch stete Praxis erreichen. Der Anfänger sollte zunächst am besten eine feste Behandlungssequenz üben, um sich nicht mit der Entscheidung zu belasten, was als nächstes zu tun ist. Dadurch bleibt ihm mehr Raum, sich auf die Qualität seiner Berührung zu konzentrieren.

Der Vorteil einer durch lange Übung entwickelten fließenden Arbeitsweise besteht darin, daß der Geist die Freiheit hat, im «Jetzt» zu verweilen, der einzigen Zeit und dem einzigen Ort, wo man durch Berührung feststellen kann, wie es um die Vitalität des Empfängers bestellt ist. Das «Jetzt» wird verfehlt, wenn der Geist in der Vergangenheit verhaftet ist und versucht, sich an die für die betreffende Situation am besten geeignete Technik zu erinnern.

Wichtig zum Erreichen einer fließenden Arbeitsweise ist auch die Fähigkeit, sich bei der Behandlung mühelos und ungehindert von einem Körperbereich des Empfängers zum anderen zu bewegen, besonders wenn es darum geht, von einer Körperseite auf die andere überzuwechseln. Das nennt man «Schaffen eines Übergangs» (*transitioning*).

Ein Übergang ist dann gut gelungen, wenn der Geber auf die andere Körperseite überwechselt, ohne daß der Empfänger dies bemerkt. In vielen Shiatsu-Sitzungen wird die entsprechende Wirkung zunichte gemacht, weil der Geber sich beim Wechseln der Position ungeschickt verhält, da er diesem Aspekt seiner Behandlung nicht die gebührende Aufmerksamkeit geschenkt hat.

Einfühlungsvermögen

Einfühlungsvermögen oder Empathie ist die Fähigkeit und Bereitschaft, die Gefühle eines anderen Menschen zu achten. Die stärkste Form der Empathie ist die Fähigkeit, sich tatsächlich so zu «fühlen», wie ein anderer Mensch sich fühlt. Die beiden Faktoren, die die Empathie verstärken, sind die Fokussierung auf Hara und aufrichtige Sorge um das Wohlbefinden des anderen. Beide Faktoren sind von zentraler Bedeutung für eine optimale Wirkung. Echtes Mitgefühl spiegelt sich im Grad der Offenheit Ihres Herzens. Wenn diese Offenheit im erdenden Hara verankert ist, ermöglicht sie dem Geber, sich in die Lage des Empfängers zu versetzen und für dessen Situation Verständnis zu entwickeln. Wenn allein das Herz den Ton angibt, kann es leicht passieren, daß der Geber durch ein Übermaß an Sympathie aus seinem eigenen Zentrum geworfen wird, sobald beim Empfänger starke Emotionen auftauchen. Die Erdung im Hara jedoch sorgt für ein gewisses Maß an Objektivität und folglich auch von Klarheit.

Wenn Sie mit einem starken Hara, aber mit verschlossenem Herzen Shiatsu geben, sind Sie möglicherweise in der Lage, das

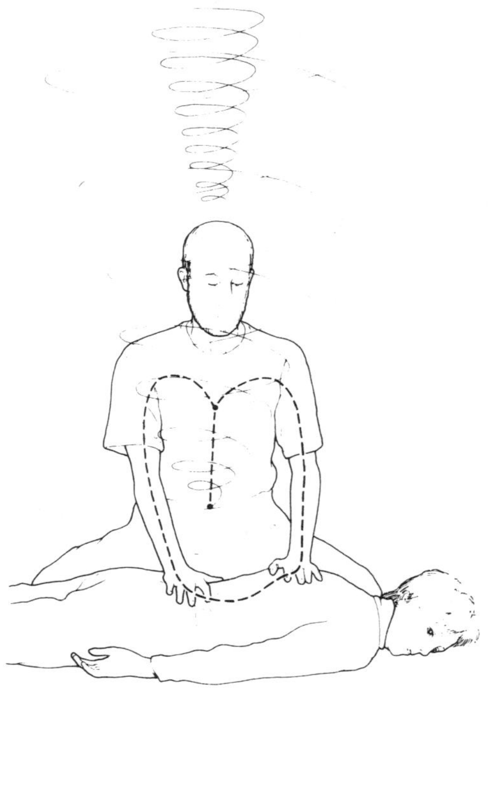

Abb. 2.15 Wechselwirkung zwischen persönlichem Ki und universalem Ki.

allgemeine Vitalitätsniveau des Empfängers zu erkennen, doch vermögen Sie keinerlei Verständnis für seine emotionalen Bedürfnisse aufzubringen. Ohne das Element des Mitgefühls kann auch eine Tendenz zu rigorosen Techniken entstehen, wodurch Sie dem Empfänger möglicherweise unnötige Schmerzen zufügen.

Wenn das Herz offen ist, Hara hingegen verschlossen, erschöpft der Geber infolge unsachgemäßen Einsatzes seines Körpergewichts seine Kraft. Noch wichtiger jedoch ist, daß der Geber in diesem Fall emotional und energetisch zuviel von sich selbst gibt, ohne durch das grenzenlose universelle Ki genährt zu werden, das man – wenn Herz und Hara verbunden sind – durch den eigenen Körper fließen lassen kann. Abb. 2.15 soll die Wechselwirkung zwischen dem persönlichen Ki und dem universellen Ki veranschaulichen.

3 Die Werkzeuge des Shiatsu

Um eine Shiatsu-Massage zu geben, braucht man keine besondere Ausrüstung, sondern nur den eigenen Körper und einen ausreichend großen, sauberen Platz auf dem Boden, so daß der Empfänger sich hinlegen kann und Sie sich ungehindert um ihn herumbewegen können. Der Boden sollte so abgepolstert sein, daß es für den Empfänger angenehm ist, doch darf die Unterlage auch nicht zu sehr einsinken. Ein ein- oder zweischichtiges Futon ist ideal, aber auch ein dicker Teppich, auf den man ein Bettuch legt, erfüllt seinen Zweck. Ein dünnes Baumwoll- oder Seidentuch (ungefähr 50 × 50 cm) ist nützlich, wenn man Hals oder Gesicht behandelt, weil die Shiatsu-Massage sich besser anfühlt und weniger aufdringlich wirkt, wenn die dünne Naturfaser den Körper des Empfängers bedeckt. Bei Arbeit auf der bloßen Haut kann die Wirkung oberflächlicher sein als beabsichtigt, weil die Empfindung des Hautkontakts von der Empfindung der tieferen und subtileren Präsenz des Ki ablenkt. Die sensorischen Nervenenden sind auf der Haut am stärksten ausgebildet; folglich dämpft eine Barriere aus Stoff die taktilen Empfindungen und ermöglicht es dem Empfänger, eine tiefere Verbindung zu spüren.

Aus diesem Grund sollte man den Empfänger während der gesamten Behandlung völlig mit einer dünnen Decke zudecken. Dadurch werden außerdem das Auftreten sexueller Erregung und die damit eventuell verbundenen Gefühle der Peinlichkeit eher vermieden, und man kann Shiatsu fast überall geben, sofern man sich auf Kopf-, Hals- und Schulterbereich beschränkt, sogar im Büro.

Auf den ersten Blick mag es so aussehen, als sei ein Tsubo auf der bloßen Haut leichter zu finden und zu spüren, doch wenn man sich in der Arbeit mit einem dünnen Tuch ein wenig geübt hat, wird man feststellen, daß diese Annahme unzutreffend ist.

Allgemeine Prinzipien des Tonisierens, Zerstreuens (Verteilens) und Beruhigens von Ki

Tonisieren Um Ki zu tonisieren, drückt man mit einem Daumen oder einer Fingerspitze senkrecht auf die Öffnung des Tsubos und hält den Druck, so daß eine tiefe Verbindung entstehen kann. Halten Sie den Druck so lange aufrecht, bis Sie an der betreffenden Stelle eine Reaktion spüren. Manchmal fühlt es sich so an, als würde sich der vasenförmige Tsubo mit Ki füllen. Gewöhnlich dauert es zwischen zehn Sekunden und vier Minuten, bis dies eintritt. Wenn Sie nach vier Minuten immer noch nichts spüren, sollten Sie vielleicht zu einem späteren Zeitpunkt noch einmal an den Tsubos arbeiten, die besonders langsam reagieren.

Wichtig ist, daß der Druck nicht zu tief geht, da dies eine eher schädliche Wirkung auf die Verteilung des Ki haben kann; außerdem könnte der Patient es als schmerzhaft und zudringlich empfinden. Man sollte sich dem Tsubo mit einer Haltung nähern, die einer *Begegnung* mit Ki angemessen ist. Denken Sie daran, daß Ki sich zu der Stelle hinbewegt, auf die der Geist gerichtet ist. Deshalb können Sie mit weniger Druck effektiver arbeiten, wenn Sie klar *visualisieren*, daß der Bereich, auf den sie abzielen, noch unter dem Punkt liegt, bis zu dem Ihr Finger eindringt. Dadurch wird das Ki des Empfängers zu Ihrem eigenen Ki hingezogen, wobei Ihr eigenes Ki ein wenig aus Ihren Fingerspitzen austritt. Falls und sobald Sie eine Verbindung spüren, sollten Sie den Druck ein wenig verringern, so daß das Ki den Tsubo füllen kann.

Dieses Prinzip des «Anziehens von Ki» kann man mit dem Berühren der Wasseroberfläche mit einer Fingerspitze vergleichen. Die Oberflächenspannung des Wassers bewirkt, daß das Wasser von Ihren Fingerspitzen in die Höhe gezogen wird: Wenn Sie die Fingerspitzen langsam aus dem Wasser ziehen, folgt das Wasser ihnen ein Stückchen. Doch anders als beim Wasser bleibt ein angehobenes Niveau des Ki im Tsubo weiterhin bestehen, nachdem Sie den Finger wieder entfernt haben. Deshalb braucht ein Shiatsu-Praktiker um so weniger Druck anzuwenden, je sensibler und fokussierter er ist. Und aus demselben Grunde spürt ein Empfänger, der sich den Händen eines erfahrenen Shiatsu-Therapeuten anvertraut, auch bei einer relativ leichten Berührung eine tiefe Verbindung.

Wenn man die erforderliche Übung, Sensibilität und eine starke Konzentrationsfähigkeit entwickelt hat, kann man eine großflächigere Tonisierung auch mit Handtellern, Ellbogen, Knien und Füßen erreichen.

Zerstreuen oder Verteilen Wir haben bereits darauf hingewiesen, daß es möglich ist, Ki zu zerstreuen (oder zu sedieren), indem man tief in einen Jitsu-Tsubo eindringt. Doch wird diese Vorgehensweise oft als sehr zudringlich erlebt und kann sehr schmerzhaft sein – so als triebe man eine Menschenmenge mit Stockschlägen auseinander. Tatsächlich wird dadurch das gewünschte Ziel erreicht: Die Menschenmenge zerstreut sich. Doch über den Verlauf einer solchen Aktion ist wahrscheinlich niemand sonderlich glücklich.

Eine Zerstreuungstechnik wendet man an, um eine blockierte Ki-Konzentration aufzulösen, so daß sich das Ki wieder frei im betreffenden Meridian bewegen kann. Um dies zu erreichen, können Sie den Daumen oder einen anderen Finger vorsichtig ein wenig in den Tsubo hineindrücken und dann eine Drehbewegung ausführen, wobei Sie sich vorstellen sollten, daß das Ki gelockert und verteilt wird. Verringern Sie dann den Druck allmählich, und bewegen Sie sich spiralförmig aus dem Tsubo heraus. Wenn ein Tsubo eine leichte Jitsu-Tendenz hat, ist es manchmal auch wirksam, ihn mit einer vorsichtigen «Pumpbewegung» (in den Tsubo hinein und wieder heraus) zu behandeln.

Denken Sie daran, daß eine feste Stützhand in einem nahe gelegenen Kyo-Bereich gewöhnlich die Zerstreuung des Ki im Jitsu-Bereich beschleunigt. Ist ein Bereich jedoch sehr stark mit Ki gefüllt, so kann es sein, daß solche Verteilungstechniken für den Empfänger zu schmerzhaft sind. Extrem «volle» Bereiche behandelt man am besten überhaupt nicht, denn wenn Sie Ihre Fähigkeit so weit entwickelt haben, daß Sie in der Lage sind, Kyo-Bereiche ausfindig zu machen und zu tonisieren, reagieren die Jitsu-Bereiche darauf häufig mit einem spontanen Zerstreuen der Ki-Energie.

Dehn-, Preß- und Schütteltechniken sind allesamt sehr wirksam, wenn es darum geht, in Jitsu-Bereichen Ki-Ansammlungen zu zerstreuen.

Beruhigen Beruhigen ist eine sanftere Form des Zerstreuens. Manchmal weist ein Körperbereich oder ein Tsubo Jitsu-Charakter auf, weil das Ki im betreffenden Bereich eher hyperaktiv als zu stark konzentriert ist. In solchen Situationen sollte man eine beruhigende Technik anwenden. Beruhigung erreichen Sie, indem Sie den betreffenden Bereich einfach mit den Handflächen bedecken und selbst ruhig und gleichmütig bleiben. Verfahren Sie genau so, als würden Sie versuchen, einen wütenden oder aufgebrachten Freund zu beruhigen; bleiben Sie zentriert und üben Sie einen unterstützenden Druck aus.

Manchmal kann man sehr hysterische Patienten durch einen Klaps beruhigen. Einen «hysterischen» Körperbereich (allerdings nicht den Kopf) durch Klapse zu beruhigen, ist auch im Shiatsu möglich, aber Sie müssen schon *sehr* erfahren sein und großes Vertrauen in Ihre eigenen Fähigkeiten haben, um diese Technik anwenden zu können. Sanftes Streichen über den Meridian wirkt ebenfalls sehr beruhigend. Doch denken Sie daran, daß nichts von dem, was Sie tun, beruhigend wirkt, wenn Sie selbst nicht ruhig und zentriert sind.

Man kann beim Shiatsu mit folgenden Teilen des eigenen Körpers arbeiten:

Handteller	Finger	Knie
Daumen	Ellbogen	Füße

Handteller

Die Handteller wirken zwar weniger spezifisch als Fingerspitzen oder Daumen, doch wirken sie beruhigender, und die Gefahr, daß sie dem Empfänger Schmerzen oder gar Verletzungen zufügen, ist geringer. Die gesamte Oberfläche des Handtellers sollte Kontakt zum Körper des Empfängers haben; die Hand legt sich also um die Konturen des Körpers. Die Handteller liegen folglich entweder flach auf dem Rücken oder sie sind so gekrümmt, daß sie einen Arm oder einen Knöchel umschließen. Handteller und Finger müssen entspannt bleiben (siehe Abb. 3.1).

Die Arme sind dabei gestreckt, ohne daß die Ellbogen starr gehalten werden. Der Winkel zwischen Körper und Armen des

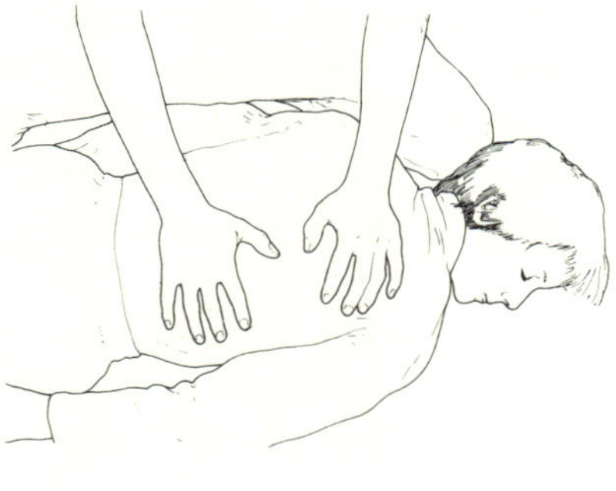

Abb. 3.1
Entspannte Handteller und Finger.

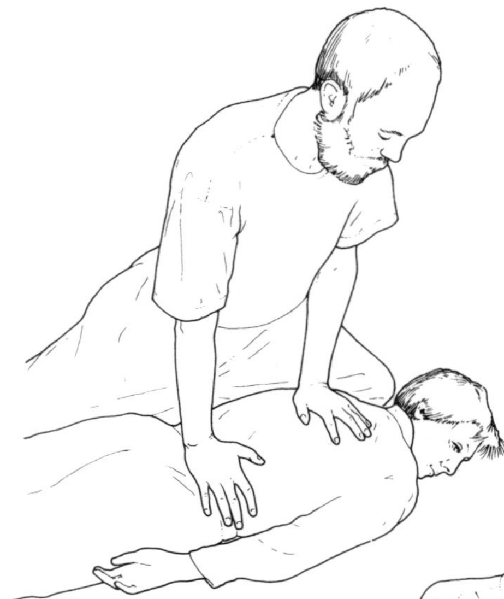

Abb. 3.2
Winkel zwischen Körper und Armen.

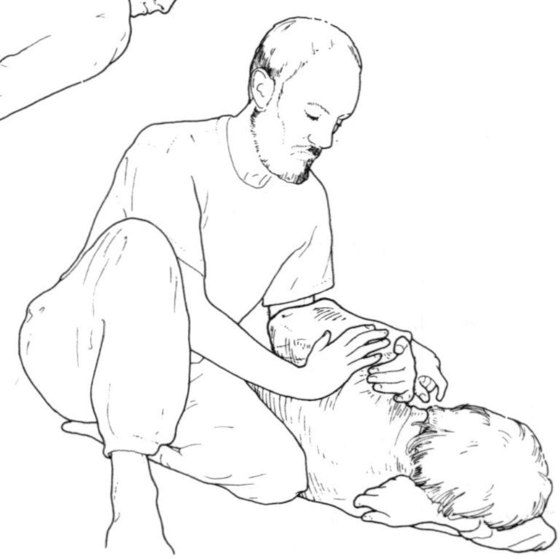

Abb. 3.3
Die Unterarme sind im Winkel von 90 Grad gebeugt.

Gebers ist ausschlaggebend dafür, wieviel Druck ausgeübt werden kann (siehe Abb. 3.2).

Wenn näherer Körperkontakt zum Empfänger bevorzugt wird, ist es manchmal nützlich, die Arme an den Ellbogen im Winkel von 90 Grad zu beugen, wobei die Knie oder die Innenseiten der Oberschenkel den Oberarm unterstützen. Allerdings wird bei dieser Methode der Ki-Fluß zwischen Hara und den Handtellern etwas verringert (siehe Abb. 3.3).

Der Einsatz der Stützhand Die beste therapeutische Wirkung erzielt man, wenn beide Hände mit dem Empfänger in Kontakt sind, sie jedoch einen gewissen Abstand zueinander halten, weil

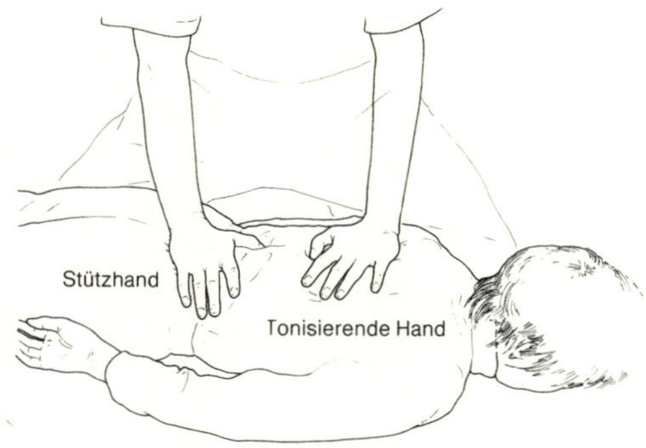

Abb. 3.4
Arbeit mit Stützhand: Die tonisierende Hand sollte senkrecht zum Körper arbeiten.

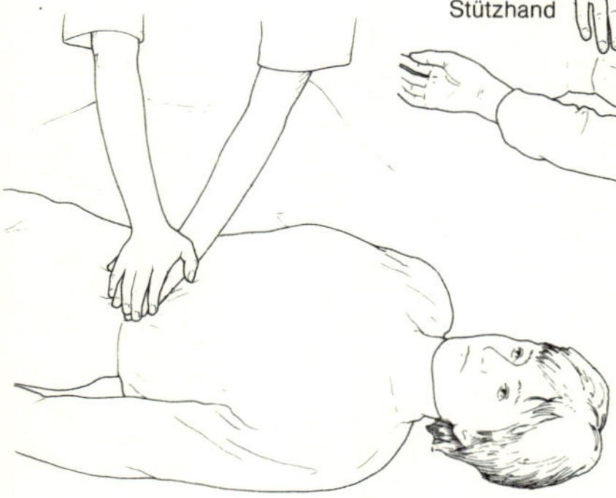

Abb. 3.5
Die Hände liegen übereinander.

dann Verbindung und Unterstützung am stärksten sind. Bei dieser Methode kann die eine Hand «zuhören», während die andere aktiv ist, oder die eine kann tonisieren, während die andere beruhigt oder zerstreut.

Aufeinanderlegen der Handteller Wenn eine geschmeidige, «wellenförmige» Bewegung erforderlich ist, kann man mit übereinandergelegten Händen arbeiten.

Kreisbewegungen/Schütteln Obgleich kreisende Bewegungen im allgemeinen oberflächlicher wirken als fokussierter anhaltender und senkrechter Druck, sind sie sehr wirksam, wenn es darum geht, Muskelspannungen im Bereich der Schulterblätter aufzulösen oder – am Steißbein ausgeführt – im Beckenbereich Wärme zu erzeugen. Achten Sie darauf, daß dabei das Bindegewebe über den darunterliegenden Knochen bewegt und nicht nur die Oberfläche des Gewebes gerieben wird.

Umfassen Diese Methode ist besonders nützlich, wenn man sie auf Arme und Beine anwendet. Dabei umfaßt die eine Hand den Arm oder das Bein zur Unterstützung, während die andere sich darauf bewegt. Es ist wichtig, daß der Griff der Stützhand sehr fest ist.

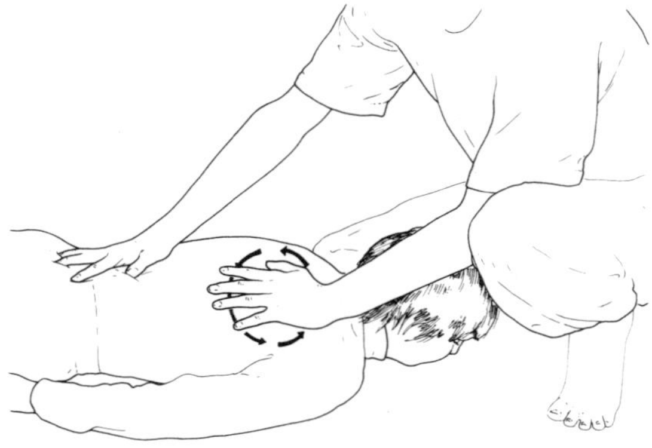

Abb. 3.6
Kreisende Bewegungen auf den Schulterblättern.

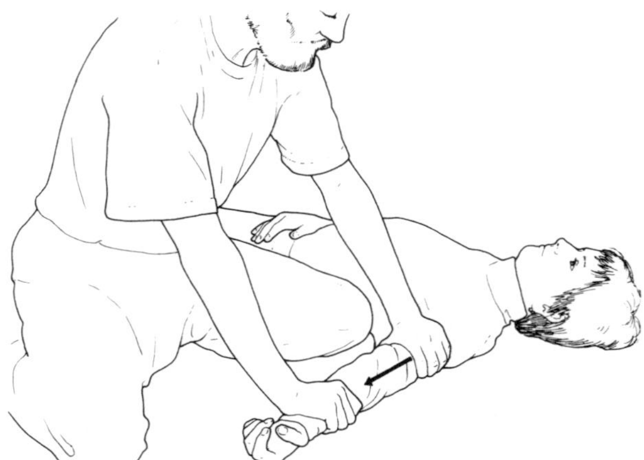

Abb. 3.7
Eine Hand umschließt den Arm zur Unterstützung, während die andere sich den Arm entlang bewegt.

Druck mit zwei Handflächen Hierbei werden die Finger beider Hände ineinander verschränkt, und es wird mit den Handballen beider Hände zugleich Druck ausgeübt. Diese Methode wird benutzt, um die Muskeln zu beiden Seiten der Lendenwirbelsäule zusammenzudrücken, und zwar vom Bereich der Nieren bis zum Becken (siehe Abb. 3.8).

Abheben der Hände vom Körper Wenn man die Handteller 3 bis 15 Zentimeter vom Körper des Empfängers entfernt hält, so hat dies eine wärmende und tonisierende Wirkung, vorausgesetzt, der Geber ist entspannt und mit seinem Gewahrsein im Tanden zentriert. Diese Methode ist besonders wirksam, wenn man sie über dem Gesicht anwendet. So kann man eine Behandlung auf angenehme Weise zum Abschluß bringen. Wenn Sie ein

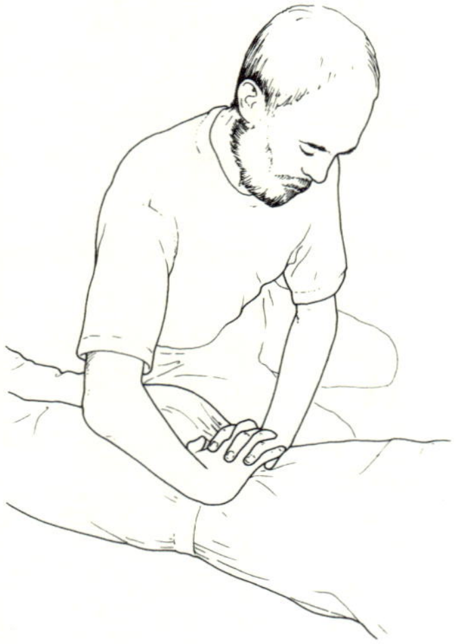

Abb. 3.8
Ineinander verschränkte Finger; Druck wird mit den Handballen beider Hände ausgeübt.

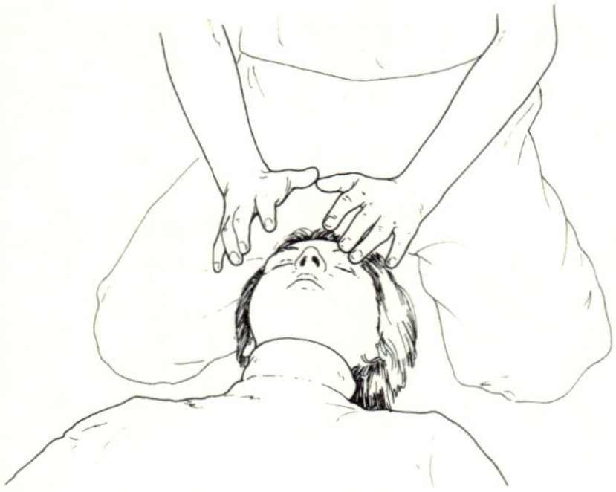

Abb. 3.9
Vom Körper abgehobene Handteller.

sensibles Gespür für Ki entwickelt haben, können Sie durch Anwendung dieser Technik ein lokales Übermaß oder einen lokalen Mangel an Ki eindeutig feststellen.

Daumen

Der Daumen wird beim Shiatsu sehr häufig eingesetzt. Er ist kürzer und dicker als die übrigen Finger und hat im Gegensatz zu ihnen kein Mittelgelenk, was ihn zum stärksten Finger macht. Deshalb kann man mit ihm starken Druck ausüben und diesen – falls erforderlich – auch eine Weile aufrechterhalten.

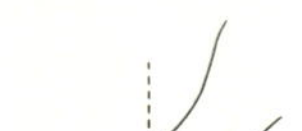

Abb. 3.10
Drücken mit der Daumenkuppe.

In den meisten Fällen wird die Daumenkuppe benutzt, obwohl gelegentlich auch der Bereich direkt unterhalb der Spitze eingesetzt wird, wenn man mit leichtem Druck zwischen kleinen Muskelgruppen arbeitet, wie sie beispielsweise am Hals vorkommen.

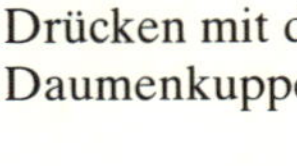

Abb. 3.11
Drücken mit dem Bereich knapp unter der Fingerspitze.

Menschen mit steifen Fingergelenken tendieren dazu, zuviel mit der Spitze zu arbeiten, weshalb hier ausdrücklich die Warnung ausgesprochen werden soll, dies möglichst nicht zu tun, weil es für den Empfänger schmerzhaft sein kann. Manche Menschen haben sehr flexible Fingergelenke; sie laufen Gefahr, diese zu überdehnen. Wenn Sie einen solchen überflexiblen

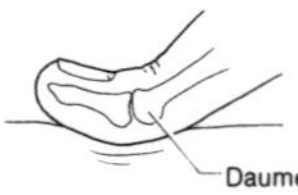

Abb. 3.12
Überdehnung des Daumengelenks.

Daumen haben (siehe Abb. 3.12), müssen Sie darauf achten, nicht das Gelenk, sondern die Daumenkuppe zu benutzen. Generell sollten Sie eher mit anderen Körperteilen wie den Handtellern oder mit mehreren Fingern zugleich arbeiten.

Arbeit mit geöffneten Händen Um dem Daumen mehr Stabilität zu verleihen, sollte man die übrigen vier Fingerkuppen leicht auf den Körper aufsetzen. Auf diese Weise verweilen die vier Finger in dem Bereich, in dem eine akute Ki-Störung besteht, und wirken tonisierend, während der Daumen aktiv die Energie verteilt (siehe Abb. 3.13).

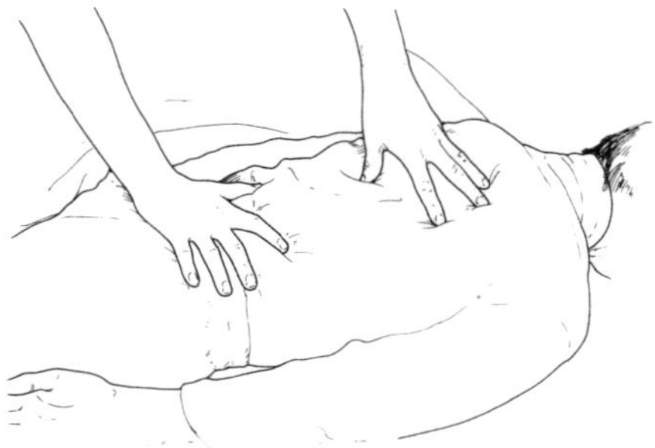
Abb. 3.13
Vier Finger arbeiten stationär und wirken tonisierend, während der Daumen Ki zerstreut.

Arbeit mit geschlossener Hand (Faust) Man kann aber auch mit den vier verbleibenden Fingern eine Faust bilden, wobei der Zeigefinger den Daumen abstützt (siehe Abb. 3.14). Letzteres ist eine besonders nützliche Methode für diejenigen, deren Fingergelenke überflexibel sind.

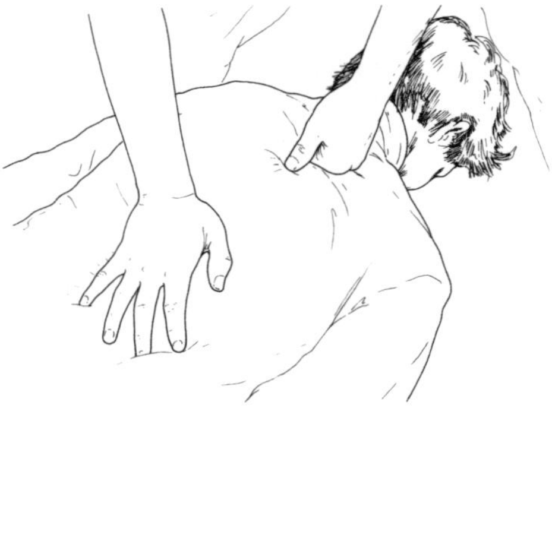
Abb. 3.14
Faust-Methode

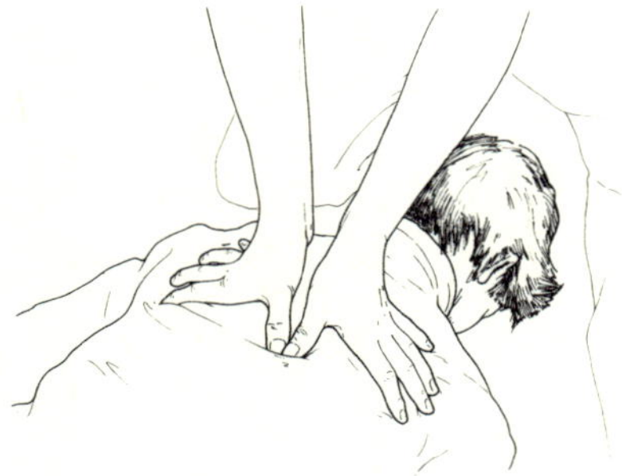

Abb. 3.15a
Die Daumen liegen nebeneinander.

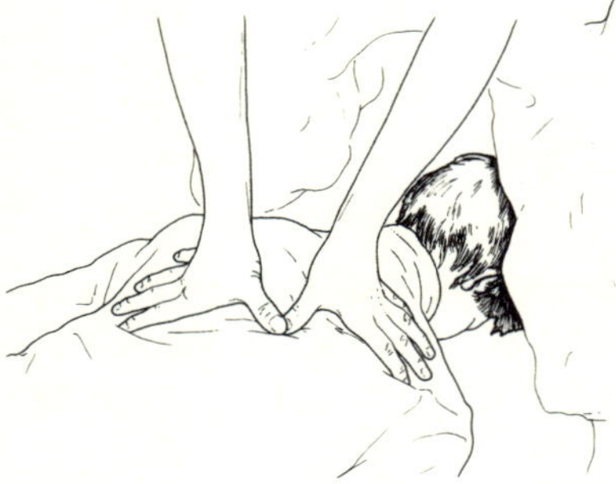

Abb. 3.15b
Die Daumen sind übereinandergelegt.

Die Abbildungen 3.15 a und b zeigen weitere Varianten des Daumeneinsatzes, die es ermöglichen, stärkeren Druck auf einen Tsubo auszuüben. Doch ist ein so starker Druck nicht notwendig, wenn sich die Behandlung sachgemäß auf die Kyo-Bereiche konzentriert.

Finger

Die Fingerspitzen eignen sich wegen der großen Zahl von Nervenendungen, die sich darin befinden, ausgezeichnet dazu, die Beschaffenheit des Ki in den Meridianen festzustellen. Daumen- und Fingernägel sollten immer kurzgeschnitten sein.

Die Drei-Finger-Technik Am vielseitigsten einsetzbar ist die Methode, bei der man Zeige-, Mittel- und Ringfinger gleichzeitig benutzt. Dabei können diese Finger entweder zusammengelegt oder leicht gespreizt werden. Der Daumen sollte entspannt sein und die Finger fest. (Durch häufige Anwendung dieser Methode werden die Finger bald kräftiger.) Wie bei allen Shiatsu-Techniken muß auch bei dieser die Bewegung vom Hara ausgehen, mit einem Gefühl der Verbindung zum Tanden. Auf diese Weise fließt Kraft durch die Ellbogen in die Finger, und es wird verhindert, daß das Handgelenk ermüdet und sich Spannungen darin ansammeln (siehe Abb. 3.16).

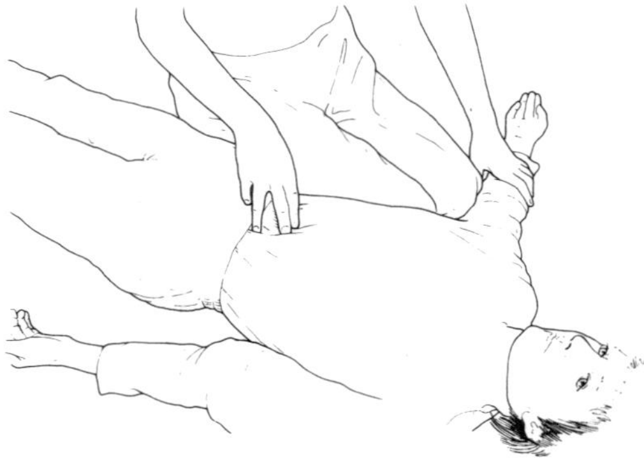

Abb. 3.16
Drei Finger ermitteln die Energie des Hara.

Diese Methode wird zum Ermitteln der Hara-Energie benutzt und um festzustellen, wie der Ki-Fluß in den Meridianen beschaffen ist, sowie zur fein abgestimmten Übertragung von Ki.

Die Vier-Finger-Technik Diese Technik kann zum gleichen Zweck wie die Drei-Finger-Technik eingesetzt werden. Durch den größeren Abstand zwischen den Fingern wird es möglich, beispielsweise Verspannungen der Zwischenrippenmuskeln aufzulösen.

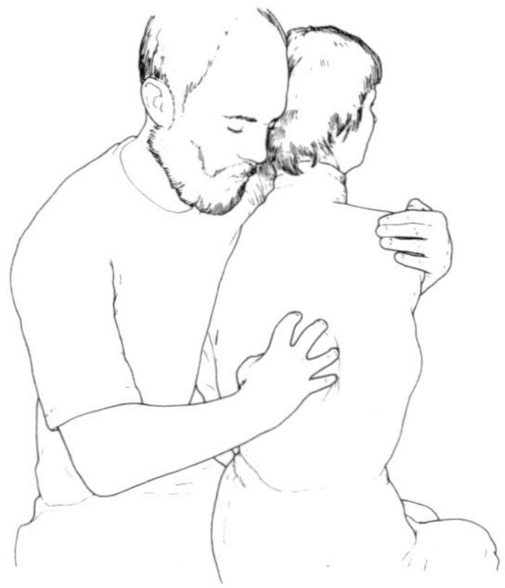

Abb. 3.17
Zerstreuen (Auflösen) von Spannungen in den Zwischenrippenmuskeln.

Die Zeigefinger-Technik Legen Sie Ihren Mittelfinger auf den Zeigefinger, um diesen zu unterstützen. Dies ist eine nützliche Alternative für Menschen, die an Überflexibilität der Daumengelenke leiden. Die Technik eignet sich sehr gut, um Druck seitlich von der Nase auszuüben (siehe Abb. 3.18).

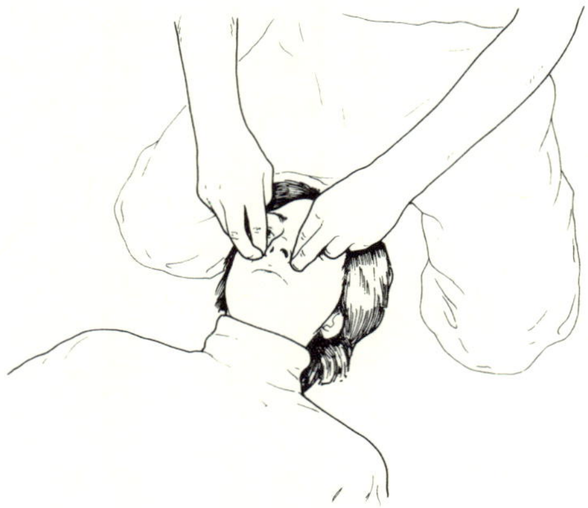

Abb. 3.18
Druck seitlich der Nase.

Hilfstechniken, bei denen die Hände eingesetzt werden

Es gibt einige Hilfstechniken, die gelegentlich eingesetzt werden, um in Jitsu-Bereichen zerstreuend und beruhigend zu wirken sowie auch zur Anregung des Blut- und Lymphflusses in die Haut und in die Oberflächenmuskulatur. Diese Techniken sollte man jedoch nicht bei chronisch geschwächten Patienten

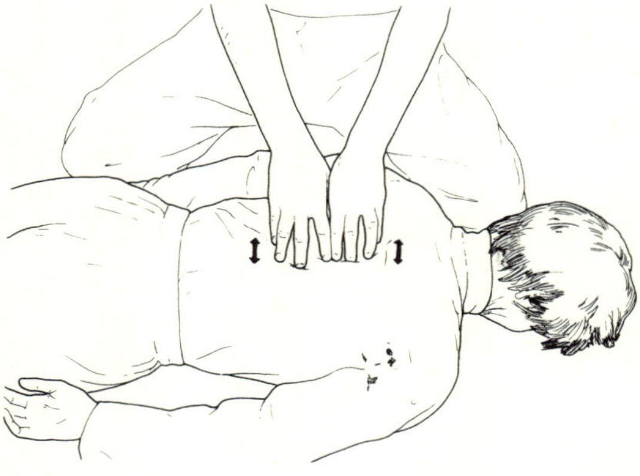

Abb. 3.19
Kenbiki

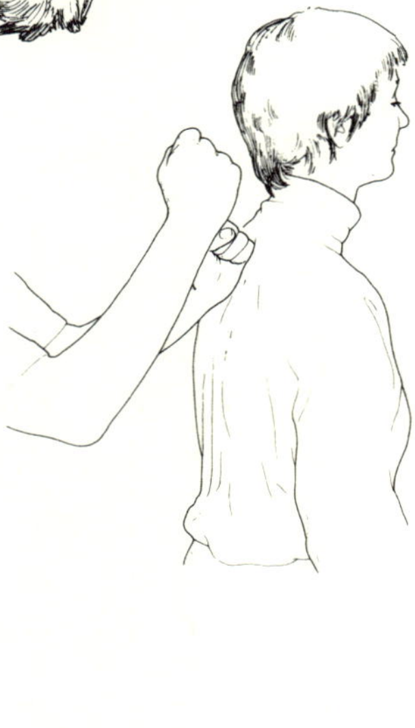

Abb. 3.20
Klopfen

anwenden, die unter Ki-Mangel leiden; bei ihnen sollte man nicht mit Zerstreuungstechniken, sondern mit anhaltendem Druck arbeiten, um ihr Kyo zu tonisieren (siehe Abb. 3.19 – 3.25).

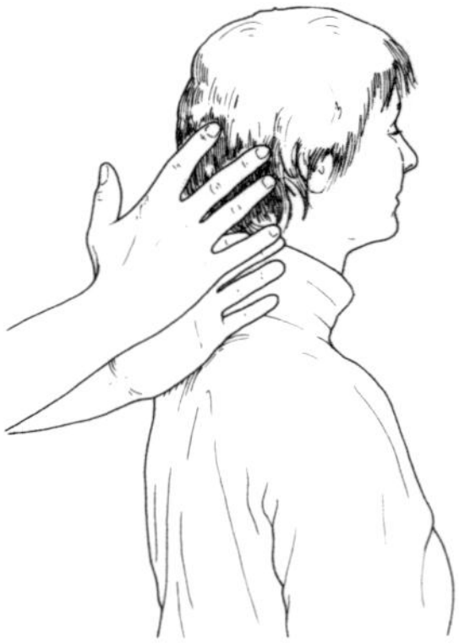

Abb. 3.21
Leichtes «Hacken» mit den Fingern.

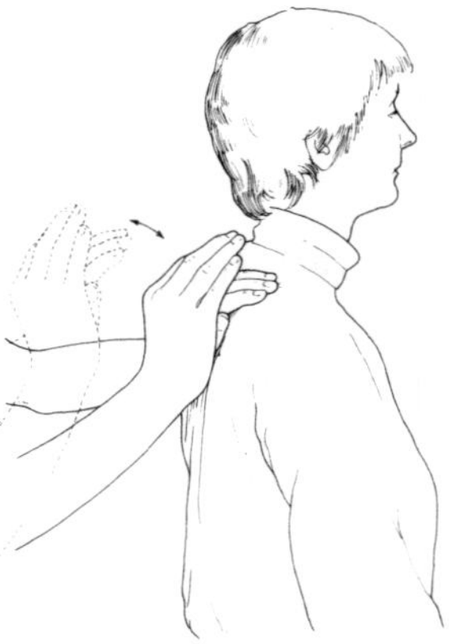

Abb. 3.22
Bilden einer Schale mit den Händen.

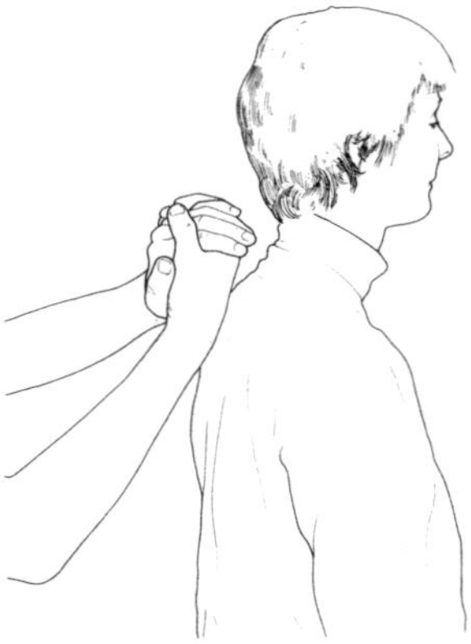

Abb. 3.23
Handkissen aus beiden Händen.

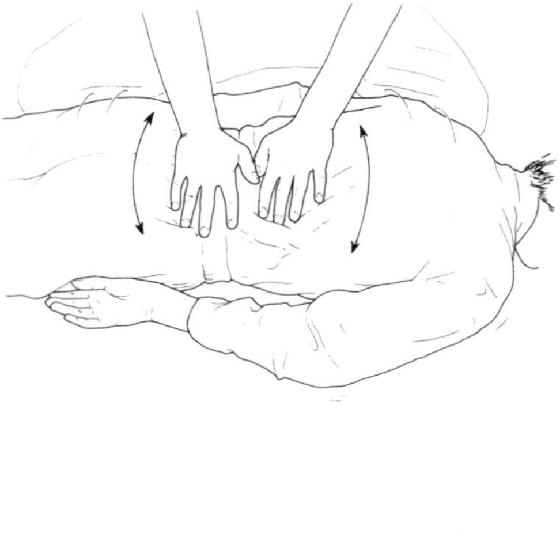

Abb. 3.24
Wiegen (sehr sanftes Hin-und-her-Wiegen ist für Empfänger mit Kyo-Tendenz geeignet; eine kräftigere Wiegebewegung hingegen wirkt zerstreuend).

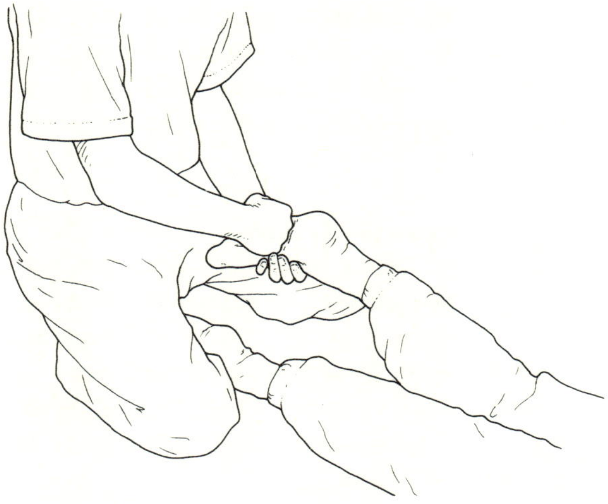

Abb. 3.25
Rollen mit den Fingerknöcheln (auf den Füßen).

Die Klauen-Technik Daumen und Finger sind leicht gekrümmt, so daß eine Klauenform entsteht. Die Klaue wird dann in den Körper hineingedrückt und anschließend schnell wieder zurückgezogen, als ob imaginäre Seile aus dem Körper gezogen würden. Tatsächlich wird auf diese Weise übermäßiges Ki aus dem Bereich entfernt, an dem gearbeitet wird. Diese Technik wird benutzt, um Ki-Ansammlungen aufzulösen (Jitsu-Bereiche) oder um stagnierendes Ki im Bereich der Schulterblätter und des Gesäßes zu zerstreuen, indem man es völlig aus dem Körper entfernt. Man sollte diese Technik nicht bei schwächeren Patienten oder in Kyo-Bereichen anwenden (siehe Abb. 3.26).

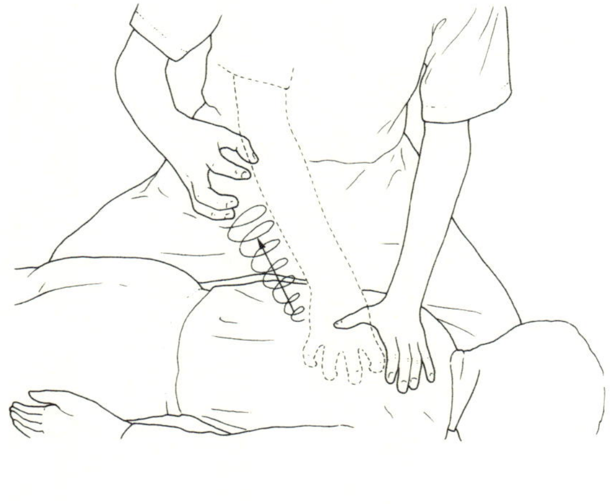

Abb. 3.26
Hier wird Ki aus dem Körper gezogen.

Die «V-»-Fingertechnik Mittel- und Zeigefinger werden bei kleinen Kindern gleichzeitig in die Muskelstränge gedrückt, die zu beiden Seiten der Wirbelsäule verlaufen, oder bei Erwachsenen in die Rippenzwischenräume zu beiden Seiten des Brustbeins.

Die «Drachenmaul»-Technik Daumen und Zeigefinger sind weit gespreizt. Druck wird durch die stumpfwinklige «V»-Form ausgeübt, wobei der Druck hauptsächlich auf dem Zeigefingergrundgelenk ruht. Das «Drachenmaul» kann man benutzen, um unmittelbar über dem Knie oder auf den Hinterkopf Druck auszuüben. Man kann bei dieser Technik beide Hände zusammenführen, um in Seitenlage Druck auf die Taille auszuüben (siehe Abb. 3.27 und 3.28).

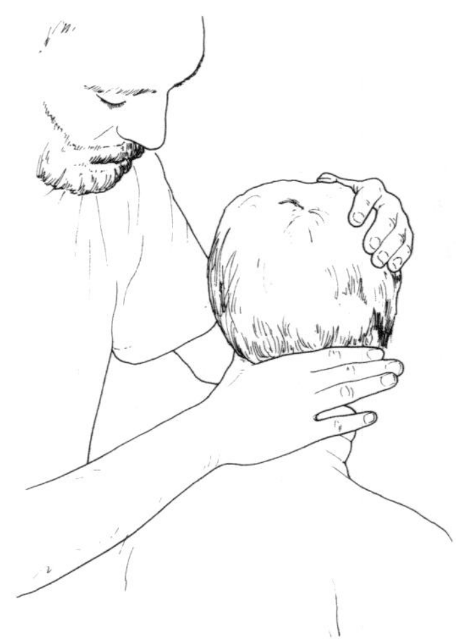

Abb. 3.27 Drachenmaul-Technik, am Hinterkopf angewendet.

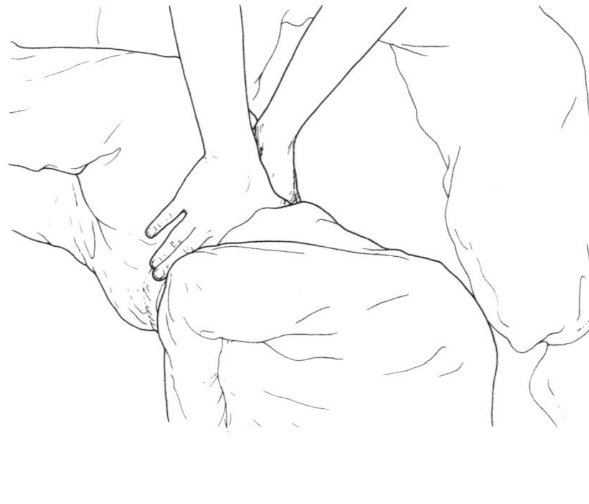

Abb. 3.28 Drachenmaul-Technik mit beiden Händen an der Taille.

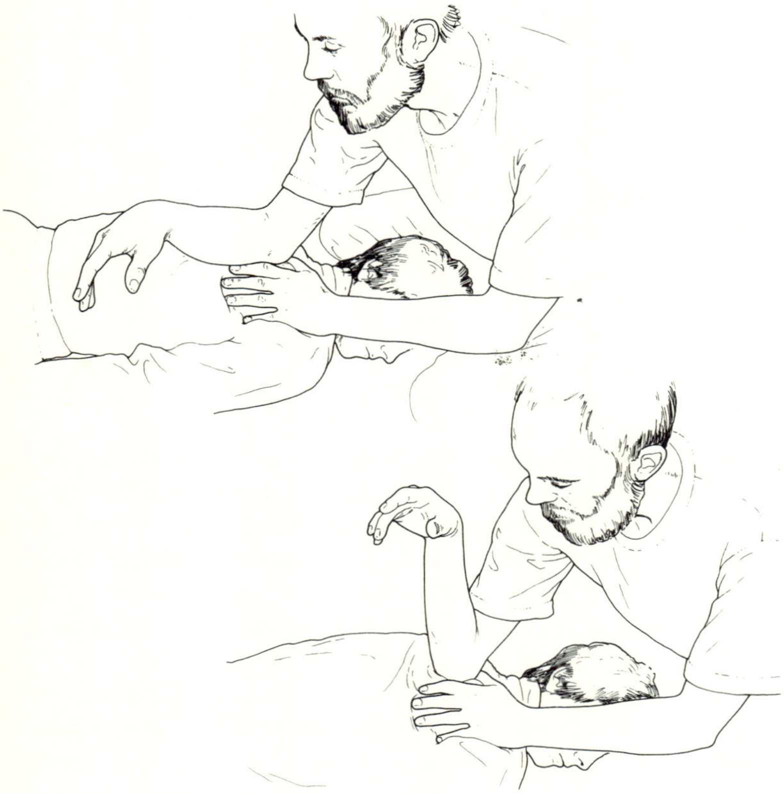

Abb. 3.29
Verschiedene Winkel für das Ellbogengelenk.

Ellbogen

Die Ellbogen oder der Bereich des Unterarms, der dem Ellbogen am nächsten ist, kann benutzt werden, um starken Druck auf den Rücken, die Hüften und die Füße auszuüben. Sie sollten vorsichtig eingesetzt werden und nur in Bereichen, die vorher mit den Händen abgetastet worden sind. Dies ist ratsam, weil die Ellbogen wesentlich unsensibler sind als die Hände.

Ein stark gebeugter Ellbogen ermöglicht den stärksten Druck, was in den meisten Fällen zuviel wäre. Ist der Ellbogen etwas weniger stark gebeugt, so wird ein angenehmerer Druck erzeugt, den man durch Veränderung des Winkels zwischen Unter- und Oberarm variieren kann (siehe Abb. 3.29).

Den Ellbogen sollte man erst dann einsetzen, wenn man einen hohen Grad an Sensibilität in den Händen entwickelt hat. Wenn Sie die Ellbogentechniken zu früh anwenden, wird die Zahl Ihrer Freunde, die bereit sind, sich von Ihnen behandeln zu lassen, drastisch sinken!

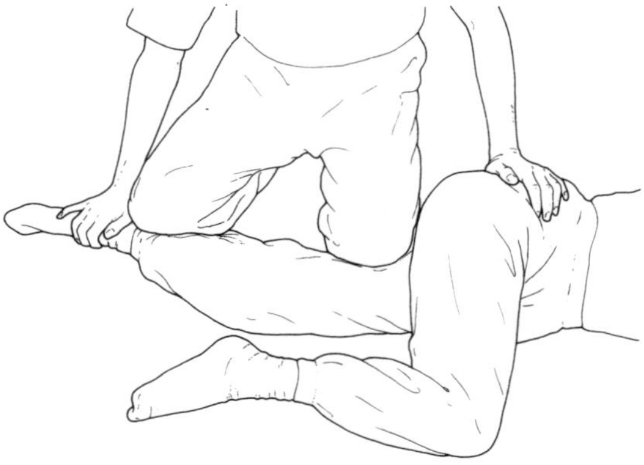

Abb. 3.30
Die Knie auf den Innenseiten der Oberschenkel in Seitenlage.

Knie Da die Knie sehr kräftigen Druck erzeugen können, sollte man sie nur mit äußerster Vorsicht einsetzen und erst, nachdem man den betreffenden Bereich zuvor mit den Händen abgetastet hat. Man kann ein Knie oder beide Knie zusammen einsetzen, doch sollte in jedem Fall der größte Teil Ihres Körpergewichts auf Ihren Hüften liegen oder zwischen Ihren Händen und Knien gleichmäßig verteilt sein.

Stützen Sie sich bei der Arbeit mit den Knien möglichst gut ab, damit Sie sie – falls erforderlich – augenblicklich zurückziehen können, um so sicherzustellen, daß Sie dem Empfänger keine Schmerzen zufügen und selbst eine stabile Position behalten (siehe Abb. 3.30).

Füße Auch die Füße kann man im Shiatsu als Werkzeug benutzen, und obgleich sie nicht so sensibel sind wie die Hände, können sie eine Massagesitzung doch um ein «erdiges» und «erdendes» Element bereichern. Das ist vielleicht deshalb so, weil die Füße meistens mit dem Erdboden in Kontakt sind. Wenn Sie Ihre Füße im Shiatsu einsetzen möchten, sollten Sie sich angewöhnen, soviel wie möglich barfuß herumzulaufen, um die erdhafte Qualität der Füße noch zu verstärken.

Der Einsatz der Füße ermöglicht es Ihnen, sich aufzurichten, was eine willkommene Abwechslung ist, wenn Sie zuvor mehrere Stunden lang Shiatsu mit den Händen gegeben haben. Man kann die Füße benutzen, um die Fußgelenke des Empfängers zu tonisieren, was wiederum zur Tonisierung der Nieren beiträgt

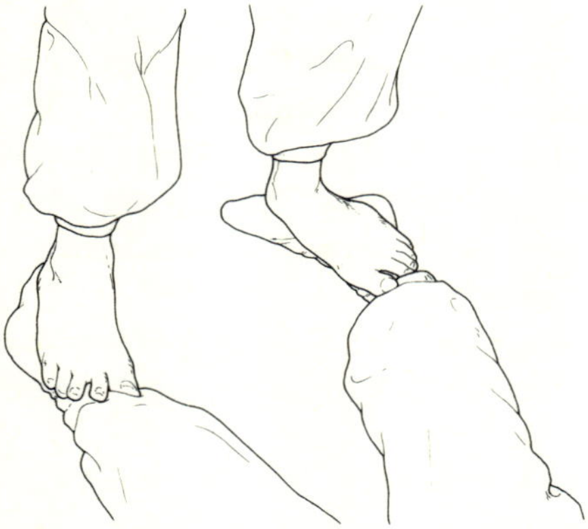

Abb. 3.31
Stehen auf den Fußgelenken, um die Nieren zu tonisieren … aber nur, wenn die Fußgelenke flexibel genug sind.

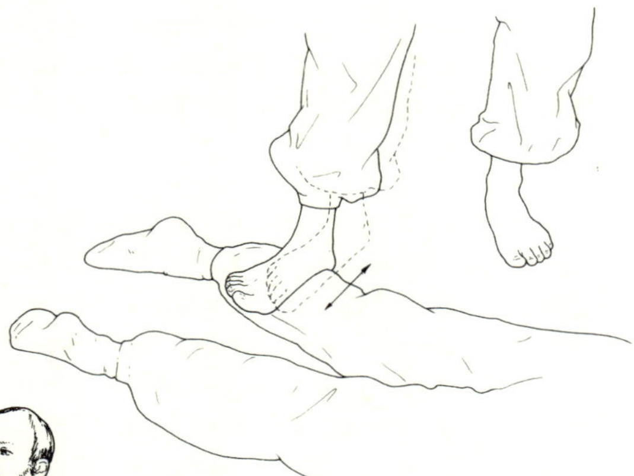

Abb. 3.32
Kräftiges Schütteln des Fußes auf den Wadenmuskeln.
Sparen Sie jedoch das Kniegelenk aus.

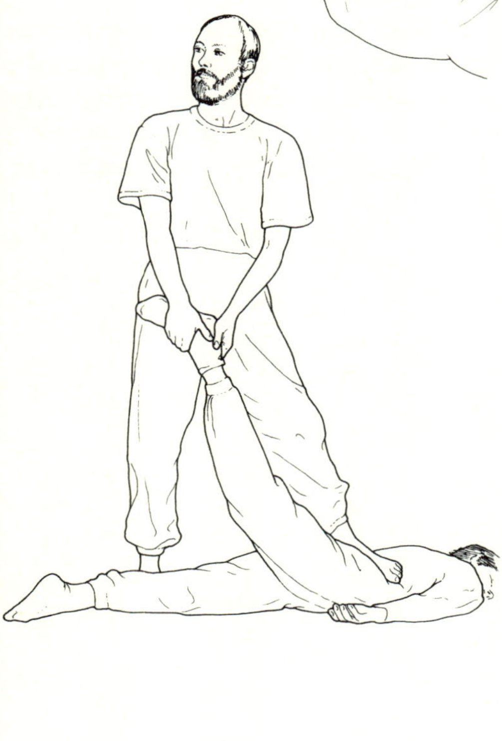

Abb. 3.33
Der Körper ist in Bauchlage fixiert, während ein Bein gestreckt wird.

(siehe Abb. 3.31). Generell sind die Füße als Werkzeuge jedoch nützlicher zur Zerstreuung von Jitsu-Bereichen in den Gliedern: Dies geschieht mit Hilfe eines schnellen Schüttelns in Verbindung mit leichtem Druck (siehe Abb. 3.32), wodurch man starke oberflächliche Spannungszustände auflösen kann, wenn diese das darunterliegende Kyo verbergen. Dadurch wird es leichter, das Kyo mit der Hand zu ertasten.

Füße sind nützliche Werkzeuge, um den Körper des Empfängers zu verankern, wenn bestimmte Dehnungen vorgenommen werden (siehe Abb. 3.33).

Shiatsu mit den Füßen zu geben erfordert, daß Sie Ihr Schwerkraftzentrum so weit wie möglich nach unten verlagern. Dies können Sie erreichen, indem Sie sich ununterbrochen vorstellen, daß Ihre Füße vom Tanden abwärts mit Sand oder mit irgend einem anderen schweren Material gefüllt sind.

Atmen Sowohl der Geber als auch der Empfänger atmen automatisch richtig, wenn sie entspannt sind. Wie tief sich der Empfänger entspannt, hängt weitgehend vom Grad der Entspannung des Gebers ab, was auf die körperliche Nähe sowie auch auf die energetische Natur des Shiatsu zurückzuführen ist.

Wenn Druck ausgeübt oder eine Dehnung vorgenommen wird, so ist es nur natürlich, daß sowohl der Geber als auch der Empfänger sanft ausatmen. Das Einatmen erfolgt auf natürliche Weise, sobald der Druck gelöst wird. Je entspannter Sie sind, desto länger wird die Phase des Nichtatmens zwischen dem Aus-

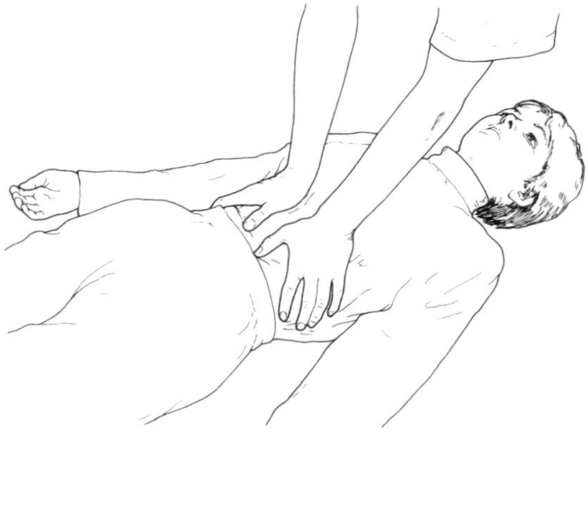

Abb. 3.34 Mechanische Unterstützung des Ausatmens durch Druck mit den Handtellern auf die Rippen, in Rückenlage.

und Einatmen. Die Phase des Nichtatmens beginnt, wenn ein Höchstmaß an Rezeptivität gegenüber subtilen Veränderungen im Muskeltonus oder Ki-Fluß erreicht ist. Häufig entdeckt jedoch ein Geber, daß der Empfänger sich nicht völlig entspannen kann, weil dieser nicht in Kontakt mit seiner Atmung ist. Sie können den Empfänger in diesem Fall auffordern, jedesmal, wenn Sie Druck ausüben, bewußt auszuatmen. Nach mehrmaliger Wiederholung einer solchen Aufforderung wird er seine Atmung dann meist selbst korrigieren. In manchen Fällen ist es hilfreich, wenn Sie Druck auf die unteren Rippen des Empfängers ausüben, während dieser zum bewußten Ausatmen angehalten wird, denn dadurch geben Sie der Lunge eine mechanische Unterstützung (siehe Abb. 3.34).

4 Die Shiatsu-Meridiane

Einige Shiatsu-Stile machen überhaupt keinen Gebrauch von den Energiebahnen, andere greifen auf die traditionellen Akupunkturmeridiane zurück, während wieder andere das erweiterte Meridiansystem benutzen, das Shitsuto Masunaga entwikkelt hat. Für die Shiatsu-Praxis innerhalb der Familie, bei der es darum geht, eine grundlegende Entspannung zu bewirken und kleinere Beschwerden und Schmerzen zu lindern, ist es nicht unbedingt notwendig, die Meridiane einzubeziehen. Allerdings kommt es auch bei dieser Art von Shiatsu-Praxis gelegentlich vor, daß man eindeutige Unterschiede zwischen verschiedenen Bereichen eines bestimmten Körperteils bemerkt – beispielsweise am Oberschenkel. Wenn der angehende Praktiker durch sorgfältige Übung Sensibilität für Ki entwickelt – sie vielleicht durch Aikido oder Qi Gong noch verstärkt hat –, und wenn er über ein gewisses Maß an Neugierde verfügt, werden sich ihm diese Energiebahnen wahrscheinlich nach einer Weile von selbst offenbaren. Natürlich wird es auch dann noch lange dauern, bis er erkennt, was sie sind und was sie repräsentieren. Deshalb werden wir Ihnen nun einen Lageplan an die Hand geben.

Die klassischen Meridiane bilden ein Netz zur Ortung und Behandlung örtlich fixierter Tsubos. Doch enthüllt die taktile Erfahrung, daß man jeden Meridian stark beeinflussen kann, indem man an bestimmten anderen Stellen des Körpers arbeitet. Diese *Verlängerungen* oder Erweiterungen befinden sich größtenteils auf den Armen und Beinen. Jeder der sechs klassischen Meridiane in den Armen hat eine ihm entsprechende energetische Verlängerung in den Beinen. Und ebenso haben die sechs Beinmeridiane Verlängerungen in den Armen. Diese Verlängerungen folgen manchmal dem Lauf eines anderen Meridians. Beispielsweise liegt die Verlängerung des Herzmeridians auf der Rückseite des Oberschenkels, in der Mitte, über dem klassischen Nierenmeridian.

Da auf den Verlängerungen keine örtlich fixierten (klassischen) Tsubos liegen, sind sie für die Akupunktur nicht weiter von Bedeutung. Weil man die Meridiane jedoch durch die Berührung bis in die Verlängerungen hinein beeinflussen kann, sind sie für den Shiatsu-Therapeuten von unschätzbarem Wert.

Das Konzept der Meridianverlängerungen wurde von Shitsuto Masunaga in die Shiatsu-Praxis eingeführt.

Sowohl die klassischen Meridiane als auch ihre Verlängerungen werden auf den folgenden Seiten schematisch dargestellt.

Abb. 4.1a, b Lungenmeridian

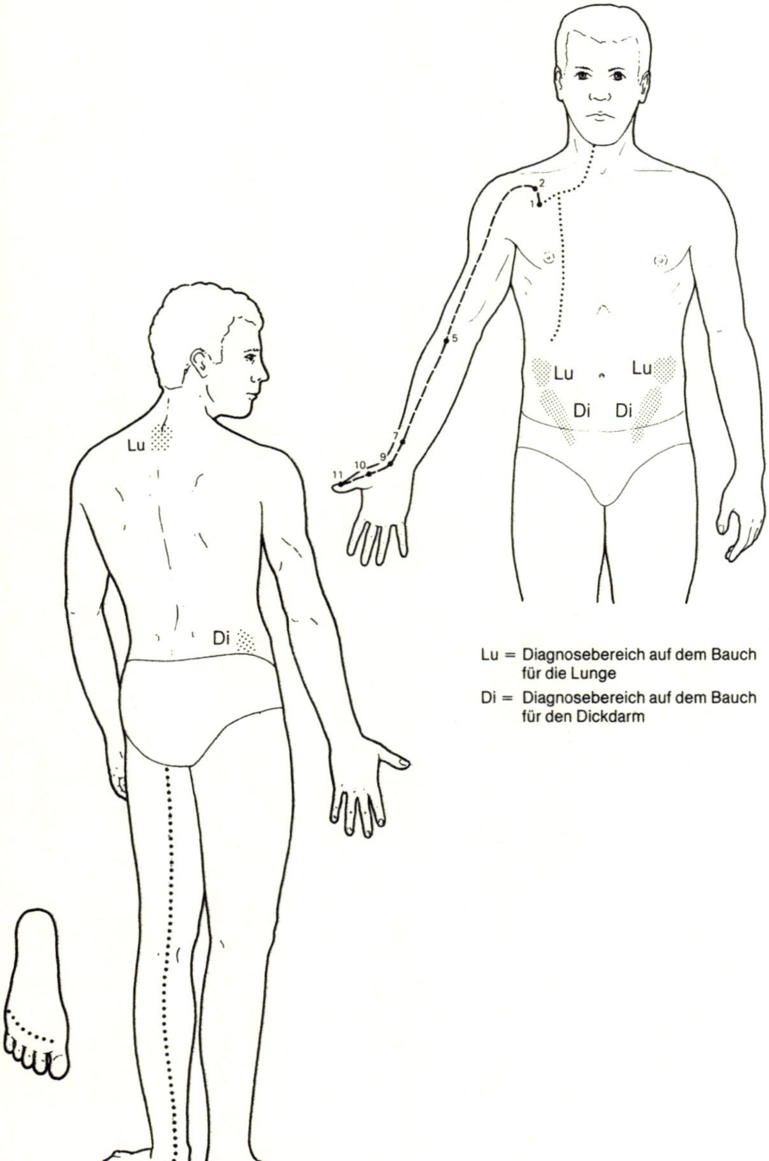

Abb. 4.2a, b
Dickdarmmeridian

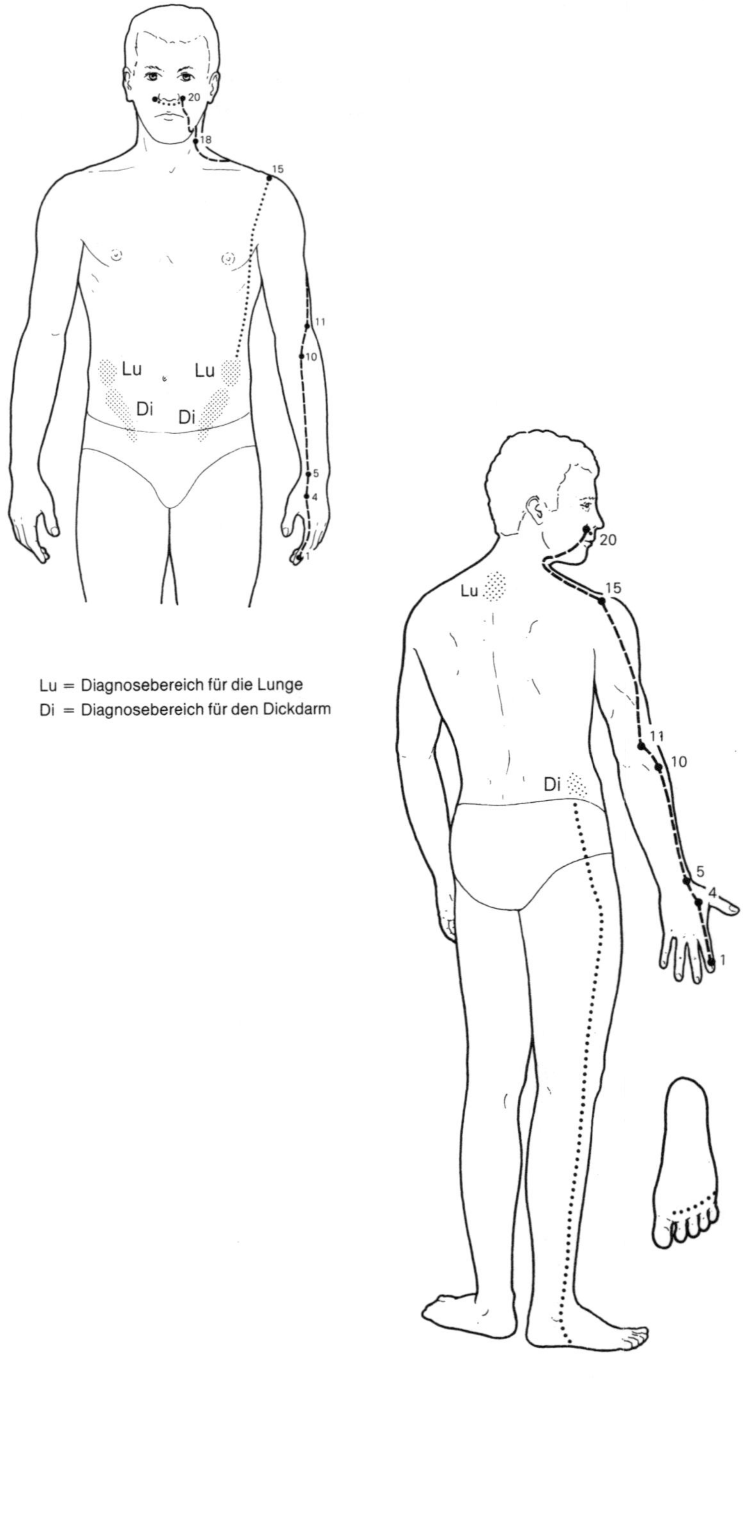

Lu = Diagnosebereich für die Lunge
Di = Diagnosebereich für den Dickdarm

Ma = Diagnosebereich für den Magen
Mi = Diagnosebereich für die Milz

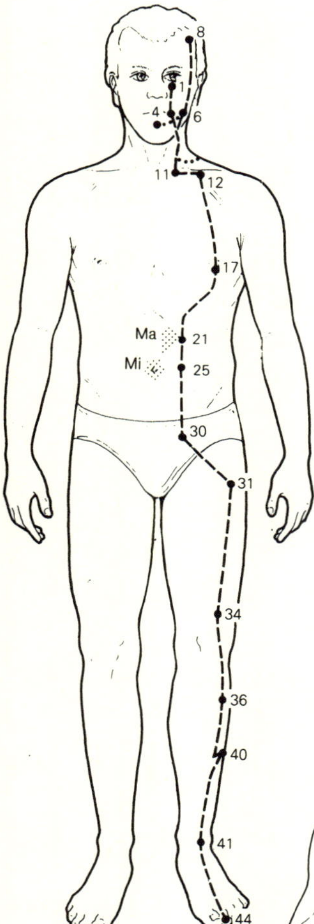

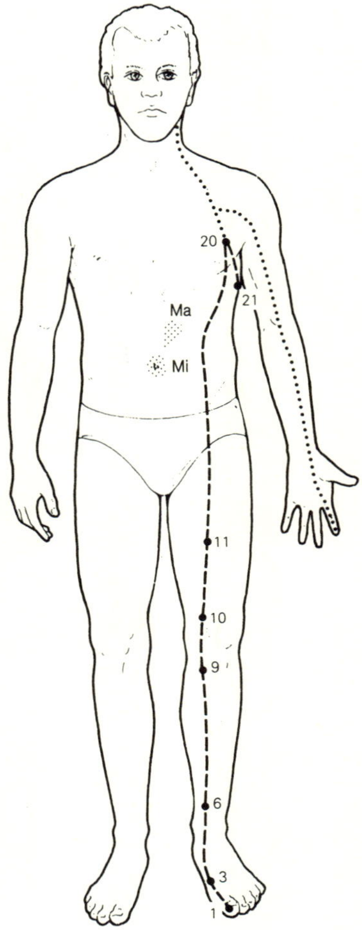

Abb. 4.3
Milzmeridian

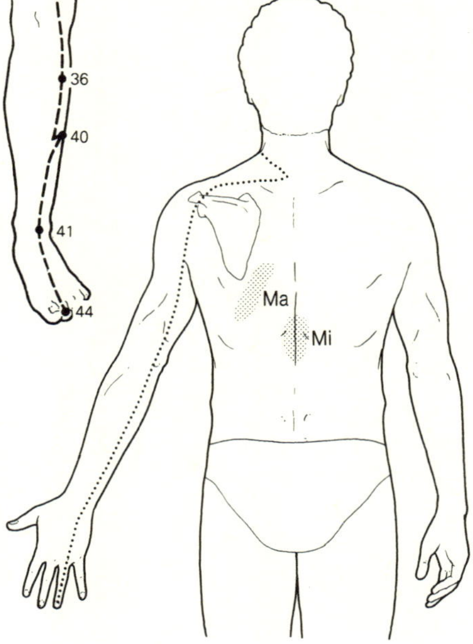

Abb. 4.4a, b
Magenmeridian

Abb. 4.5a, b
Herzmeridian

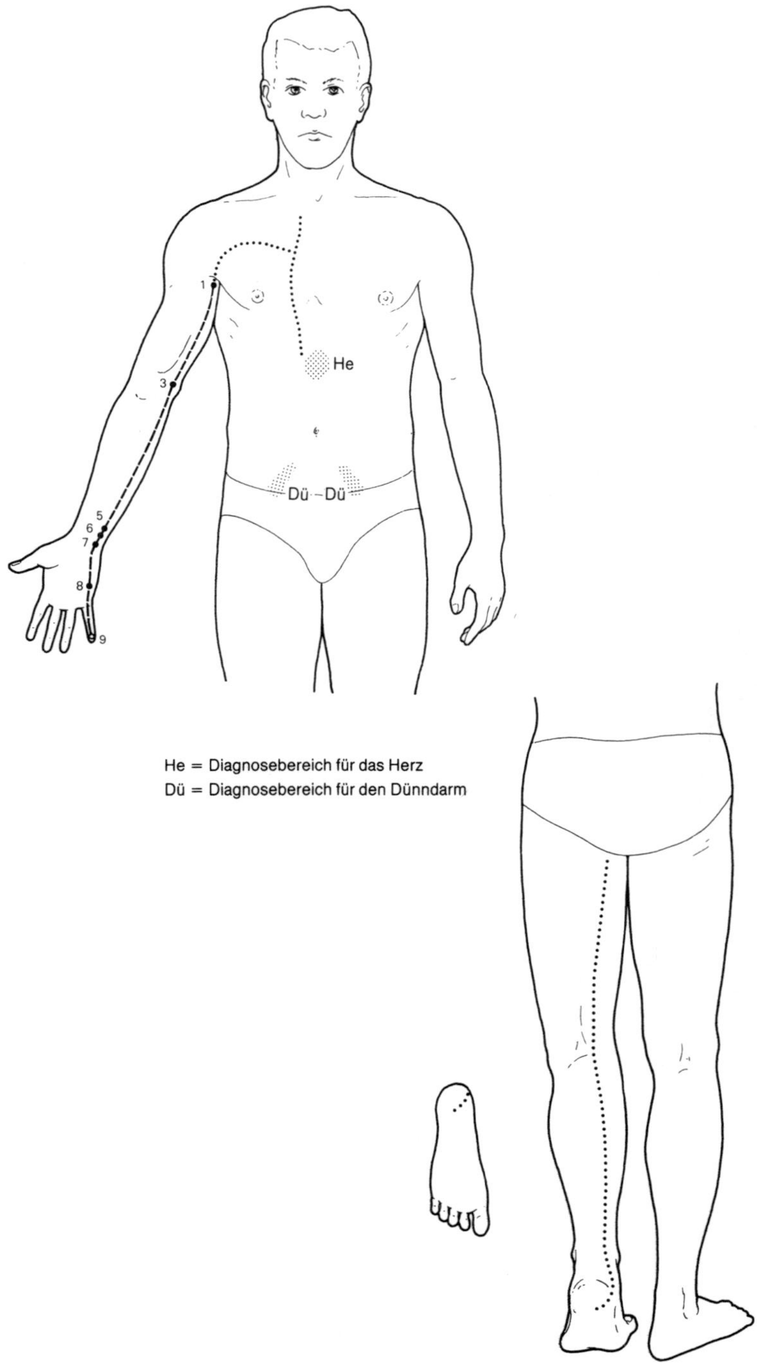

Abb. 4.6a, b
Dünndarmmeridian

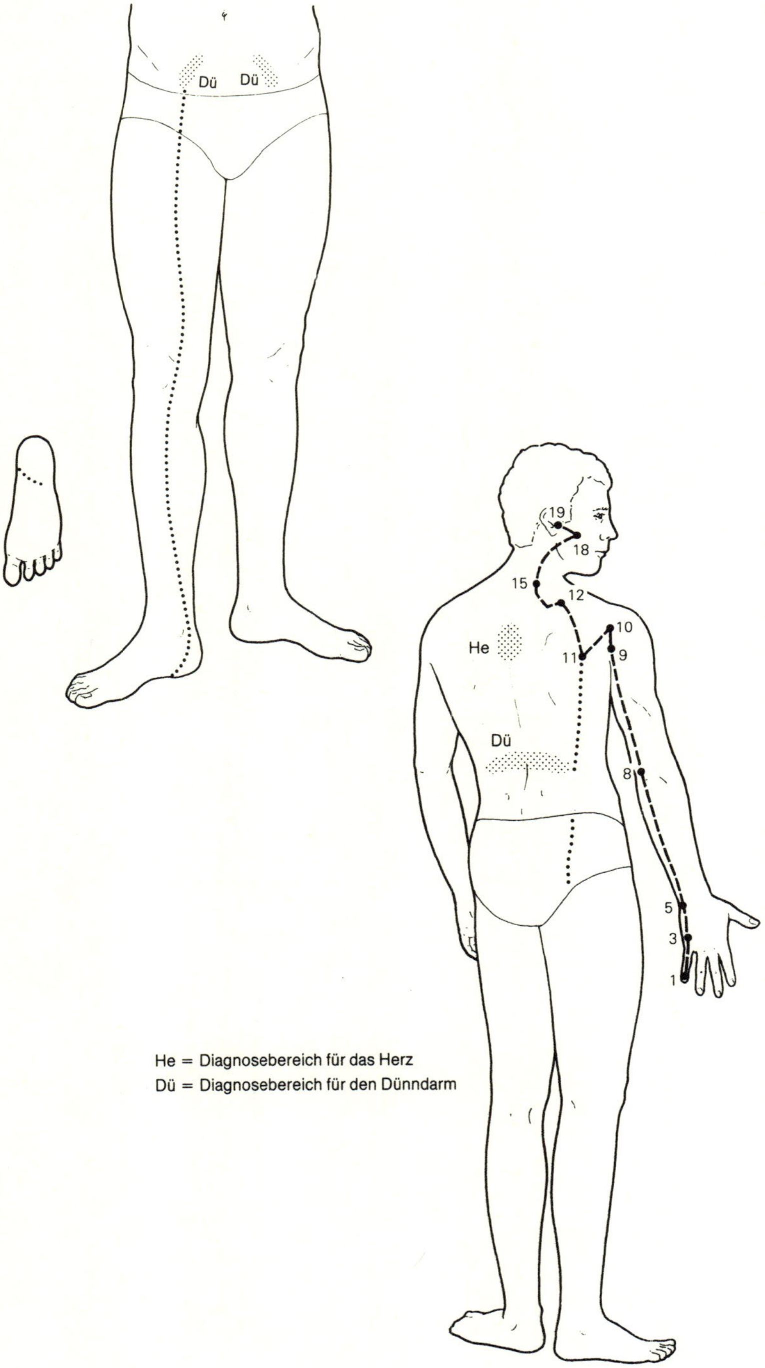

He = Diagnosebereich für das Herz
Dü = Diagnosebereich für den Dünndarm

Abb. 4.7a, b
Blasenmeridian

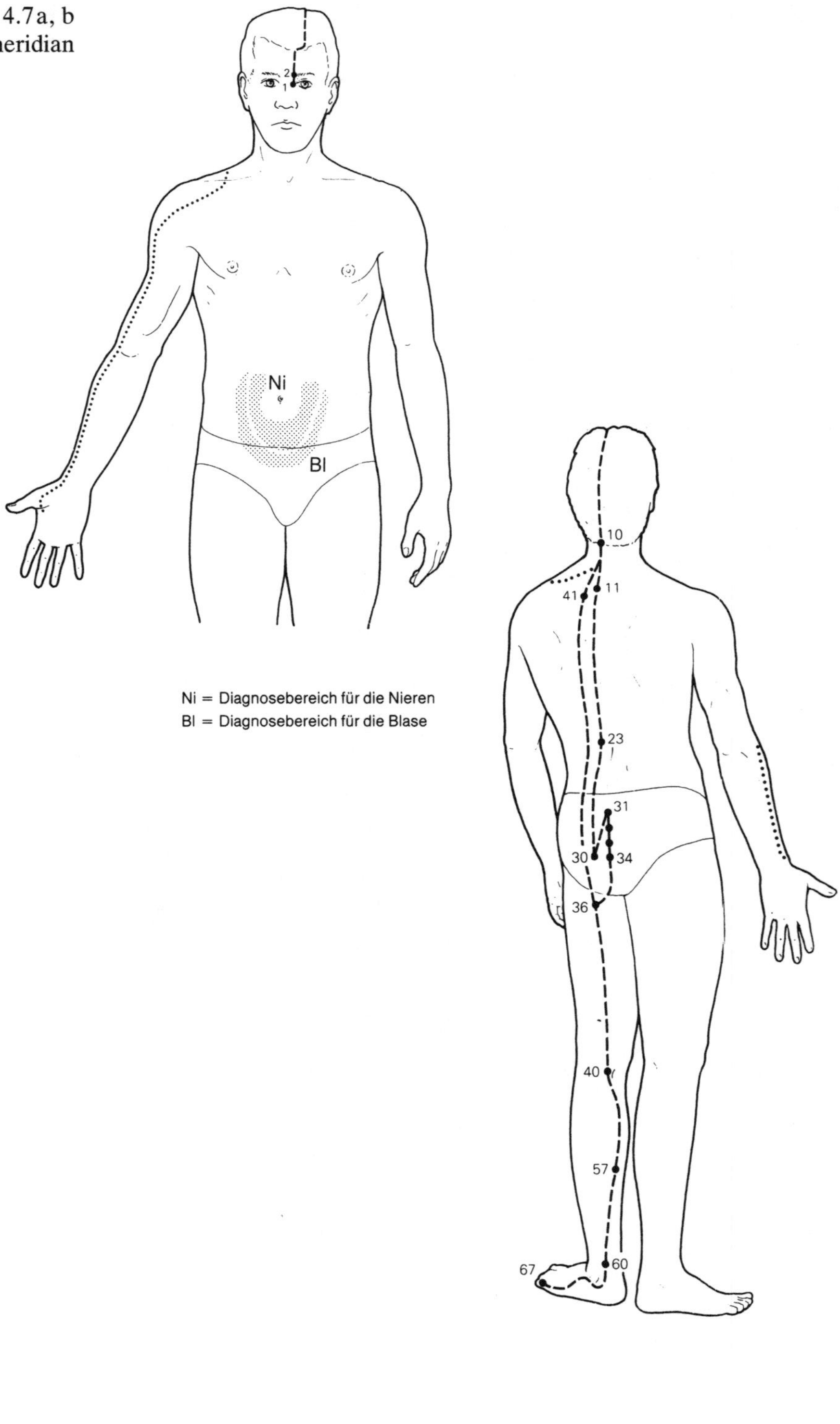

Ni = Diagnosebereich für die Nieren
Bl = Diagnosebereich für die Blase

Abb. 4.8a, b
Nierenmeridian

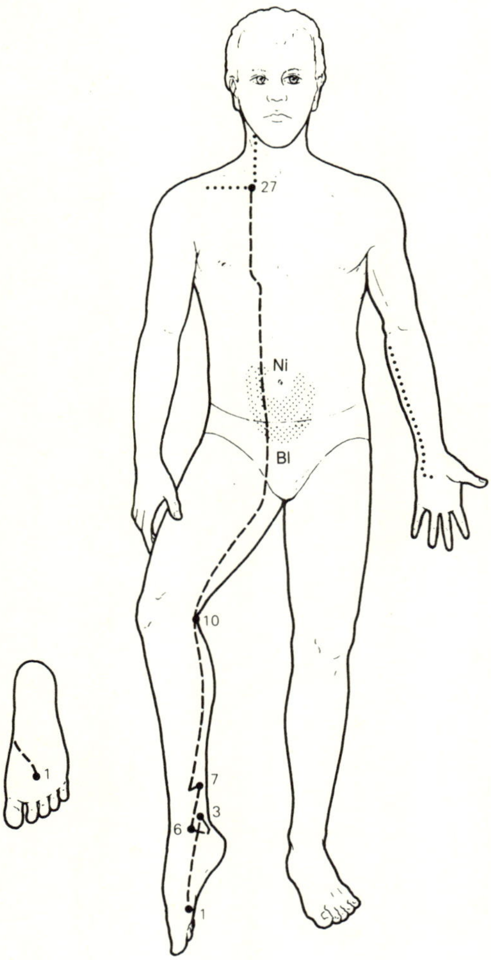

Ni = Diagnosebereich für die Nieren
Bl = Diagnosebereich für die Blase

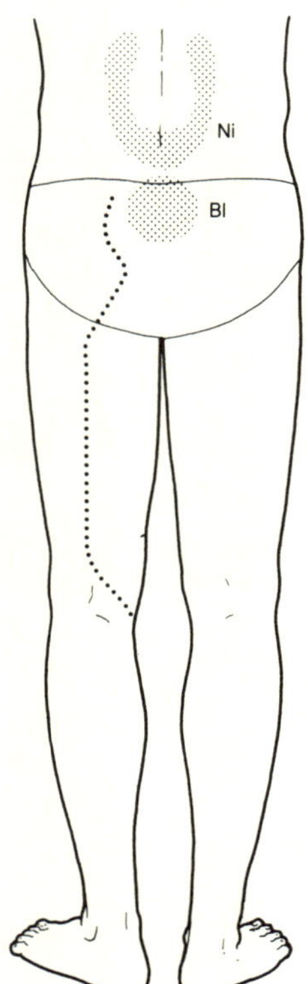

Abb. 4.9a, b
Herz-Kreislauf-Meridian

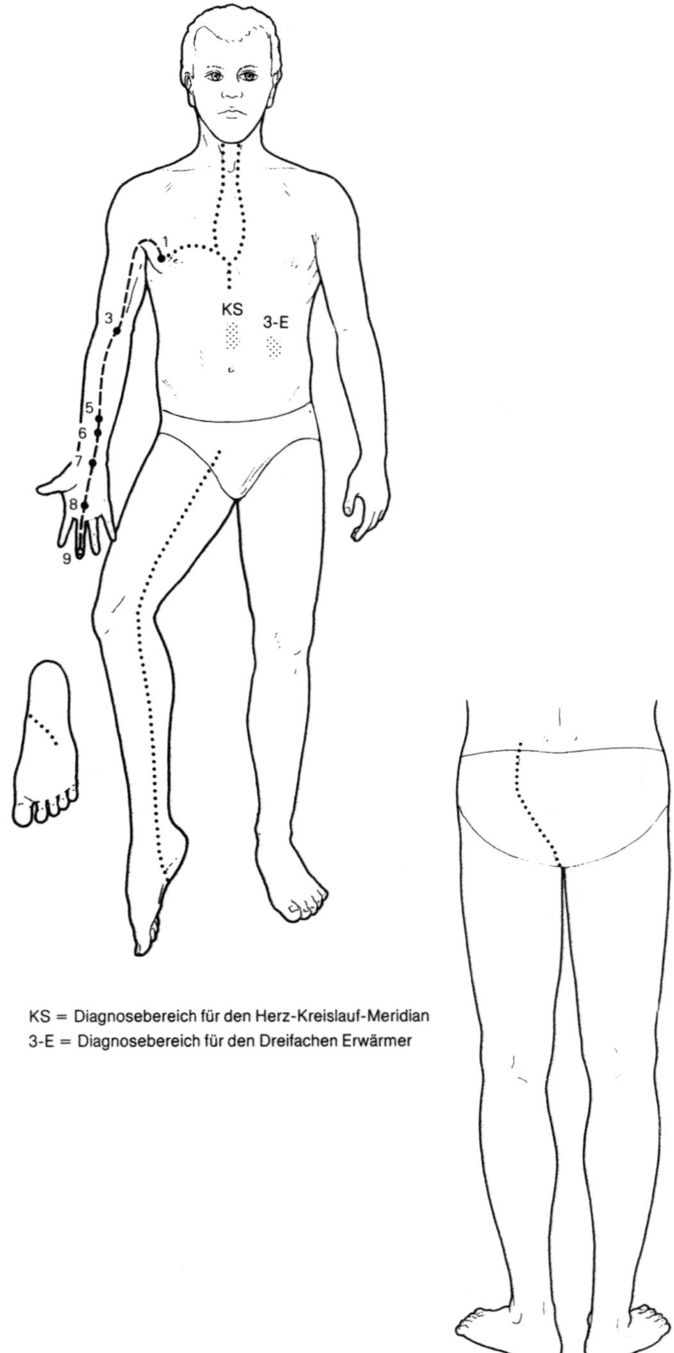

KS = Diagnosebereich für den Herz-Kreislauf-Meridian
3-E = Diagnosebereich für den Dreifachen Erwärmer

Abb. 4.10a, b
Dreifacher-Erwärmer-Meridian

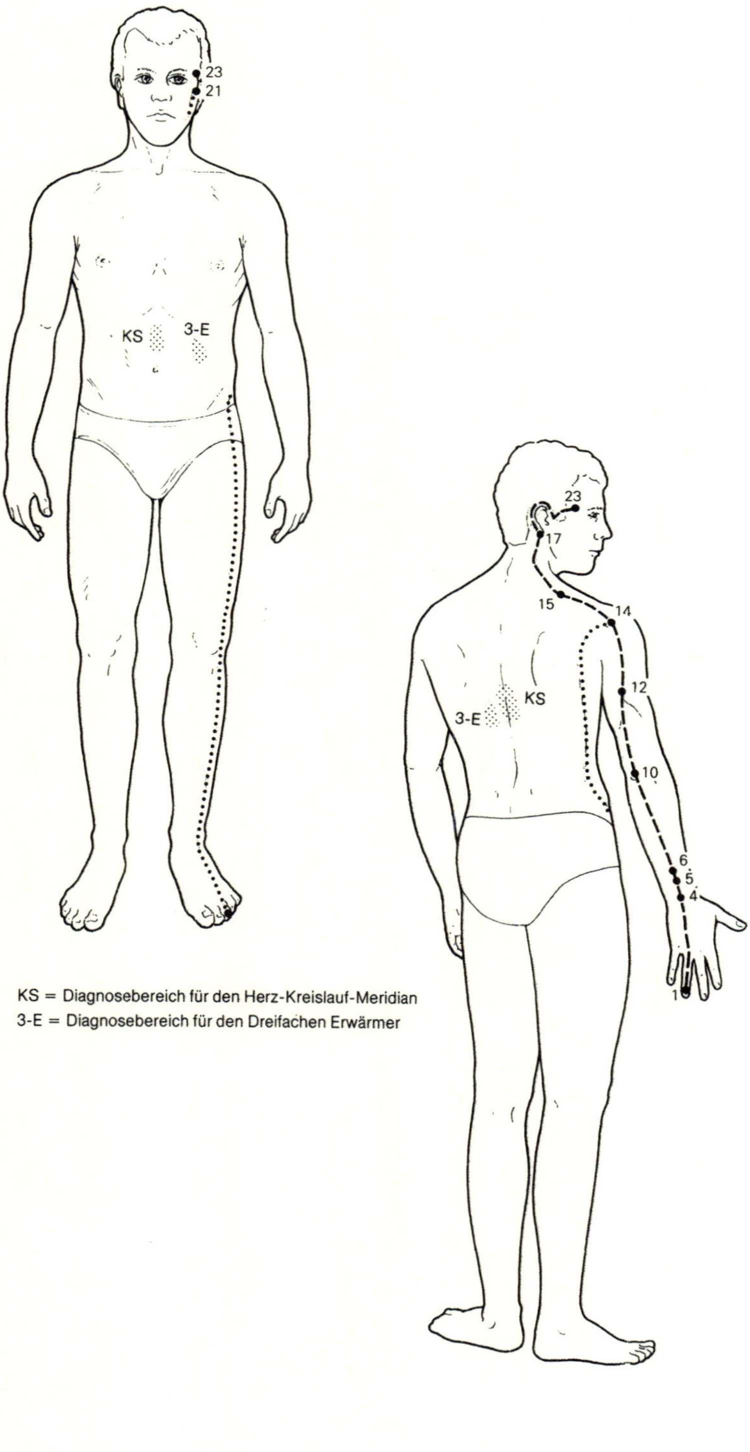

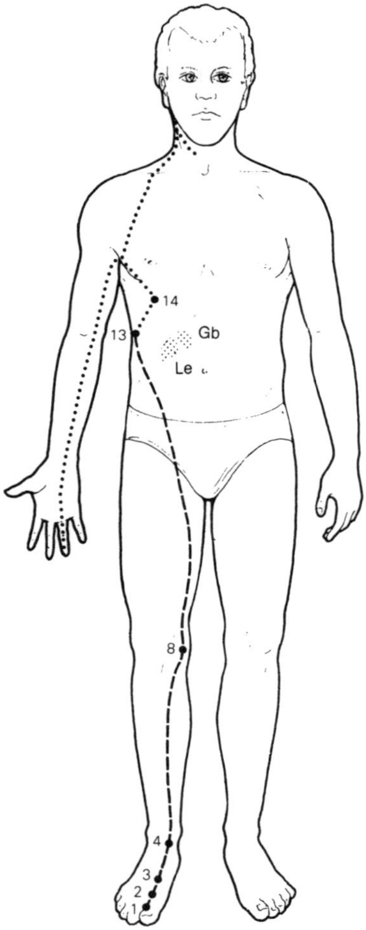

Abb. 4.11
Lebermeridian

Gb = Diagnosebereich für die Gallenblase
Le = Diagnosebereich für die Leber

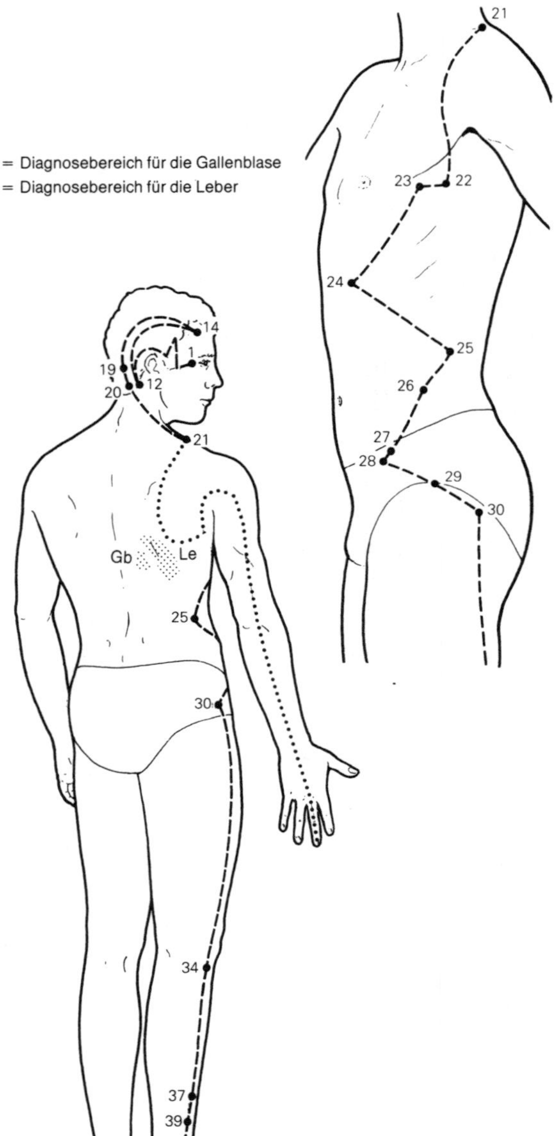

Abb. 4.12a, b
Gallenblasenmeridian

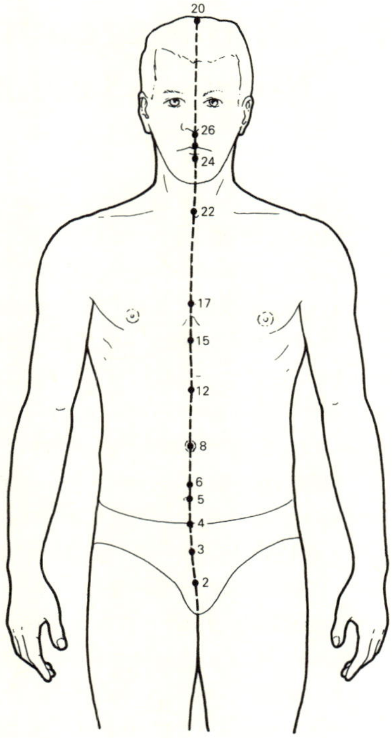

Abb. 4.13
Konzeptionsgefäß

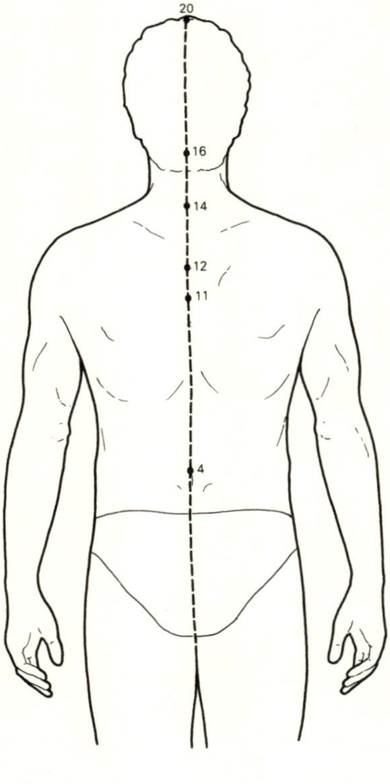

Abb. 4.14
Lenkergefäß

5 Grundlegende Shiatsu-Techniken

In diesem Kapitel wird eine Reihe von Techniken für alle wichtigen Behandlungspositionen vorgestellt, nämlich Bauchlage, Rückenlage, Seitenlage und Sitzen. Auf diese Weise wird ein allgemeiner Überblick gegeben, der keineswegs Anspruch auf Vollständigkeit erhebt, denn die Variationsmöglichkeiten sind schier unbegrenzt. Da jeder von uns andere Körperproportionen hat, ist diese oder jene Technik nur für bestimmte Menschen geeignet, manche Techniken dagegen für alle. Die meisten von uns werden jedoch einige der Übungen unbeachtet lassen und andere leicht abwandeln. Ein solcher kreativer Umgang mit den Techniken ist wichtig, um die unendliche Vielfalt der Wechselbeziehungen zwischen Geber und Empfänger zu ermöglichen. Hiermit sind Sie aufgefordert, die Techniken abzuwandeln und anzupassen, doch sollten Sie darauf achten, daß dabei nicht die in Kapitel 2 beschriebenen entscheidenden Elemente des Shiatsu auf der Strecke bleiben.

Wenn Sie zu den Menschen gehören, die es vorziehen, mit einer genau festgelegten Struktur zu arbeiten, können die nachfolgenden Sequenzen Ihnen als Grundgerüst dienen, in das Sie die in Kapitel 6 beschriebenen Dehntechniken einbeziehen können.

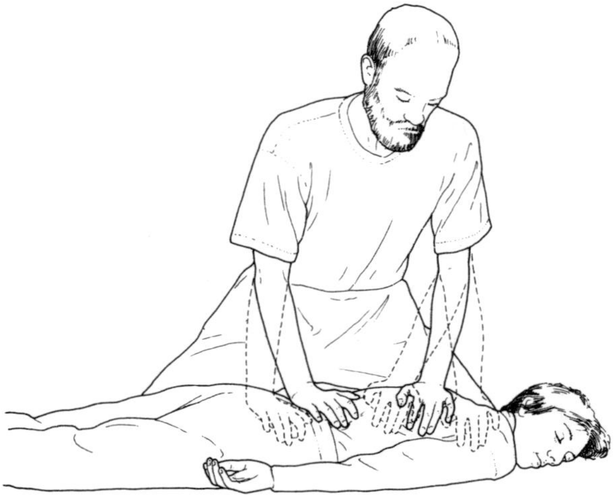

Abb. 5.1
Babygang: entspannter Körper, Körpergewicht an den Unterseiten der Gliedmaßen; maximaler Kontakt.

Bauchlage

1. Babygang Diese Übung wurde so genannt, weil der Geber einfach mit den Handtellern über den Rücken und das Gesäß des Empfängers wandert, und zwar so, wie es auch ein Baby tun würde, also ganz entspannt und mit der gleichen Natürlichkeit der Bewegung. Halten Sie die Handteller entspannt und sparen Sie die Wirbelsäule aus. Diese Technik wirkt beruhigend auf den Empfänger und hilft dem Geber, eine Verbindung zum Empfänger herzustellen (siehe Abb. 5.1).

2. Mit einem Handteller über den Körper des Empfängers wandern Diese Technik ähnelt dem Babygang, aber in diesem Fall bleibt die eine Hand an einem festen Platz, während die andere den Rücken erforscht. Das Gewahrsein soll dabei in der ruhenden Hand sein, um etwaige Veränderungen im Muskeltonus oder in der Bewegung des Ki zu registrieren und um ein Gefühl der Verbundenheit zwischen den beiden Händen aufrechtzuerhalten. Diese Technik ist wirksamer, wenn die Stützhand auf einem Kyo-Bereich ruht.

3. Diagonale Streckung Eine Hand liegt auf dem Schulterblatt, die andere auf dem Gesäß. Führen Sie diese Übung auch mit überkreuzten Armen aus und versuchen Sie außerdem einmal, statt der Hände die Unterarme zu benutzen (siehe Abb. 5.2).

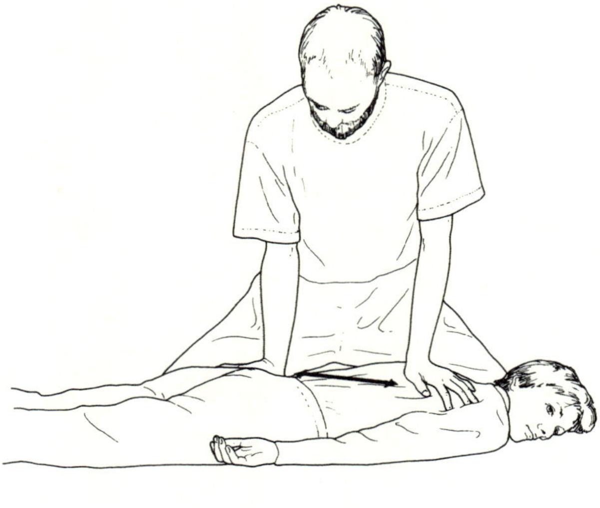

Abb. 5.2
Diagonale Dehnung

4. Wiegen Wiegen Sie von Ihrem Hara aus, statt nur mit den Händen. Stimmen Sie sich auf den natürlichen Wiegerhythmus des Empfängers ein und folgen Sie ihm. Sanftes Wiegen wirkt sehr beruhigend, während kräftigeres Schaukeln zerstreuend wirkt (siehe Abb. 3).

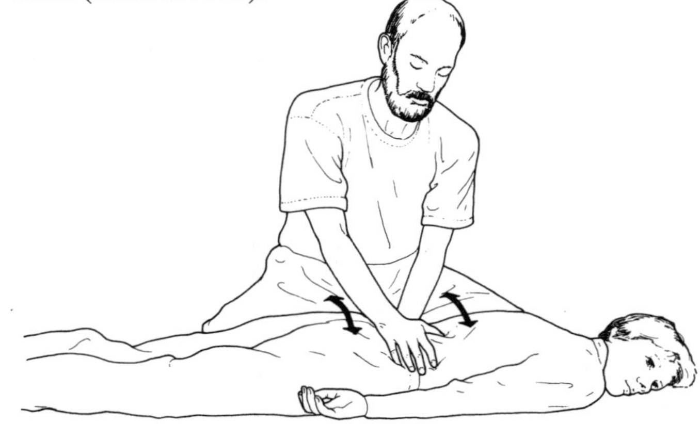

Abb. 5.3
Wiegen

5. Reiben des Kreuzbeins Bewegen Sie die Haut und das Bindegewebe über dem Kreuzbein hin und her – also nicht nur die Haut. Achten Sie dabei darauf, daß Sie keine Reibung auf der Haut erzeugen. Diese Technik regt die Zirkulation in der Beckenregion an und bringt stagnierendes Ki in Bewegung. Man sollte sie jedoch nicht anwenden, wenn der Blasenmeridian Kyo-Tendenz hat (siehe Abb. 5.4).

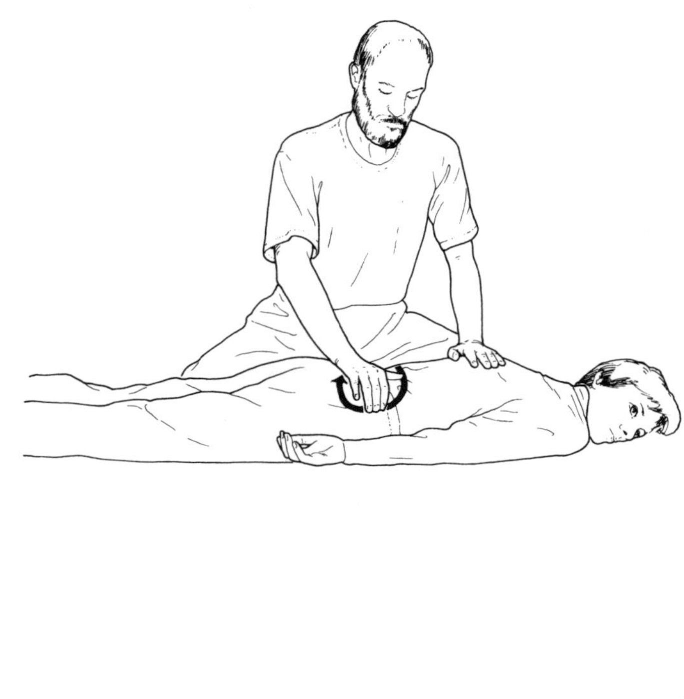

Abb. 5.4
Über das Kreuzbein reiben

6. Katze zieht sich zurück Mit den Händen vom Gesäß bis zu den Schultern und die Arme hinunterwandern. Dies bereitet den Blasenmeridian auf die anschließende Anwendung der Daumendrucktechnik vor (siehe Abb. 5.5).

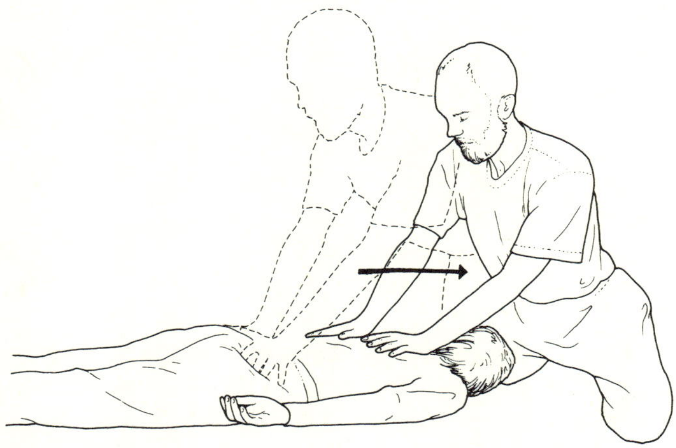

Abb. 5.5
Katze zieht sich zurück

7. Daumen wandert auf dem Blasenmeridian abwärts

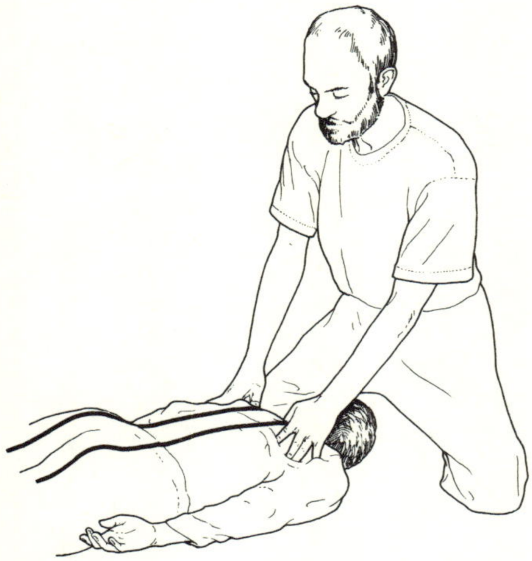

Abb. 5.6a
Daumen wandert auf dem Blasenmeridian abwärts – Zwei-Daumen-Technik.

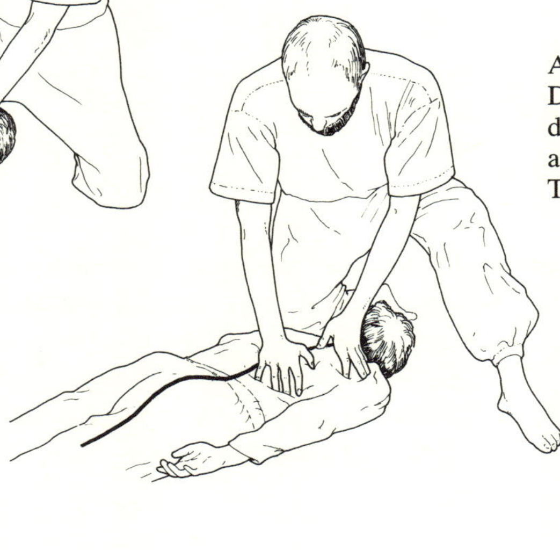

Abb. 5.6b
Daumen wandert auf dem Blasenmeridian abwärts – Ein-Daumen-Technik mit Stützhand.

8. Arbeit am Blasenmeridian der Beine

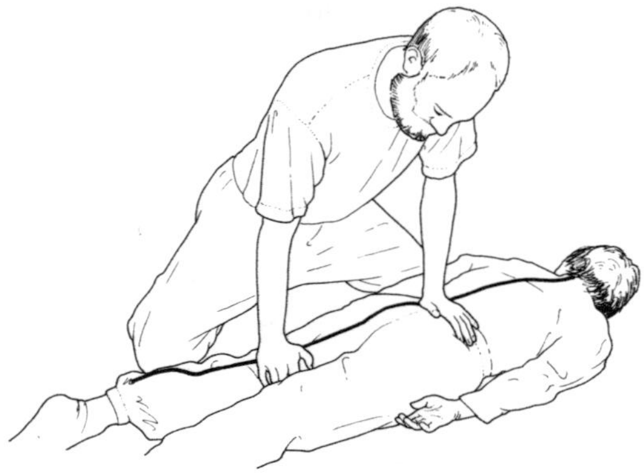

Abb. 5.7
Arbeit am Blasenmeridian der Beine. Zuerst mit den Handtellern, dann mit den Daumen arbeiten.

9. Den Unterarm in die Fußsohle drücken Die Stützhand umgreift den Fußknöchel fest, um den Nieren- und den Blasenmeridian zu stärken. Achten Sie darauf, daß der Spann (Rist) fest auf Ihrem Oberschenkel liegt. Diese Haltung kann unbequem für Sie sein, solange Sie noch nicht genügend Flexibilität in den Zehen- und Fußknöcheln entwickelt haben (siehe Abb. 5.8).

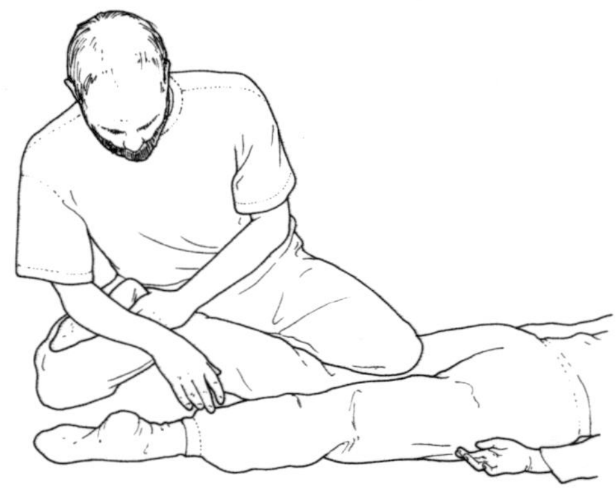

Abb. 5.8
Unterarm in die Fußsohle drücken

Rückenlage

1. An den Fersen ziehen Halten Sie die Fersen mehr, als daß Sie die Knöchel umfassen. Lassen Sie die Unterarme auf den Oberschenkeln ruhen, und lehnen Sie sich zurück. Beim Empfänger sollte das Gefühl entstehen, daß er durch die Brust bis in den Hinterkopf gestreckt wird. Seitliches Schütteln ist zur allgemeinen Lockerung in dieser Position ebenfalls nützlich.

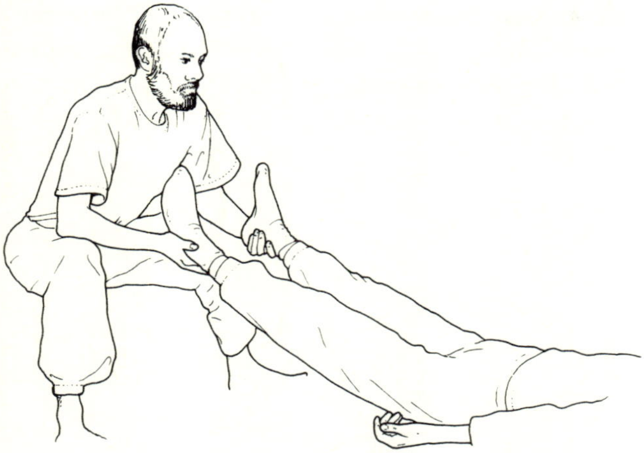

Abb. 5.9
Ziehen der Fersen

2. Knie zur Brust führen Abb. 5.10 a und b zeigen zwei Varianten dieser Technik. Sie dient dazu, die Lenden- und Gesäßmuskulatur leicht zu dehnen.

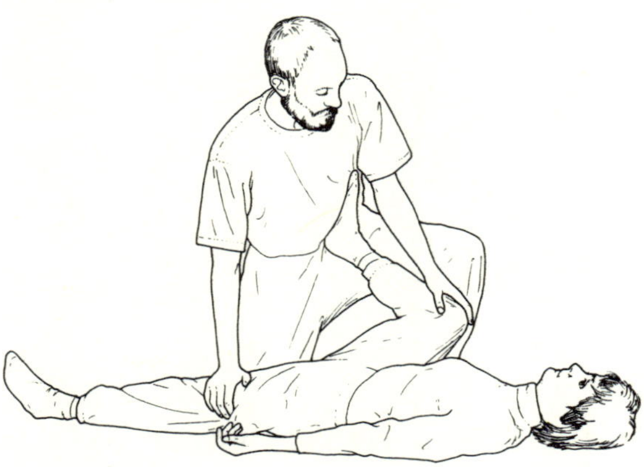

Abb. 5.10a
Knie zur Brust hin bewegen

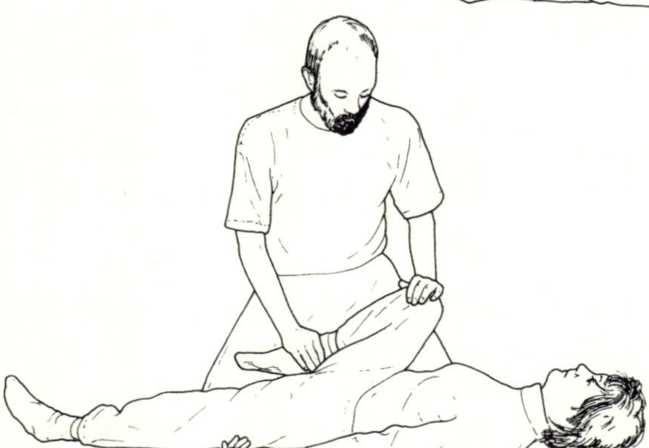

Abb. 5.10b
Knie zur Brust hin bewegen

3. Die Hüften kreisen lassen Hierbei wirkt es sehr unterstützend, wenn Sie als Geber mit Ihrem Körper in Kontakt mit dem ganzen Bein des Empfängers sind (siehe Abb. 5.11).

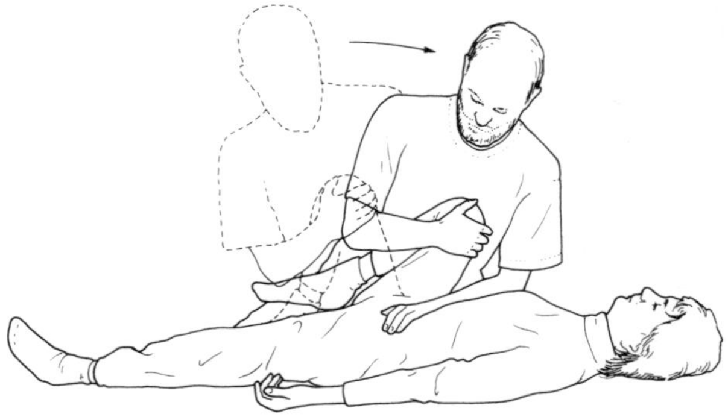

Abb. 5.11
Hüftrotation

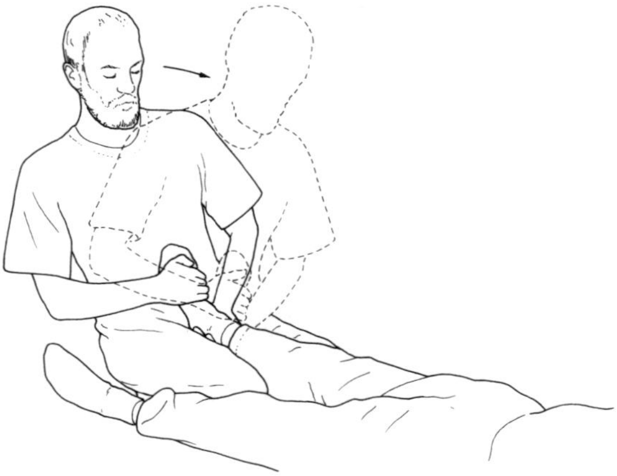

Abb. 5.12
Den Fuß wie ein Baby wiegen

4. Den Fuß wie ein Baby wiegen Stellen Sie den Fuß des Patienten «beschützend» auf Ihr Hara und lassen Sie Ihren ganzen Körper sanft kreisen. Dies wirkt sehr unterstützend, nährend und «erdend» auf den Empfänger – es ist überhaupt eine der Techniken, die am stärksten zentrierend und entspannend wirken. Am anderen Bein kann man in der gleichen Weise arbeiten.

5. Die Hand am Hara halten Dies ist eine sehr beruhigende Art, den Empfänger zu entspannen und gleichzeitig den Herzmeridian zu tonisieren. Die Technik wirkt auf den Geber sehr zentrierend. Benutzen Sie zuerst die Handteller, dann die Daumen auf dem Oberarm und die Fingerspitzen auf dem Unterarm (siehe Abb. 5.13).

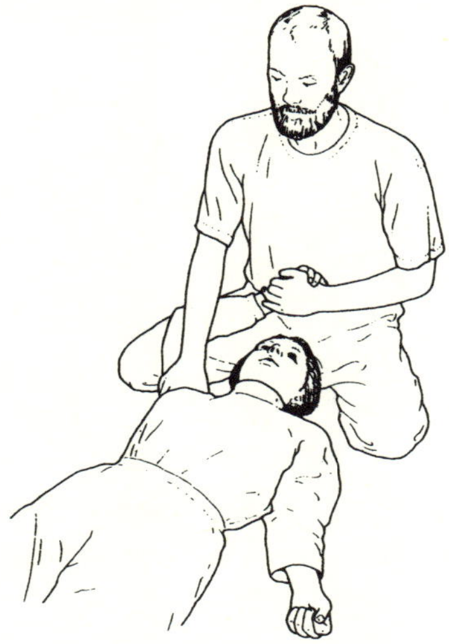

Abb. 5.13
Die Hand zum Hara führen

6. Stützen des Hinterkopfs mit den Fingerspitzen Diese Technik eignet sich ausgezeichnet zum Tonisieren des Gallenblasenmeridians, wenn er in seinem Verlauf im Hinterkopf eine zu starke Kyo-Tendenz hat. Die Fingerspitzen berühren den Punkt Gb-20 und können die Verbindung zu allen übrigen Punkten im Hinterhauptbereich herstellen (Bl-10 und LG-16). Vermeiden Sie es, direkt am Hinterhauptbereich zu arbeiten, wenn dieser Bereich Jitsu-Tendenz hat, denn dadurch könnten Kopfschmerzen entstehen.

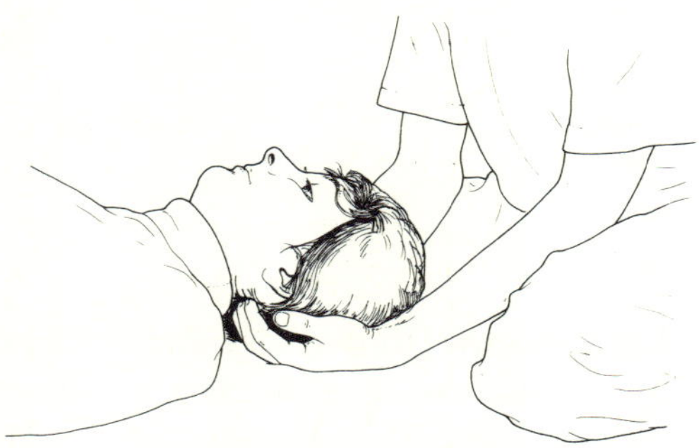

Abb. 5.14
Abstützen des Hinterhauptbereichs mit den Fingerspitzen

Techniken für die Seitenlage

1. Den Schultergürtel kreisen lassen Lassen Sie eine Schulter kreisen. Dabei ruht der Unterarm des Empfängers auf dem Ihren. Auf diese Weise wird ein Maximum an Körperkontakt

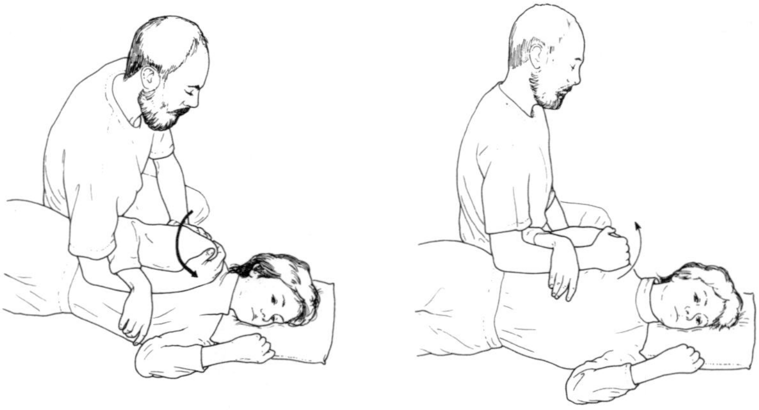

Abb. 5.15
Schultergürtel kreisen lassen

hergestellt. Sie bewegen Ihren ganzen Körper vom Hara aus. Dies ermöglicht dem Empfänger ein größeres Maß an Entspannung (siehe Abb. 5.15).

2. Druck auf den Kopf ausüben Der Unterarm ist in Kontakt mit der Vorderseite der Schulter. Üben Sie mit beiden Händen gleichzeitig Druck aus.

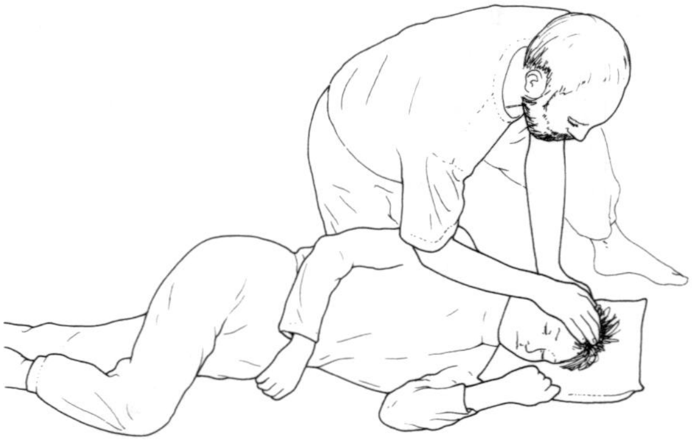

Abb. 5.16
Druck auf den Kopf ausüben

3. Energetische Öffnung des Hinterhauptbereichs / Entspannung des Nackens Die Stützhand ruht auf dem Teil des Kopfes, der dem Hinterhauptknochen diagonal gegenüberliegt, also in der Nähe der Stirn. Der Unterarm ist in Kontakt mit der Vorderseite der Schulter. Daumen oder Fingerspitzen drücken auf die Tsubos im Hinterhauptbereich, einschließlich Gb-20, Bl-10 und LG-16, und dann auf den Nacken im Bereich zwischen Hinterkopf und Genick (siehe Abb. 5.17).

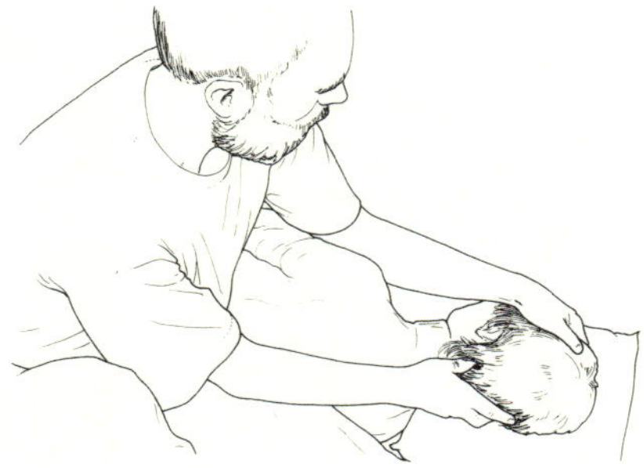

Abb. 5.17
Energetische Öffnung des Hinterhauptbereichs/ Entspannung des Nackens

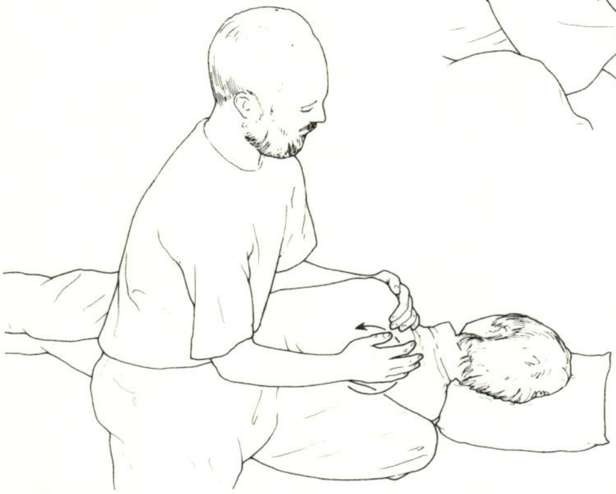

Abb. 5.18
Technik zur Zerstreuung von Ki-Ansammlungen im Schultergürtel

4. Technik zur Zerstreuung von Ki-Ansammlungen im Schultergürtel Benutzen Sie die Fingerspitzen oder den Handballen, um Jitsu im Dünndarm-, Gallenblasen- oder Dreifacher-Erwärmer-Meridian im Bereich des Schulterblatts zu zerstreuen.

5. Lockern der Schulterblätter Die Fingerspitzen werden in den Bereich unter den Schulterblättern geschoben, so daß eine «Falte» entsteht. Die arbeitende Hand wird durch den Oberschenkel gestützt. Wenn es Schwierigkeiten bereitet, auf einer der beiden Seiten unter das Schulterblatt vorzudringen, so kann dies auf einen Haltungsschaden wie beispielsweise Skoliose hindeuten. Verhärtung des rechten Schulterblatts kann auf eine Leberstauung hinweisen. Verhärtung des linken Schulterblatts kann ein Hinweis auf erhöhte Magensäureproduktion sein. Sind beide Seiten verhärtet, so kann dies ebenfalls ein Zeichen für eine Leberstauung sein. Deshalb vermag diese Technik gute Dienste bei der Beseitigung von Leberstauungen zu leisten (siehe Abb. 5.19).

6. Knie in den Rücken drücken Prüfen Sie zuerst mit Ihren Handtellern, ob Druck mit dem Knie ratsam ist oder nicht. Das

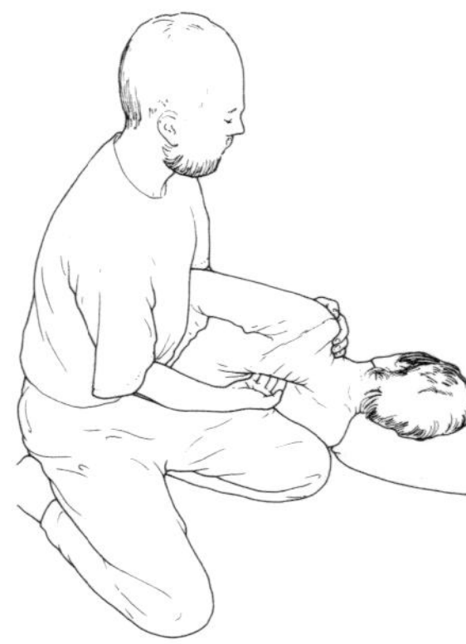

Abb. 5.19
Lockern der
Schulterblätter

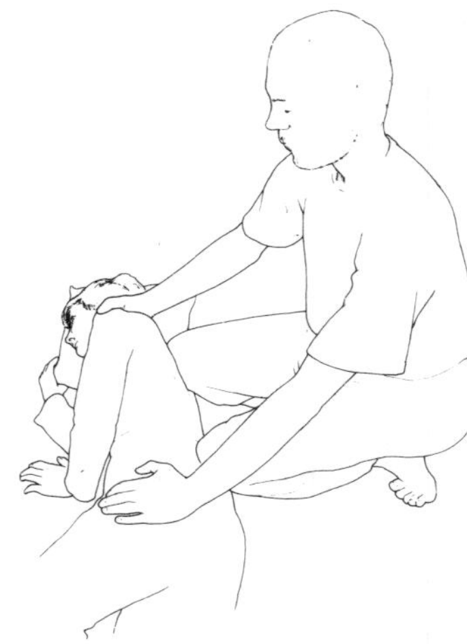

Abb. 5.20
Knie in den Rücken
stemmen

eine Knie tonisiert einen Kyo-Bereich, während das andere Jitsu-Bereiche zerstreut. Es ist hierbei sehr wichtig, daß Sie dem Empfänger mit Ihren Händen eine gute Unterstützung geben. Die Hände liegen auf seiner Schulter und Hüfte. Mit Hilfe dieser Technik kann man dem Blasen-, Nieren und Dünndarmmeridian eine kräftige Shiatsu-Behandlung geben. Vergessen Sie nicht, darauf zu achten, anhaltenden Druck senkrecht zur Körperoberfläche auszuüben (siehe Abb. 5.20).

Diese Technik kann im Bereich um das Kreuz- und Darmbein und um die Hüftgelenke angewendet werden.

7. Mit Handtellern und Knien auf der Verlängerung des Herzmeridians arbeiten

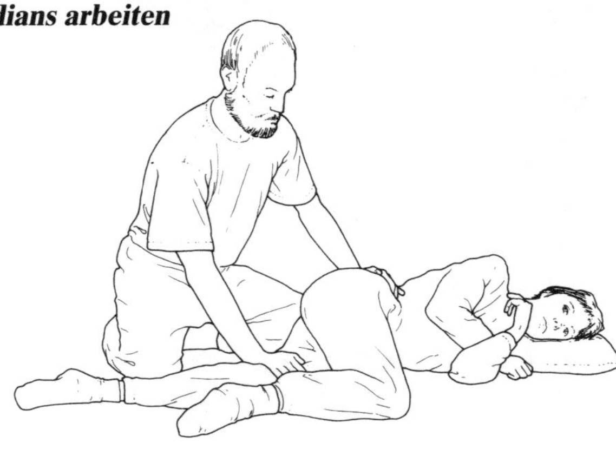

Abb. 5.21
Handteller und Knie
arbeiten am
Herzmeridian

Shiatsu-Techniken für die Sitzhaltung

Alle diese Techniken können angewandt werden, während der Empfänger auf einem Stuhl oder mit ausgestreckten Beinen auf dem Boden sitzt. In letzterem Fall müssen Sie eine stärkere Unterstützung geben.

1. Embryohaltung Drücken Sie mit beiden Händen auf die verschiedensten Stellen im unteren Rückenbereich und im oberen Bereich des Gesäßes.

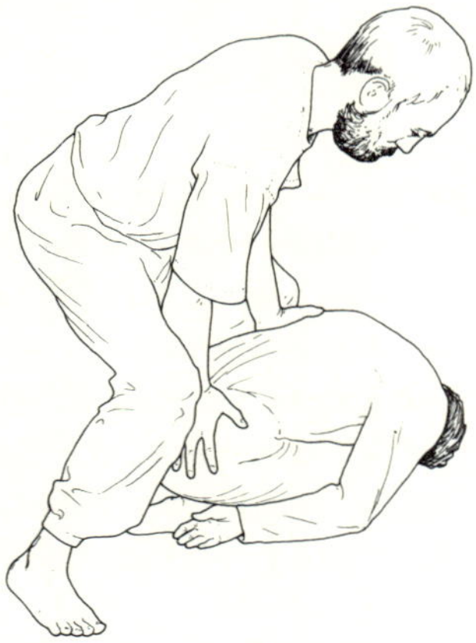

Abb. 5.22
Embryohaltung

2. Bearbeiten des Rückens mit dem Handteller Die Stützhand ruht fest auf der Schulter, während Sie sich zu beiden Seiten der Wirbelsäule mit dem flachen Handteller abwärtsbewegen. Die Stützhand sollte sich auf der gleichen Seite befinden wie die arbeitende Hand; das heißt, wenn Sie an der linken Seite des Rückens arbeiten, sollte die Stützhand auf der linken Schulter ruhen.

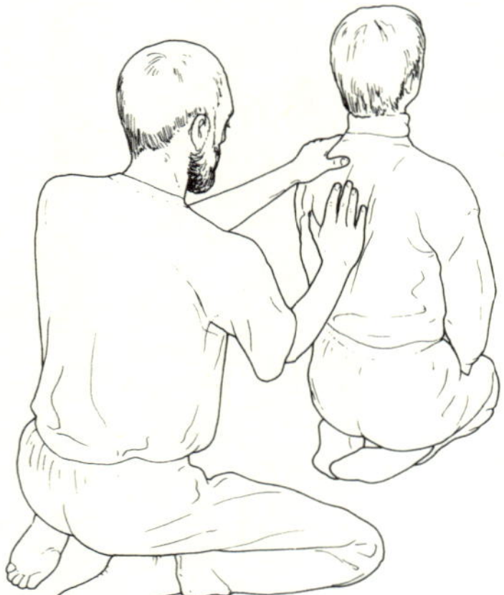

Abb. 5.23
Den Rücken mit dem Handteller bearbeiten

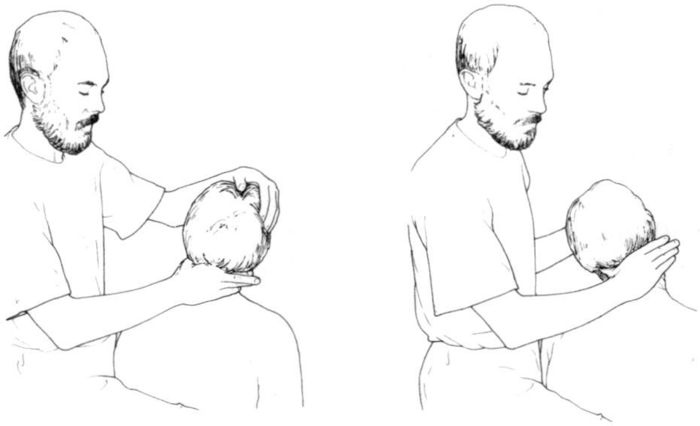

Abb. 5.24
Kreisenlassen des Halses

3. Kreisenlassen des Halses Den Hals sollte man nur einen rückwärtigen Halbkreis beschreiben lassen, niemals einen vollständigen Kreis, da sonst die Gelenkflächen der Halswirbel verletzt werden könnten.

Wenn man diese Technik richtig ausführt, kann sie Spannungen im Bereich der Nackenmuskulatur lindern und Ki-Stagnation im Hinterhauptbereich beseitigen, insbesondere um die Punkte Bl-10 und Gb-20 (siehe Abb. 5.24).

4. Den Unterarm in den Trapezius drücken Mit Hilfe dieser Technik kann man den Dickdarmmeridian im Bereich der Arme und Schultern besonders positiv beeinflussen (siehe Abb. 5.25).

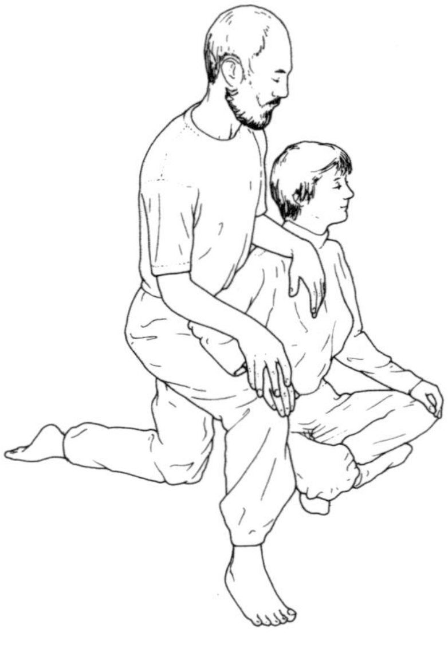

Abb. 5.25
Den Unterarm in den Trapezius drücken

5. Lockern der Schulterblätter Die Schulterblätter werden über die Fingerspitzen geschoben. Ist das nicht möglich, so kann dies auf Gb-Kyo oder -Jitsu hindeuten: Eine Verhärtung auf der rechten Seite weist auf Leberstauung, eine Verhärtung auf der linken Seite auf überhöhte Magensäure hin (siehe Abb. 5.26).

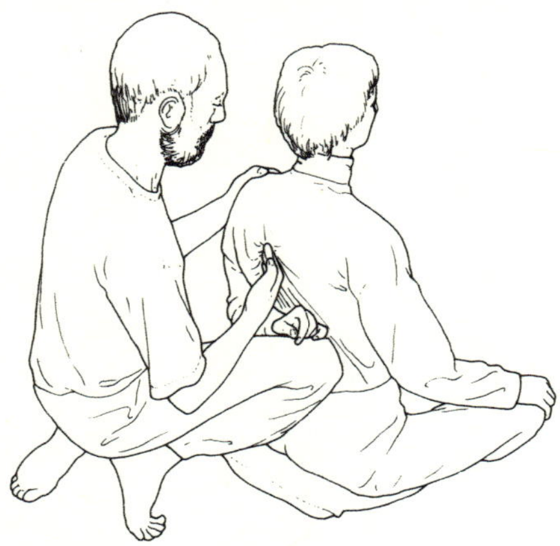

Abb. 5.26
Lockern der Schulterblätter

Shiatsu-Behandlung am Hara und im Brustbereich

Hara und Brust sind sehr sensible und schutzbedürftige Körperbereiche. Deshalb muß der Empfänger ein gewisses Vertrauen zum Geber entwickelt haben, bevor Letzterer mit einer Behandlung dieser Bereiche beginnen kann. Besteht jedoch gegenseitiges Vertrauen, so kann es sehr wirksam sein, auch in diesen Körperbereichen zu arbeiten.

Generell sollte der Geber sich rechts vom Empfänger befinden, weil viele der Techniken die Darmperistaltik anregen, wenn man sie von dieser Seite aus anwendet. Das gilt insbesondere für den Querdarm (*colon transversum*), wo die Darmbewegung von rechts nach links verläuft. Wellenförmiges Wiegen ist eine gute Technik für diese Zwecke.

1. Wellenförmiges Wiegen Sie knien, und Ihr Blick ist auf das Hara des Empfängers gerichtet. Sie legen eine Hand auf die andere und kneten den Bauch mit einer Bewegung, die einer Welle ähnelt, welche sich am Ufer bricht. Diese Technik eignet sich gut dazu, Ki in Bewegung zu bringen; deshalb sollte man sie nicht anwenden, wenn das Hara sehr starke Kyo-Tendenz hat (siehe Abb. 5.27).

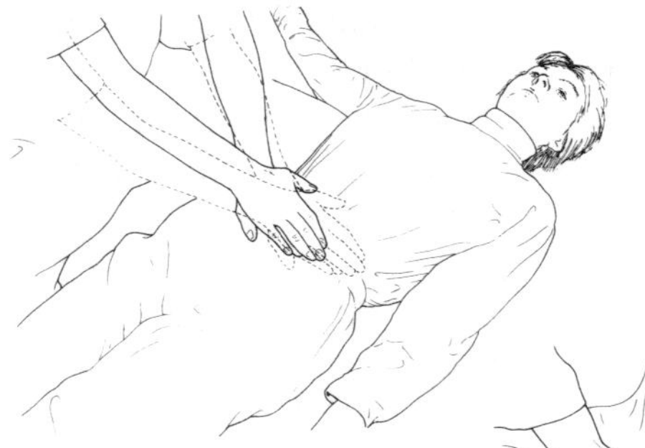

Abb. 5.27
Wellenförmiges Wiegen

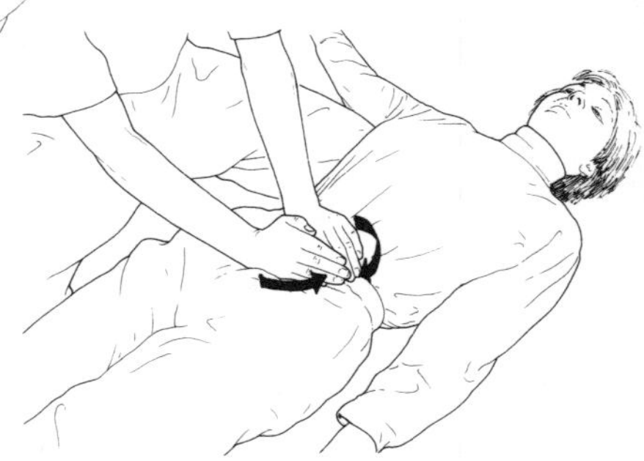

Abb. 5.28
Kreisbewegungen mit schalenförmig gewölbten Händen

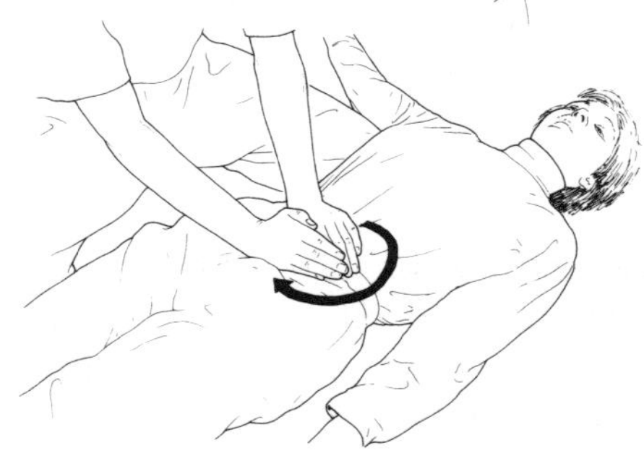

Abb. 5.29
Kreisbewegungen mit schalenförmig gewölbten Händen

2. Kreisbewegungen mit schalenförmig gewölbten Händen 1
Bilden Sie mit beiden Händen eine umgekehrte Schale. Lassen Sie den Rand der Schale um den Bauch des Klienten herum kreisen, und zwar bezogen auf eine Zentralachse und im Uhrzeigersinn (siehe Abb. 5.28).

3. Kreisbewegungen mit schalenförmig gewölbten Händen 2
Bei dieser Übung verfahren Sie wie unter Punkt zwei beschrieben, lassen aber in diesem Fall die Achse der Schale im Uhrzeigersinn über den Bauch des Klienten kreisen. Dadurch wird das Fasziengewebe gedehnt. Diese Technik hat eine ausgezeichnete Wirkung, wenn ein Klient unter Darmträgheit und schlechter Blut- und Energieversorgung im Bauchbereich leidet. Nicht benutzen sollte man diese Technik, wenn eine Kyo-Tendenz besteht (siehe Abb. 5.29).

Die soeben beschriebenen drei Techniken können auch mit einer Hand auf dem Hara ausgeführt werden, während die andere Hand den Lendenwirbelbereich unterstützt.

4. Im «Zentrum» sammeln Bewegen Sie das Gewebe des Bauchs mit beiden Händen aus unterschiedlichen Richtungen zum Zentrum hin, wobei Sie jedoch generell im Uhrzeigersinn arbeiten sollten (siehe Abb. 5.30).

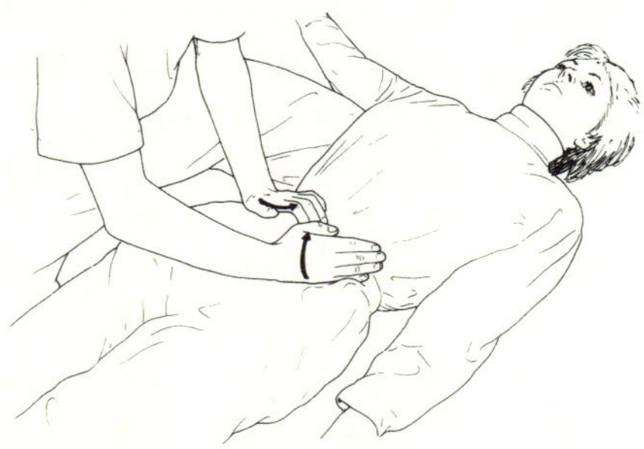

Abb. 5.30
Bewegung zum Zentrum hin

Alle eben beschriebenen Techniken dienen dazu, Jitsu zu zerstreuen. Eine sehr wirksame Methode, Kyo zu tonisieren, ist, einfach mit dem Handteller oder mit den Fingerspitzen senkrechten, anhaltenden und fokussierten Kontakt zu halten – vorausgesetzt, daß eine starke Stützhand in der Nähe ist.

5. Behandeln des Brustbeins mit schalenförmig gewölbten Händen Legen Sie die Kanten beider Hände zu beiden Seiten neben das Brustbein und verstärken Sie sanft und allmählich den Druck, während der Empfänger ausatmet (siehe Abb. 5.31).

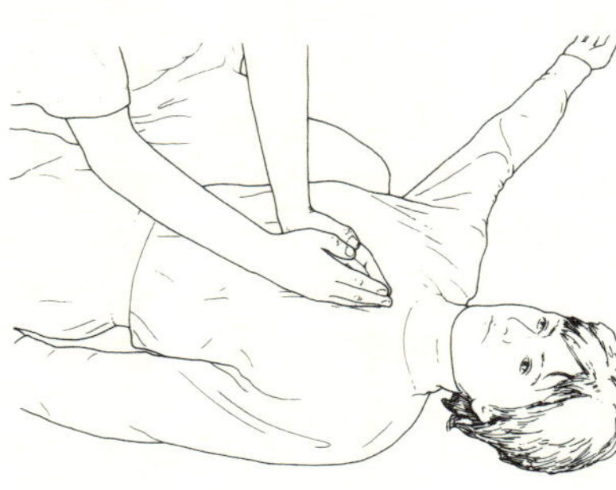

Abb. 5.31
Behandeln des Brustbeins mit schalenförmig gewölbten Händen

6 Dehntechniken

Dehntechniken sind eine nützliche Komponente des Shiatsu, denn sie können

die Flexibilität steigern,
die Blut- und Lymphzirkulation verbessern,
die Meridiane näher an die Körperoberfläche bringen,
die Ki-Energie in einem Teil eines Meridians zerstreuen und
die Muskelspannung verringern helfen,
die Atmung durch Dehnung der Brust verbessern.

Doch zur erfolgreichen Anwendung von Dehntechniken muß man gewisse Prinzipien beachten. Ein Muskel besteht aus zahlreichen kontraktilen Fasern, die in parallelen Bündeln verlaufen und mit einer Schicht Bindegewebe umhüllt sind. Die Bindegewebsschicht, die die Muskelfasern umhüllt, endet in einem stark fibrösen Band, das als Sehne bezeichnet wird und die Muskeln mit dem Knochen verbindet.

Im Ruhezustand sind alle Muskeln leicht kontrahiert, ein Zustand, der *Tonus* genannt wird. Beim Empfang eines Impulses von einem motorischen Nerv kontrahiert der Muskel stärker und wird kürzer. Beim Nachlassen des Impulses wird der Muskel wieder länger und kehrt zum Zustand leichter Kontraktion (Tonus) zurück.

Muskeln wirken gewöhnlich paarweise zusammen. So beugt beispielsweise der Bizeps den Ellbogen, während der Trizeps den Ellbogen streckt. Damit der Bizeps sich verkürzen und den Ellbogen beugen kann, muß der Trizeps seine Kontraktion verringern, da sie andernfalls gegeneinander wirken und dadurch verhindern würden, daß es überhaupt zu einer Bewegung kommt. Den Muskel, der kontrahiert, damit es zu einer Bewegung kommt, nennt man *Agonist* oder Spieler, während der Muskel mit der entgegengesetzten Funktion, der sich entspannt, um die Bewegung zu ermöglichen, als *Antagonist* oder Gegenspieler bezeichnet wird. Der Grad der Entspannung und die Dehnung des Antagonisten verhalten sich proportional zur Stärke und zum Ausmaß der Kontraktion des Agonisten. Das bedeutet: Je stärker der Widerstand ist, auf den der Bizeps bei der Kontraktion stößt, wenn er den Ellbogen zu beugen versucht, um so stärker kann sich der Trizeps entspannen und um so länger wird er. Andere Muskeln, deren Tonus steigt, um den restlichen Körper zu stabilisieren und um zu verhindern, daß andere Gelenke sich während des Wechselspiels zwischen dem Agonisten und dem Antagonisten bewegen, nennt man *Synergisten* oder *Fixatoren*.

Ein Muskel selbst kann nicht gedehnt werden, weil seine Fasern nicht elastisch sind, sondern kontraktil. Man kann einen Muskel nur verlängern – mit dem Ziel, seinen Bewegungsspielraum zu vergrößern –, indem man seinen Tonus verringert. Dies läßt sich erreichen, indem man den Schutzmechanismus des Muskels zur Kooperation anregt. Doch dazu muß man den Mechanismus des Dehnreflexes verstehen.

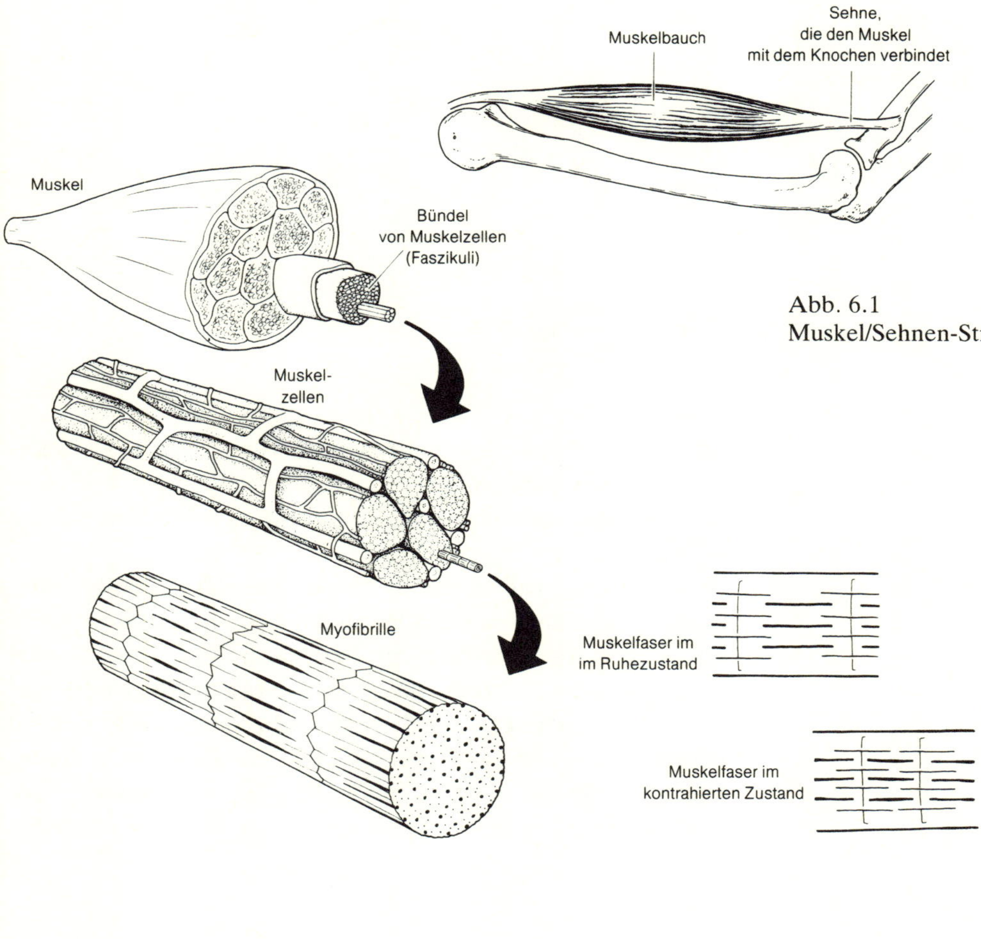

Abb. 6.1
Muskel/Sehnen-Struktur

Der Dehnreflex

Nerven, die als *Muskelspindeln* bezeichnet werden, verlaufen im gesamten Muskel parallel und sind in Abständen mit verschiedenen Muskelzellen verbunden. Wenn der Muskel länger wird, werden auch die Muskelspindeln länger. Wenn der Muskel zu schnell zu lang wird, reagiert die Muskelspindel, indem sie dem Muskel über das Rückenmark die Aufforderung sendet, sich zusammenziehen. Dieser Schutzmechanismus soll Verletzungen durch plötzliches Überdehnen verhindern, und er wird *Dehnreflex* genannt.

Wenn ein Mensch im Sitzen einschläft, entspannt sich sein Kopf und fällt nach vorn – um gleich darauf wieder hochzuschnellen. Dies ist ein Beispiel für den Reflex der Muskelspindeln in den Nackenmuskeln (siehe Abb. 6.2).

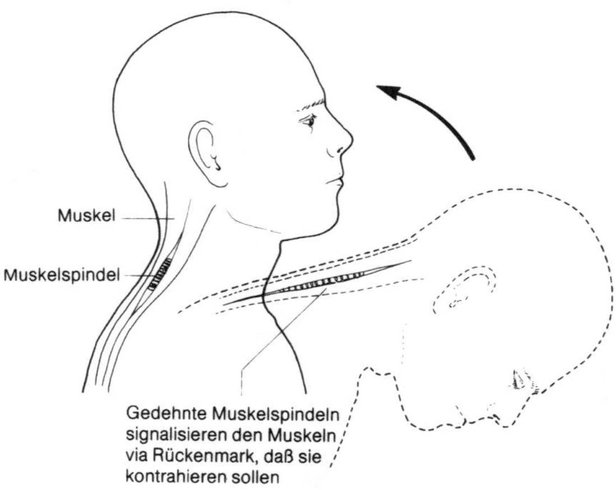

Abb. 6.2
Muskelspindeln senden über die Wirbelsäule eine Botschaft zu den Nackenmuskeln.

Obwohl die Muskelspindel reagiert, wenn der Muskel unerwartet gedehnt wird, läßt sie doch eine willentlich herbeigeführte Verlängerung des Muskels zu, wenn diese ganz allmählich erfolgt.

Andere Nervenzellen, die als Sehnenorgane («Golgi-Sehnenorgane») bezeichnet werden, befinden sich an den Stellen, wo die Sehnen in die Muskelfasern übergehen. Wenn der Muskel stark kontrahiert, werden diese Sehnenorgane gedehnt, was einen Impuls erzeugt, der den Muskeln signalisiert, sich zu entspannen. Dies ist das Gegenteil des Dehnreflexes, und zwar insofern, als die Muskelspindeln die Muskeln dazu veranlassen, zu kontrahieren, wenn sie überdehnt sind, während die Sehnenorgane den Muskeln signalisieren, sich zu entspannen, wenn diese übermäßig kontrahiert sind (der sogenannte «Taschenmessereffekt»).

Man kann einen Muskel jedoch stärker dehnen als gewöhnlich, indem man ihn zuerst stark entspannt, um ihn anschließend ganz langsam zu dehnen, so daß die Muskelspindeln nicht stimuliert werden (siehe Abb. 6.3).

Diese Art von Muskeldehnung wird als *postkontraktorische Relaxation* bezeichnet, und wir werden sie im Folgenden «aktive Dehnung» nennen. Dies ist die wirksamste Methode, um die Flexibilität der Muskeln zu steigern. Sie ist außerdem einer der

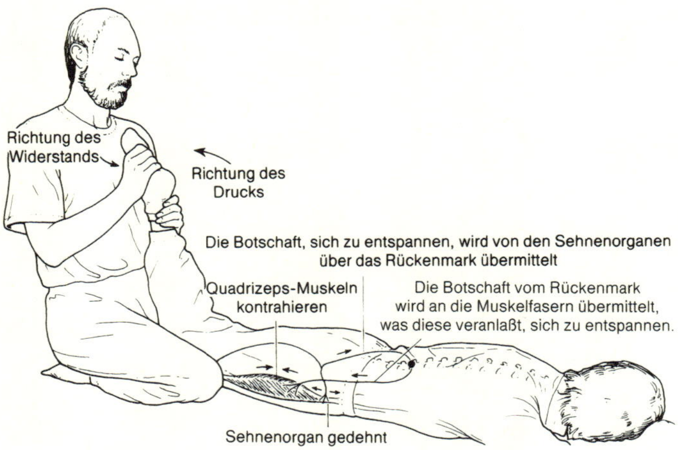

Abb. 6.3a
Bauchlage: Oberschenkelmuskeln an der vorderen Körperseite kontrahieren sehr stark gegen Widerstand, was dazu führt, daß die Sehnenorgane über das Rückenmark die Botschaft aussenden, sich zu «entspannen».

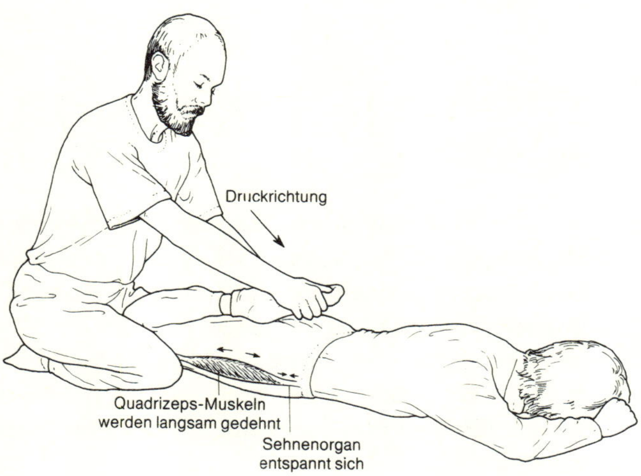

Abb. 6.3b
Langsames Dehnen der Muskeln, damit die Muskelspindeln nicht stimuliert werden.

Hauptbestandteile eines als «Sotai» bekannten japanischen Übungssystems.

Es gibt drei Möglichkeiten der Muskeldehnung, die man in einer Shiatsu-Sitzung anwenden kann:

Passive Dehnung durch Nutzung der Schwerkraft
Passive Dehnung mit Unterstützung eines Partners
Aktive Dehnung

Passive Dehnung durch Nutzung der Schwerkraft

Maximale Unterstützung wird gegeben, um den Körper so zu verankern, daß eine spezifische Muskelgruppe mit Hilfe des Schwerkrafteffekts gedehnt wird (siehe Abb. 6.4).

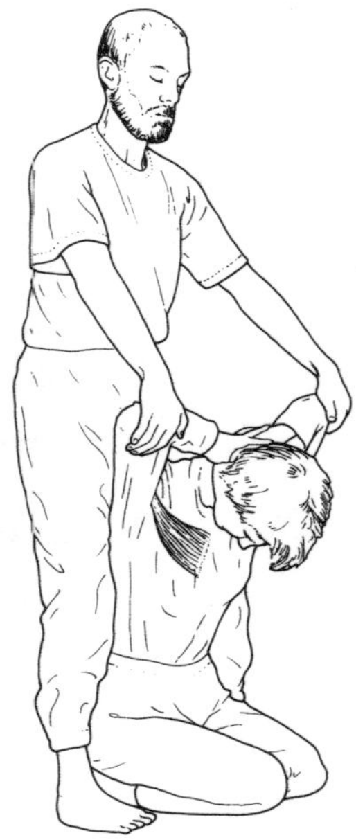

Abb. 6.4
Passive Dehnung mit Hilfe der Schwerkraft – Dehnung der Brustmuskulatur. Der kniende Patient wird durch Halten seiner Ellbogen unterstützt, so daß er sich entspannt nach vorn hängen lassen kann; da das Körpergewicht der Wirkung der Schwerkraft unterliegt, wird die Brustmuskulatur gedehnt.

Bei einer passiven Dehnung durch Nutzung der Schwerkraft können die Muskelspindeln für ein paar Sekunden einen erhöhten Muskeltonus erzeugen, doch die anhaltende Dehnung des Muskels neutralisiert die Impulse der Spindel und ermöglicht es, innerhalb von zwei Minuten eine Streckung herbeizuführen – vorausgesetzt, daß kein Schmerz hervorgerufen wird, der die Entspannung verhindern würde. Langsame, tiefe und rhythmische Atmung ist hilfreich.

Passive Dehnung mit Unterstützung eines Partners

Bei einer passiven Dehnung mit Unterstützung eines Partners wird der Muskel, der verlängert werden soll, mit Hilfe des Partners sehr sanft zur Dehnung veranlaßt. Dieser Methode liegt das gleiche Wirkungsprinzip zugrunde wie der Methode der passiven Dehnung durch Nutzung der Schwerkraft, doch ist sie effektiver (siehe Abb. 6.5).

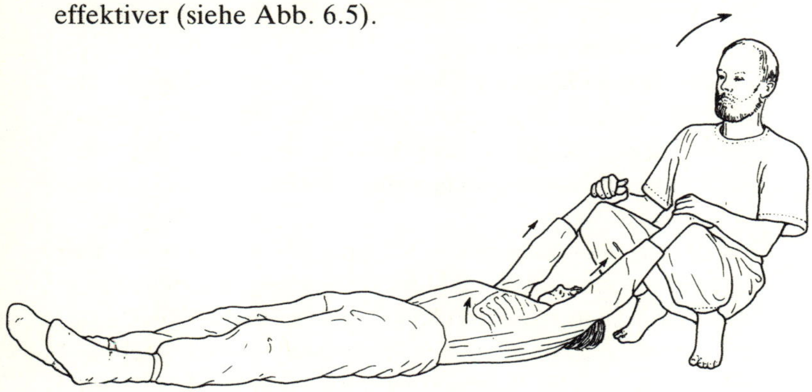

Abb. 6.5
Die Handgelenke des Empfängers liegen auf den Knien des Gebers; Verbesserung der Atmung durch Weiten des Brustkorbs mittels einer passiven Dehnung mit Unterstützung eines Partners.

Aktive Dehnung

Bei dieser Art der Dehnung wird der Muskel so weit gedehnt, wie es der Patient noch als erträglich empfindet, und ungefähr 30 Sekunden in dieser Position gehalten. Anschließend wird eine statische Muskelkontraktion 6 bis 10 Sekunden lang aufrechterhalten. Nach Lösen der Kontraktion ist der Muskel entspannt, und es folgt eine passive Dehnung mit Unterstützung eines Partners, durch die der Muskel noch stärker gedehnt wird.

Das Beispiel in Abb. 6.6 zeigt eine aktive Dehnung der rückwärtigen Oberschenkelmuskulatur.

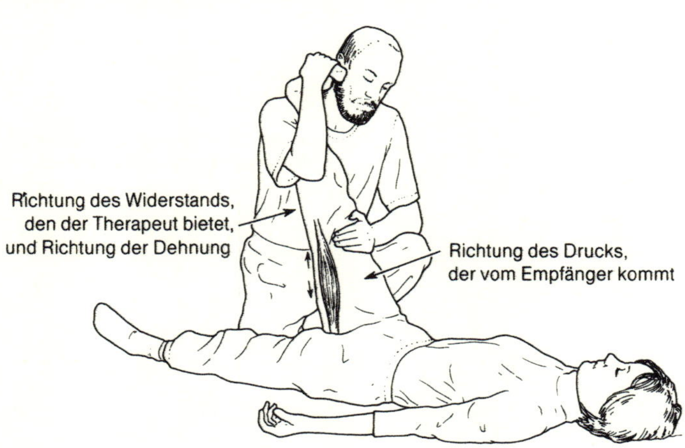

Abb. 6.6
Aktive Dehnung der Kniesehnen

Jede dieser Dehnungsarten hat ihre bestimmten Anwendungsbereiche:

Alle steigern die Flexibilität, insbesondere die aktive Dehnung.
Alle verbessern die Zirkulation des Blutes und der Lymphflüssigkeit, vor allem die aktive Dehnung, weil die Kontraktion, welcher die Dehnung folgt, einen Pump- und Spüleffekt auf die Blut- und Lymphgefäße ausübt, was auch dazu beiträgt, daß die Abfallprodukte, die sich in den Muskeln abgelagert haben, biochemisch abgebaut und ausgeschieden werden.
Eine passive Dehnung durch Nutzung der Schwerkraft oder eine passive Dehnung mit Unterstützung eines Partners bringt einen Meridianabschnitt mit Kyo-Tendenz an die Oberfläche.
Zur Zerstreuung von Jitsu-Bereichen ist eine aktive Dehnung erforderlich, weil die Kontraktionsphase den Muskel ermüdet und ihn dadurch weicher macht. Dadurch werden der Muskel und die Meridiane, die durch ersteren verlaufen, dazu gebracht, sich während der Phase der Unterstützung dem Energiefluß zu öffnen, wodurch es zur Zerstreuung des blockierten und übermäßig konzentrierten Ki kommt.
Mit allen Arten der Dehnung kann die Atmung verbessert werden, da man mit ihrer Hilfe den Brustkorb dehnen kann.

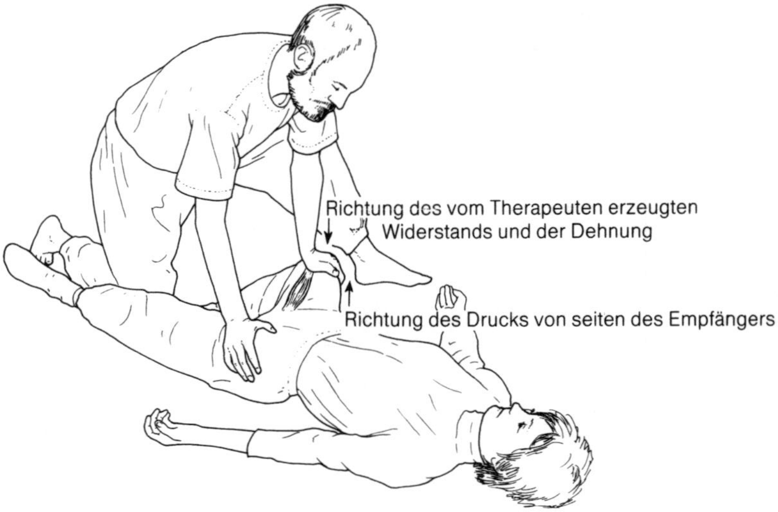

Abb. 6.7
Lockern der Hüftadduktoren («Anziehmuskeln»)

Warnung: Aktive Dehnung sollte auf Meridianen mit Kyo-Charakteristik nicht extensiv angewendet werden; das gleiche gilt für den Fall, daß ein Empfänger sehr schwach und entkräftet ist. In Kyo-Bereichen eines Meridians kann man sehr vorsichtig ein- oder zweimal eine aktive Dehnung ausführen, um den betreffenden Bereich «aufzuwecken» – vorausgesetzt, es wird anschließend durch Anwendung von senkrechtem Druck tonisiert.

Die Abbildungen 6.7 und 6.8 zeigen verschiedene Formen von Dehntechniken:

Verbesserung der Flexibilität durch aktive Dehnung

Verbesserung der Flexibilität durch passive Dehnung mit Unterstützung eines Partners

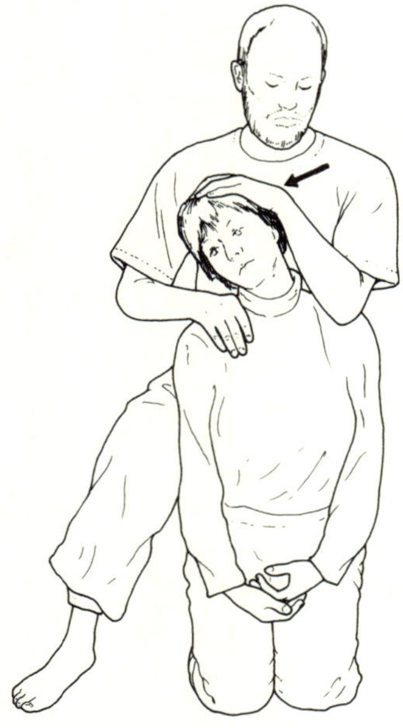

Abb. 6.8
Seitliche Dehnung des Halses – dies kann mittels aktiver Dehnung geschehen, falls man dabei extrem vorsichtig vorgeht.

Verbesserung der Blut- und Lymphzirkulation durch Anwendung passiver Dehnung quer über die Muskulatur

Alle zuvor erwähnten Techniken zur Steigerung der Flexibilität verbessern die Blut- und Lymphzirkulation. Doch eine besonders wirksame Methode zum Abbau von Abfallprodukten des Muskelstoffwechsels – und damit der Schmerzen und der Steifheit, die gewöhnlich nach anstrengenden Körperübungen auftreten – ist die passive Dehnung quer über die Muskulatur mit

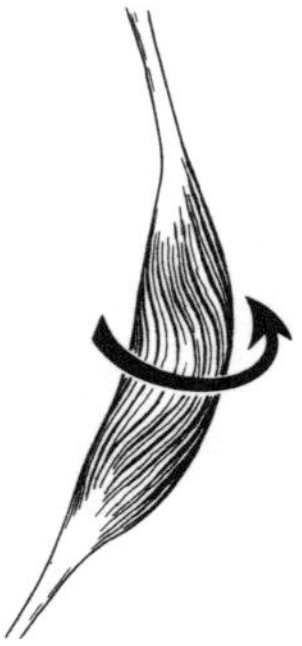

Abb. 6.9
Dehnung quer über die Muskulatur an einem Muskelbauch

Unterstützung eines Partners, die wir im folgenden kurz passive Dehnung nennen wollen. Diese Übung ist vor allem Athleten und Tänzern sehr zu empfehlen.

Eine Dehnung quer über die Muskulatur erfolgt im rechten Winkel zum Verlauf der Muskelfasern. Durch «Verdrehen» werden die abgelagerten Stoffwechselabfallprodukte aus dem Muskel gepreßt, ungefähr so, wie man Wasser aus einem Feudel wringt (siehe Abb. 6.9).

Die Abbildungen 6.10 und 6.11 zeigen eine Folge von passiven Dehnungen quer über die Muskulatur, die den Abbau von Abfallprodukten des Stoffwechsels in den Oberschenkeln und Waden fördern.

(a)

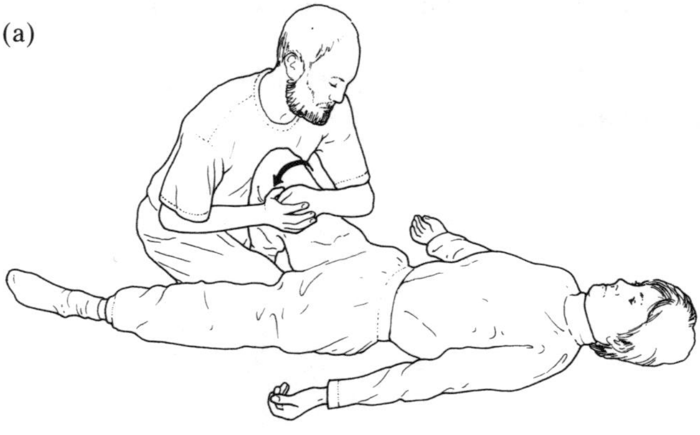

(b)

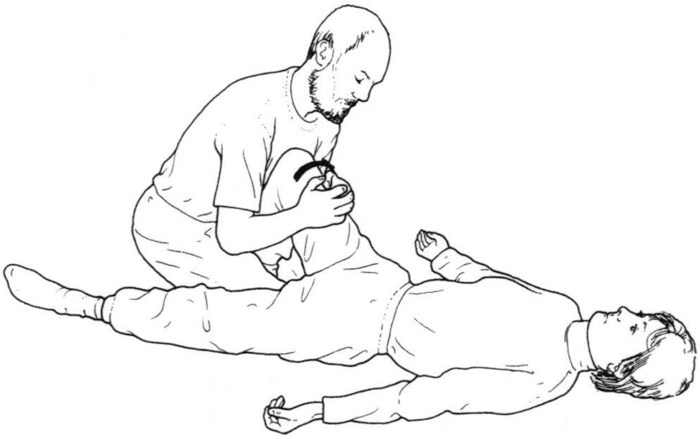

Abb. 6.10
Quadrizeps

Passive Dehnungen quer über die Muskulatur sind – auf beiden Seiten der Wirbelsäule angewandt – ein ausgezeichnetes Mittel, um Verhärtungen im Rückenbereich aufzulösen. Dies kann man

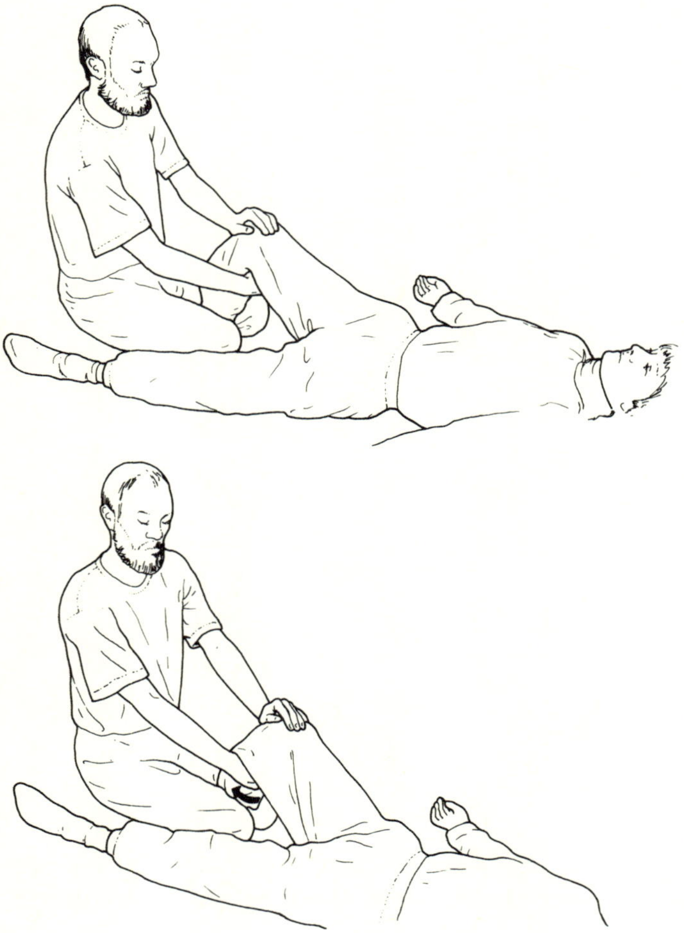

Abb. 6.11
Wadenmuskulatur

erreichen, indem man den Muskel – während der Empfänger auf dem Bauch liegt oder sitzt – von der Wirbelsäule wegschiebt (siehe Abb. 6.12).

Passive Dehnungen quer über die Muskulatur kann man lokal sehr begrenzt mit Daumen und Fingerspitzen ausführen, indem man die Muskelfasern rhythmisch schiebt und zieht. Dies wird als *Kenbiki*-Technik bezeichnet (siehe Abb. 6.13).

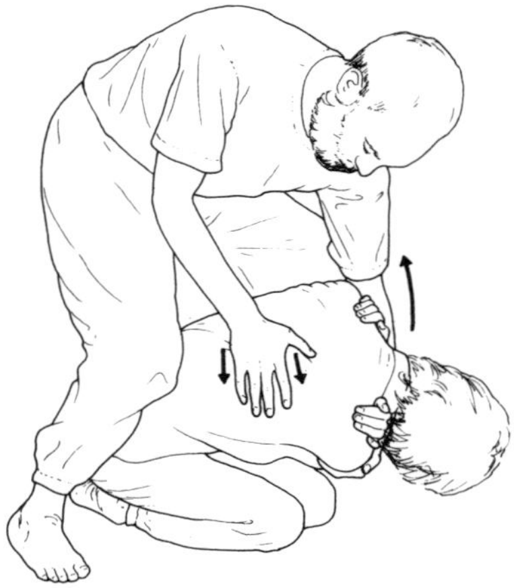

Abb. 6.12
Der Empfänger sitzt auf den Fersen und wird nach vorn gedreht.

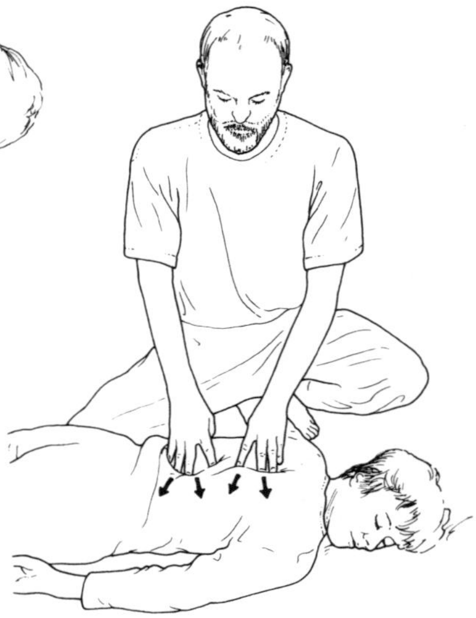

Abb. 6.13
Kenbiki, mit den Fingerspitzen an den Rückenmuskeln ausgeführt. Diese Technik kann auch unter Einsatz der Daumen angewandt werden.

Wie man die Meridiane an die Oberfläche bringt

(Unter Einsatz der passiven Dehnung durch Nutzung der Schwerkraft oder der passiven Dehnung mit Unterstützung eines Partners)

Man kann einen bestimmten Meridian im Arm oder Bein sehr leicht an die Körperoberfläche bringen, indem man das betreffende Glied in eine bestimmte Position bringt. Der Meridian läßt sich dann leichter bearbeiten, da man weniger Druck aufwenden muß. Die Dehnung selbst «öffnet» den Meridian und regt das Ki dazu an, gleichmäßiger zu fließen. Die folgenden Abbildungen zeigen die Positionen zur Behandlung der einzelnen Meridiane.

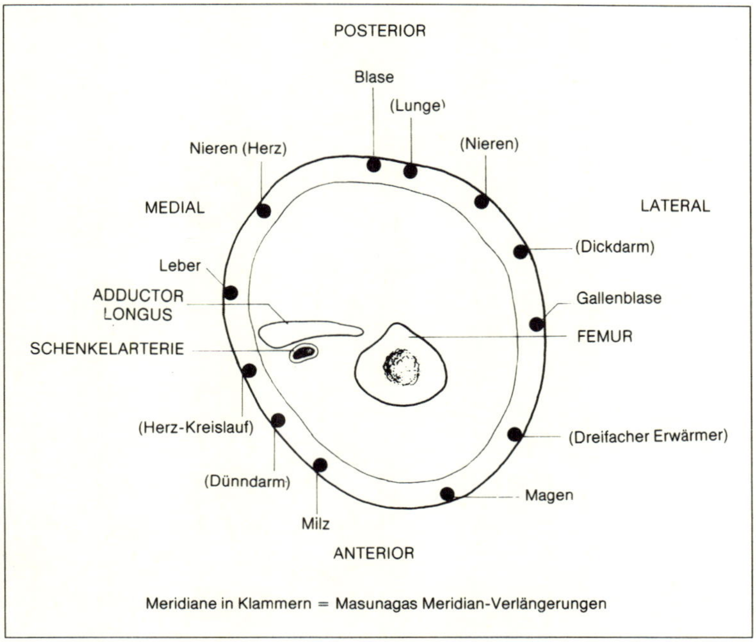

Freilegen der Meridiane im Oberschenkel

Abb. 6.14
Querschnitt-Ansicht der Meridiane, von oben gesehen (linker Oberschenkel).

Dehnungen in Rückenlage

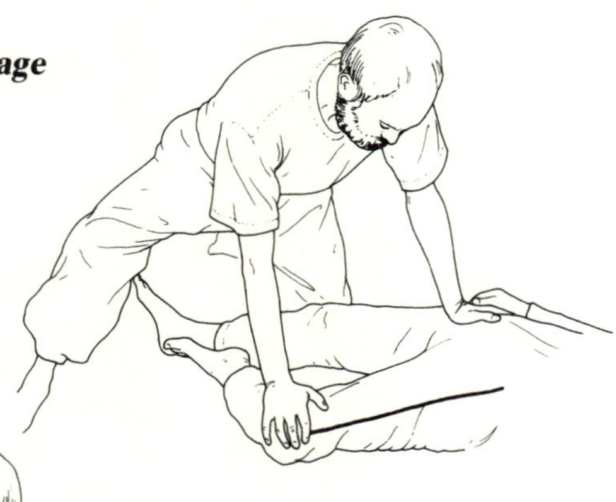

Abb. 6.15
Milz

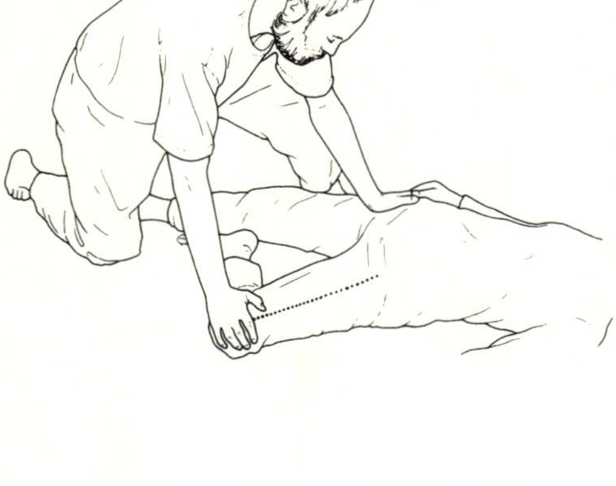

Abb. 6.16
Dickdarm-Verlängerung

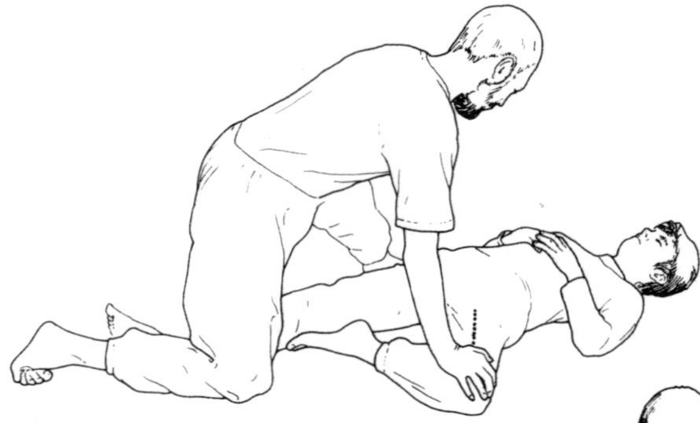

Abb. 6.17
Herz-Kreislauf-
Verlängerung

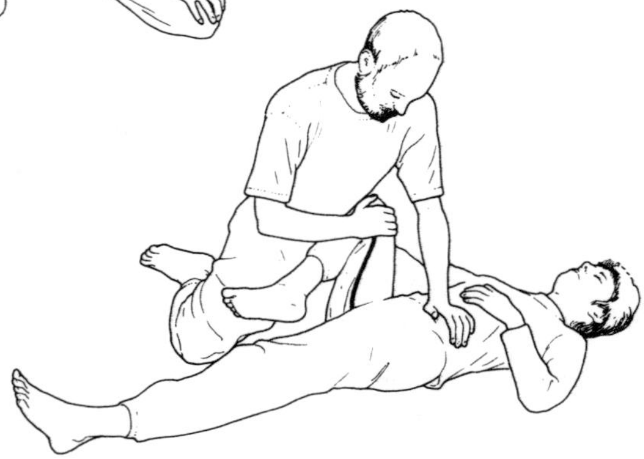

Abb. 6.18
Leber

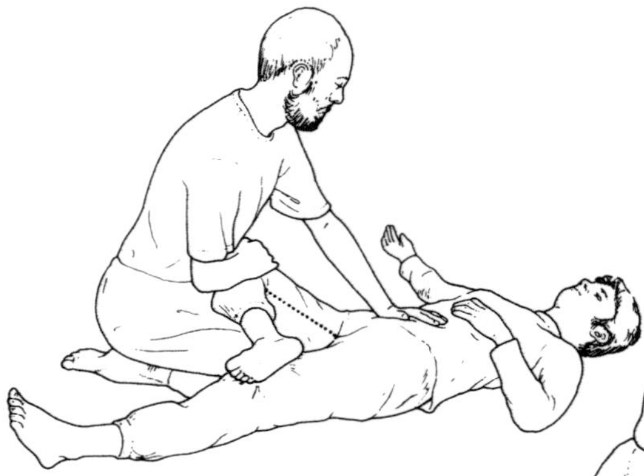

Abb. 6.19
Herz-Verlängerung

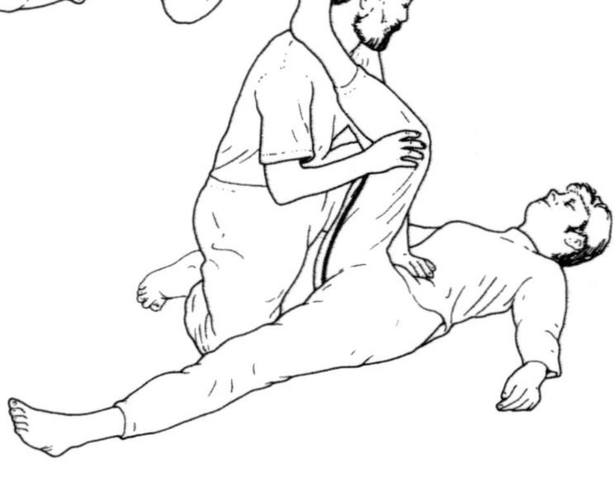

Abb. 6.20
Blase

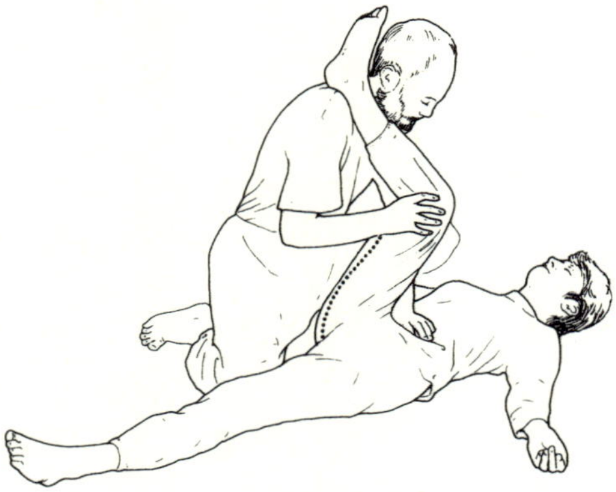

Abb. 6.21
Lungen-Verlängerung

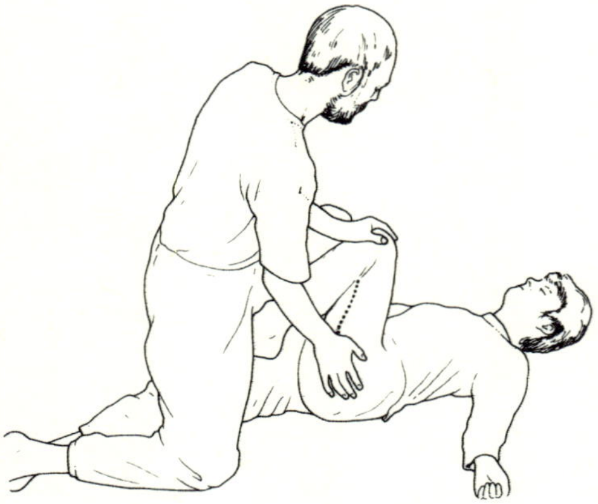

Abb. 6.22
Nieren-Verlängerung

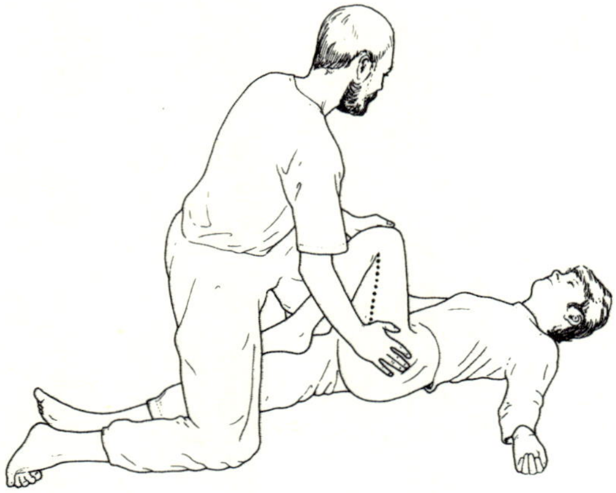

Abb. 6.23
Dickdarm-Verlängerung

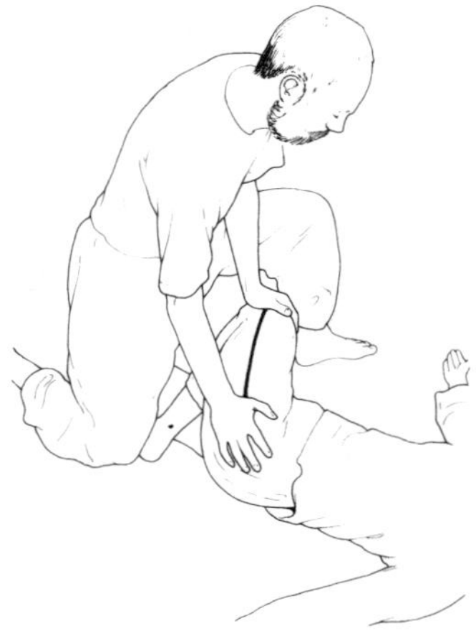

Abb. 6.24
Gallenblase

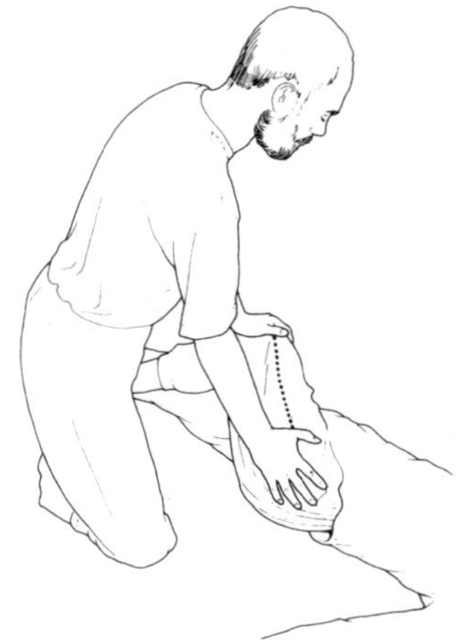

Abb. 6.25
Dreifacher-Erwärmer-
Verlängerung

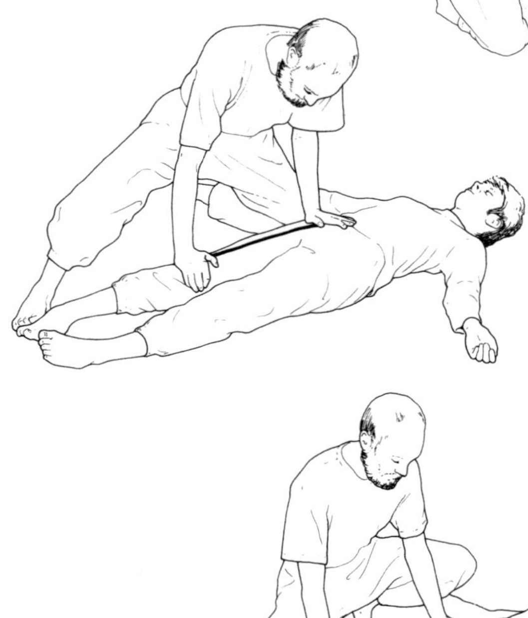

Abb. 6.26
Magen (A)

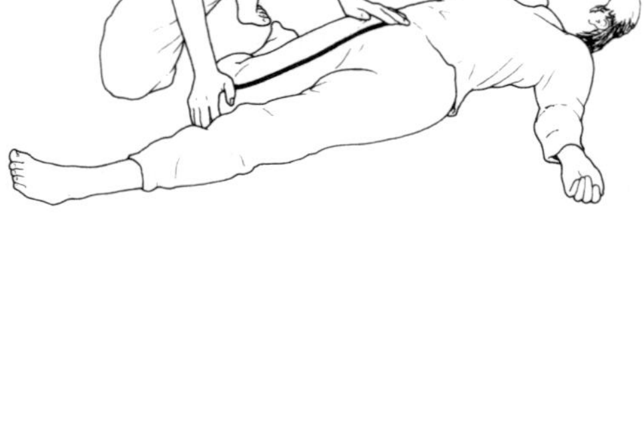

Abb. 6.27
Magen (B), Variante für
bewegliche Empfänger

Dehnungen in Bauchlage

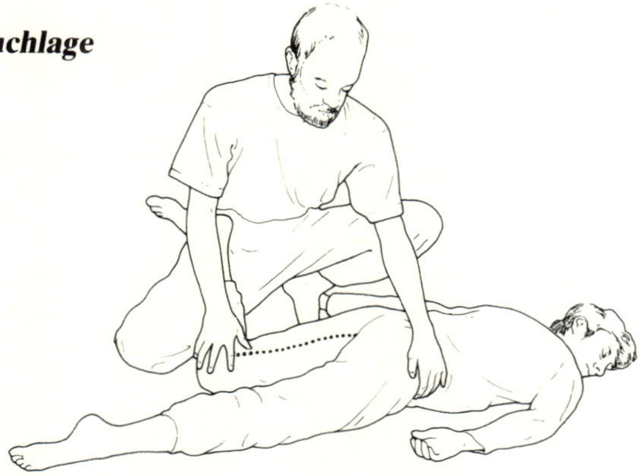

Abb. 6.28
Herz-Verlängerung

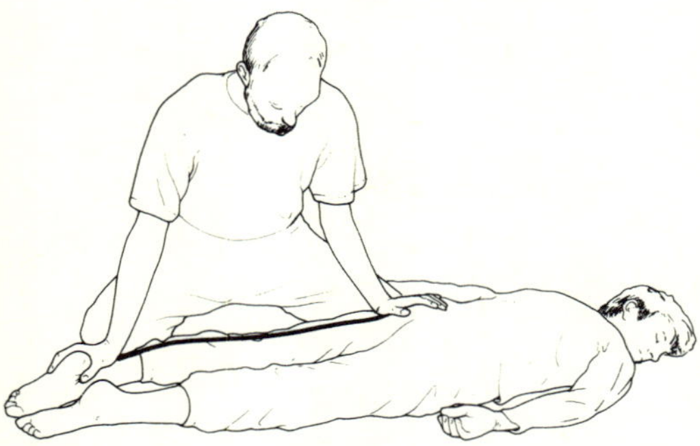

Abb. 6.29
Blase

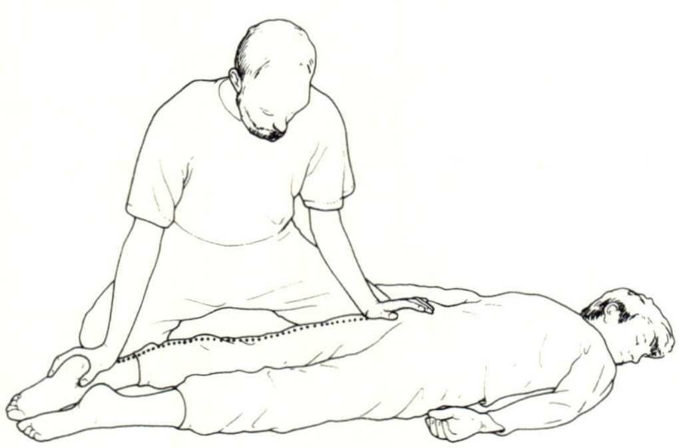

Abb. 6.30
Lungen-Verlängerung

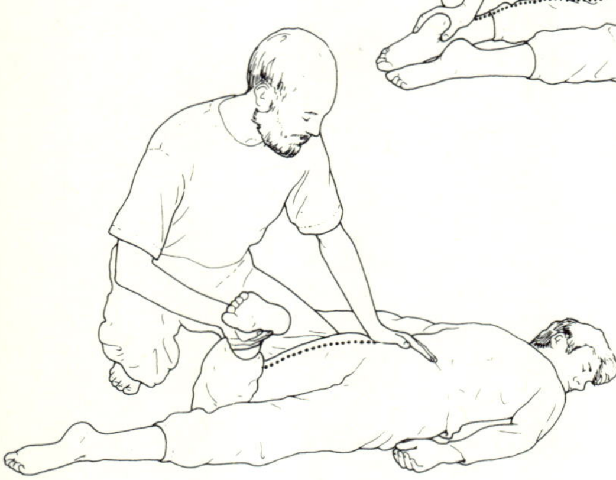

Abb. 6.31
Nieren-Verlängerung

Abb. 6.32
Dickdarm-Verlängerung

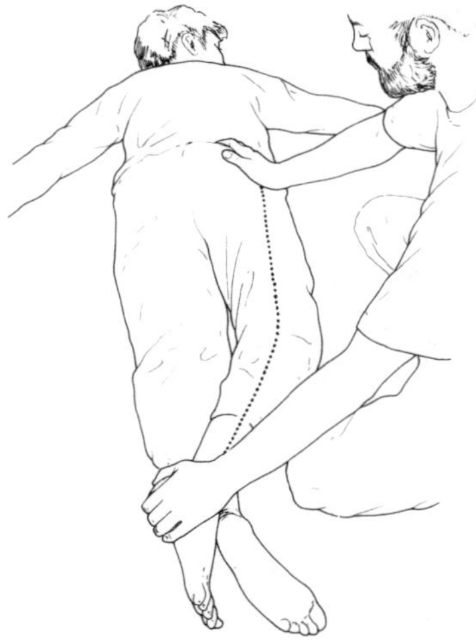

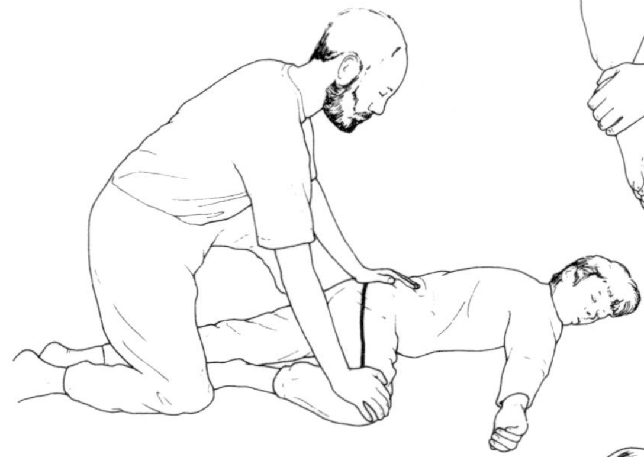

Abb. 6.33
Gallenblase

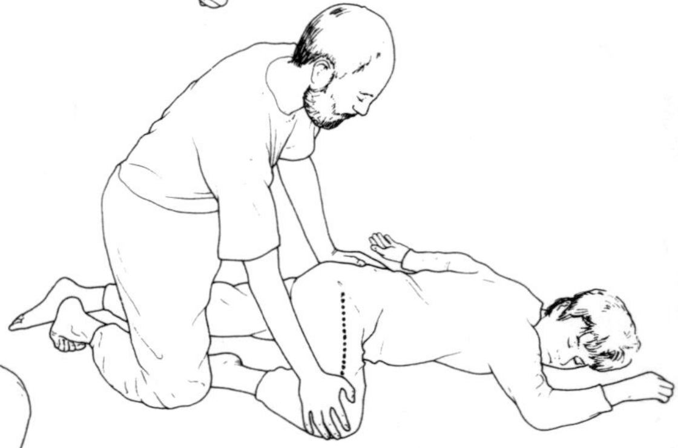

Abb. 6.34
Dreifacher-Erwärmer-Verlängerung

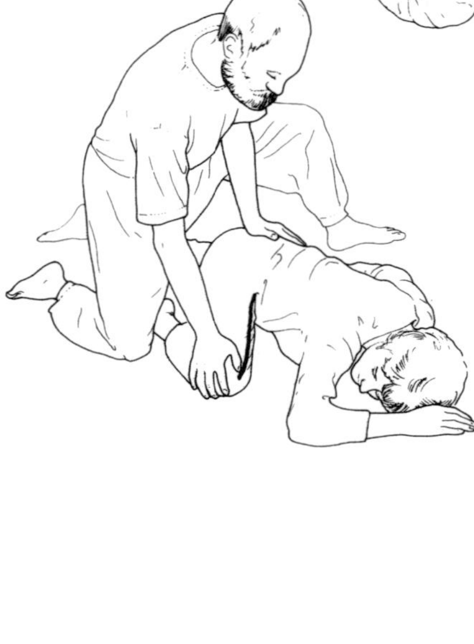

Abb. 6.35
Magen

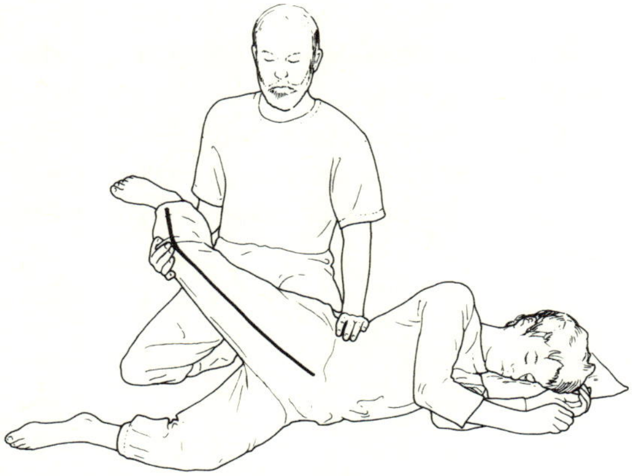

Abb. 6.36
Magen

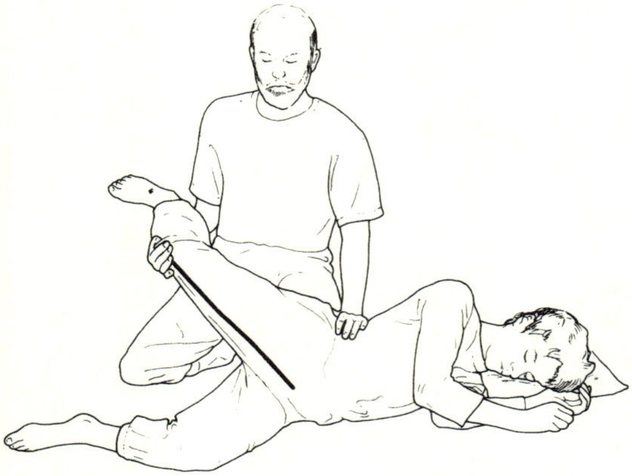

Abb. 6.37
Milz

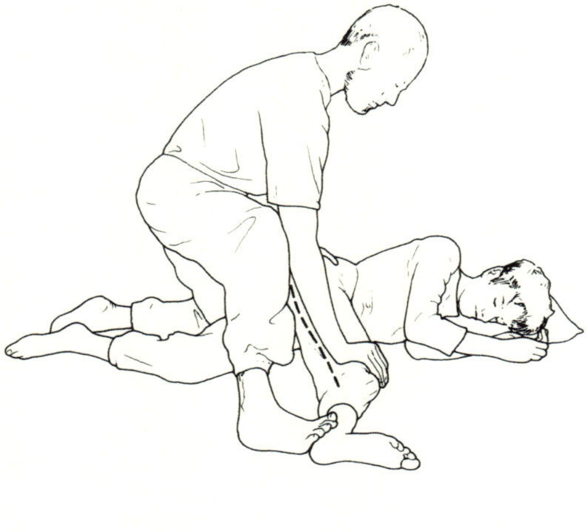

Abb. 6.38
Blasen- und Lungen-Verlängerung sowie Nieren-Verlängerung

Die meisten Meridiane am Unterschenkel lassen sich durch die für den Oberschenkel beschriebenen Dehnungen «freilegen». Die Dehnung in diesen Haltungen ist am Unterschenkel zwar, verglichen mit dem Oberschenkel, wesentlich geringer, aber der Vorteil dieser Position des Unterschenkels liegt vor allem darin, daß man dann genau im richtigen Winkel Druck auf sie ausüben kann.

Freilegen der Meridiane im Arm

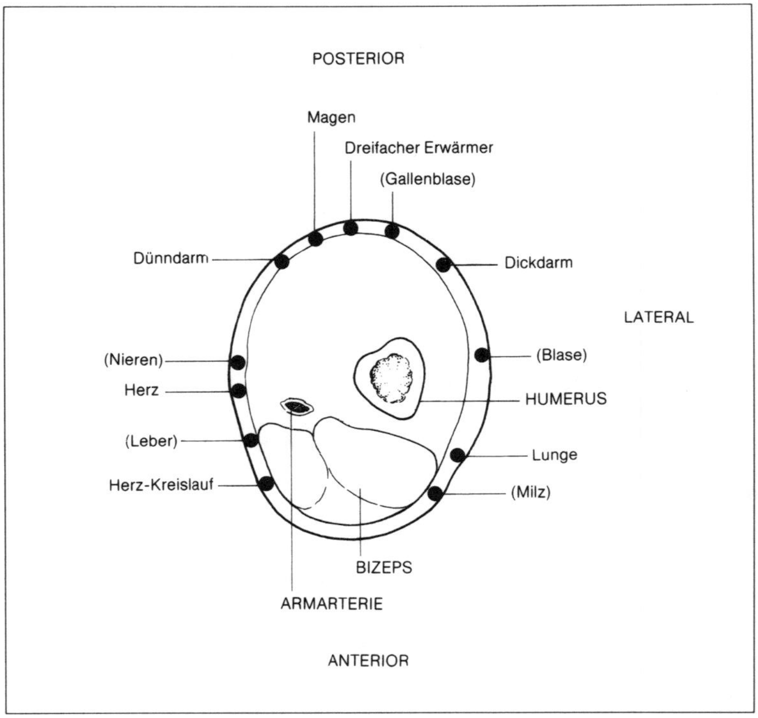

Abb. 6.39 Querschnitt (von oben) des linken mittleren Oberarms; für den Unterarm gilt die gleiche Anordnung.

Dehnungen in Rückenlage

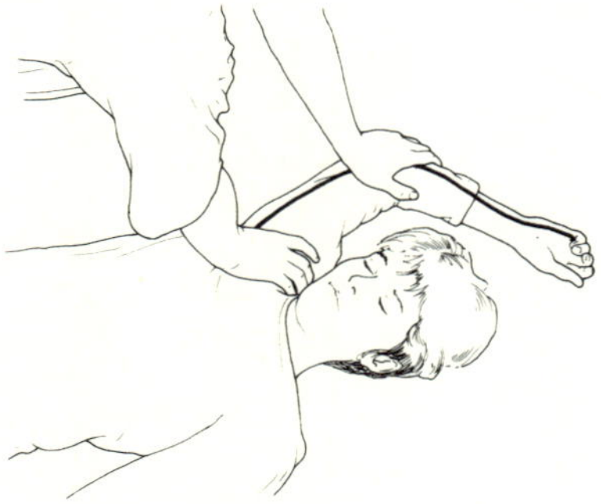

Abb. 6.40
Herz

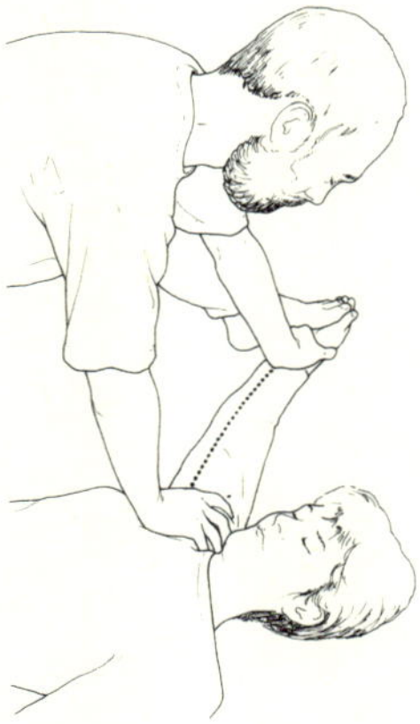

Abb. 6.41
Leber-Verlängerung

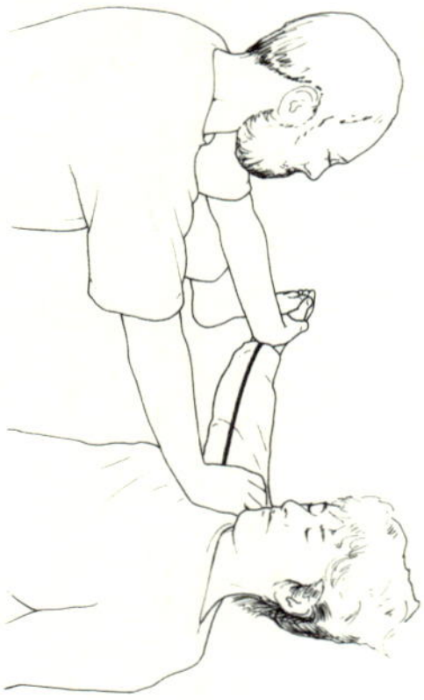

Abb. 6.42
Herz-Kreislauf

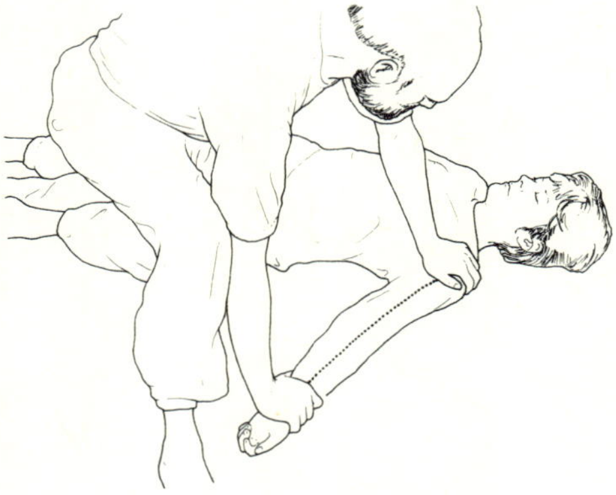

Abb. 6.43
Milz-Verlängerung

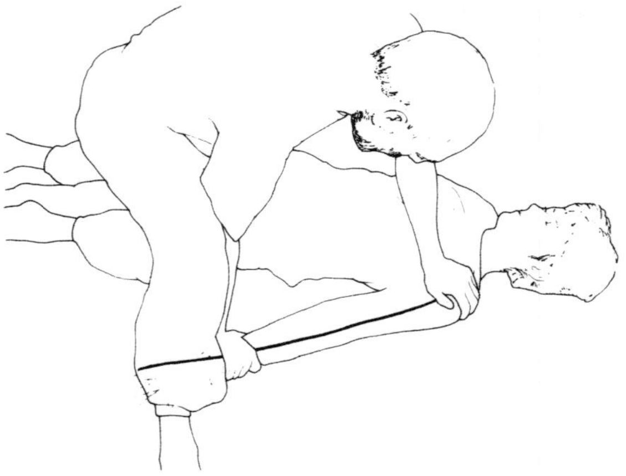

Abb. 6.44
Lunge (Hand des Empfängers sollte mit dem Handteller nach oben liegen)

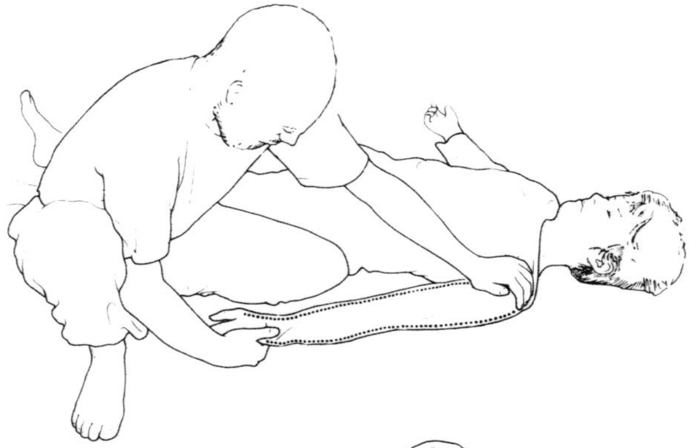

Abb. 6.45
Nieren- und Blasen-Verlängerung (innere und äußere Seite des Ober- und Unterarms)

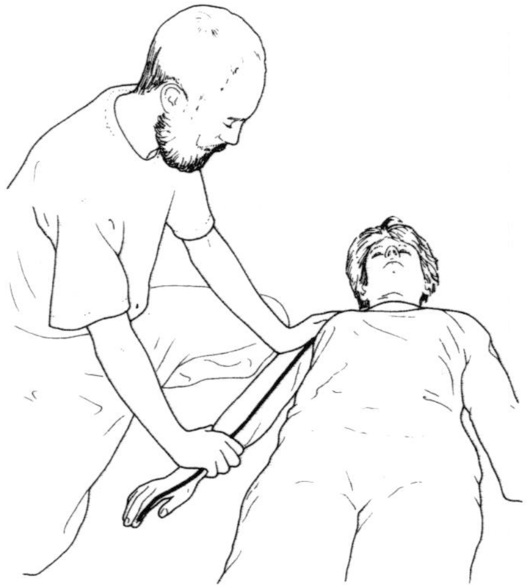

Abb. 6.46
Dickdarm

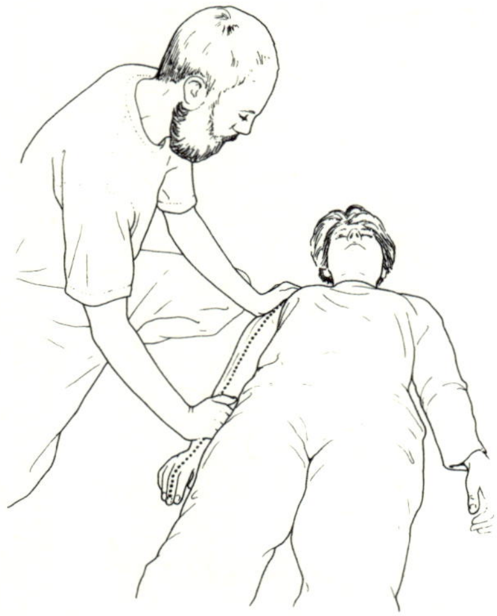

Abb. 6.47
Gallenblasen-Verlängerung

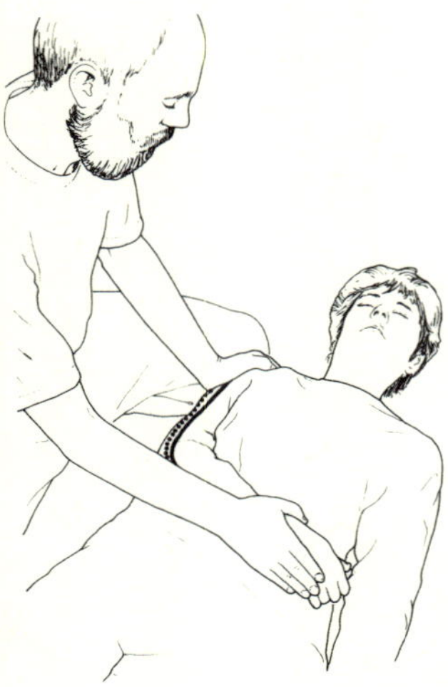

Abb. 6.48
Dreifacher-Erwärmer-Verlängerung

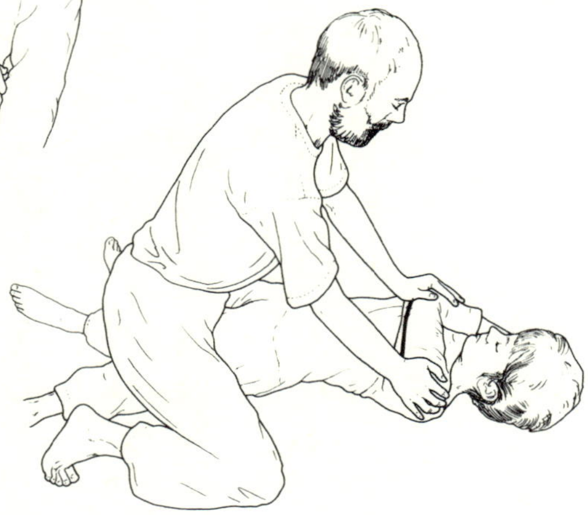

Abb. 6.49
Dünndarm

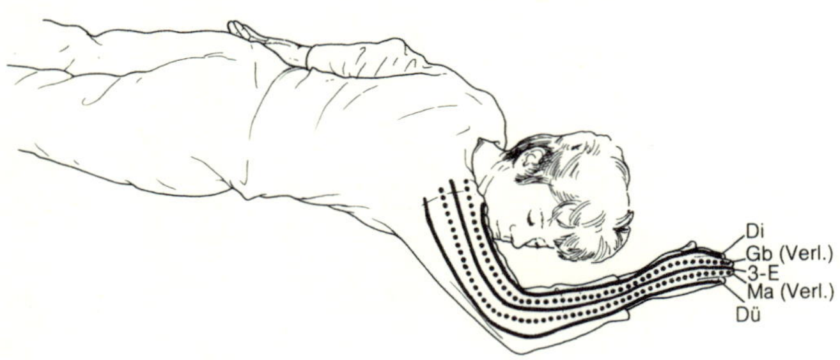

Abb. 6.50
Arm über dem Kopf legt die Meridiane auf der Vorderseite des Arms frei.

Dehnungen in Bauchlage

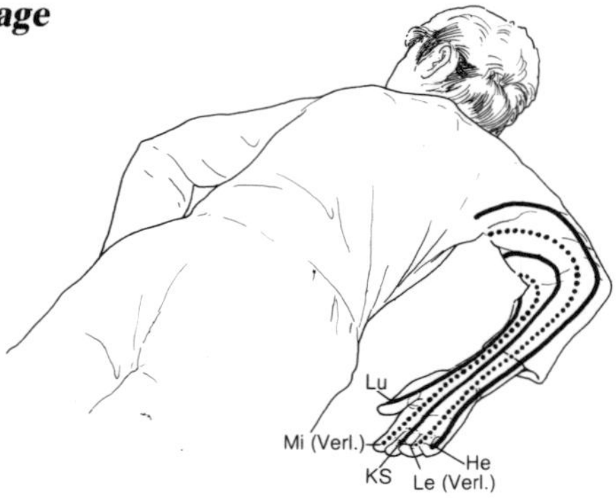

Abb. 6.51
Arm in Seitenlage legt die Meridiane auf der Rückseite des Arms frei.

Dehnungen in Seitenlage

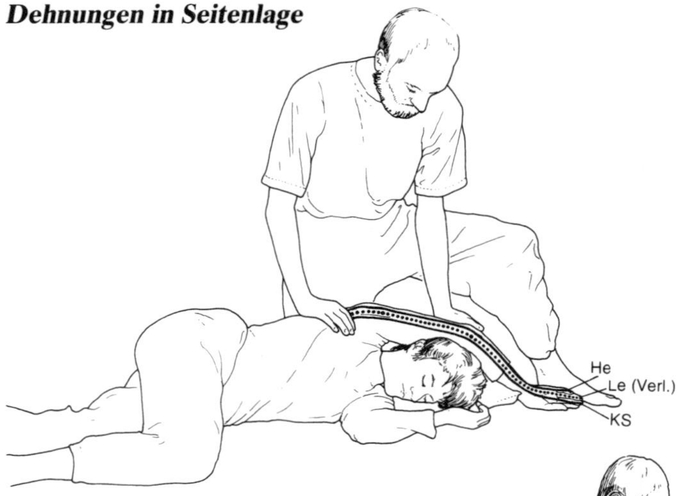

Abb. 6.52
Herz/Leber-Verlängerung/Herz-Kreislauf

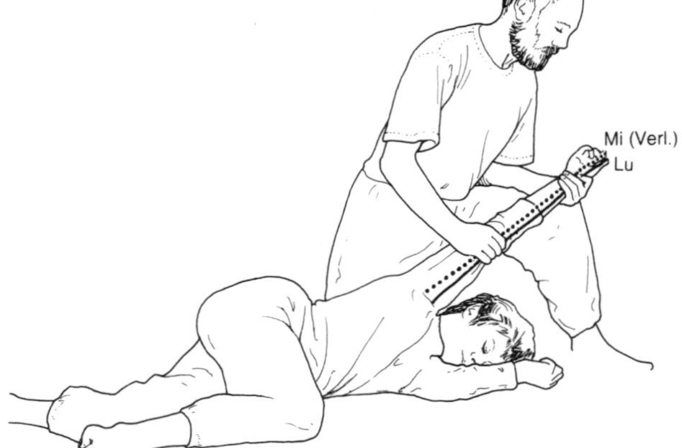

Abb. 6.53
Milz-Verlängerung/Lunge

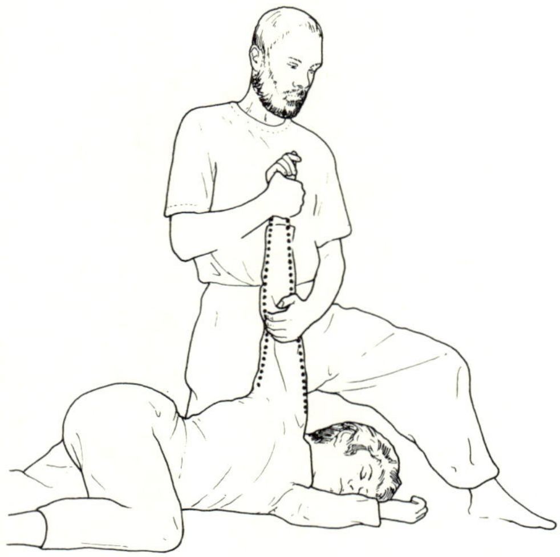

Abb. 6.54
Nieren-/Blasen-
Verlängerung

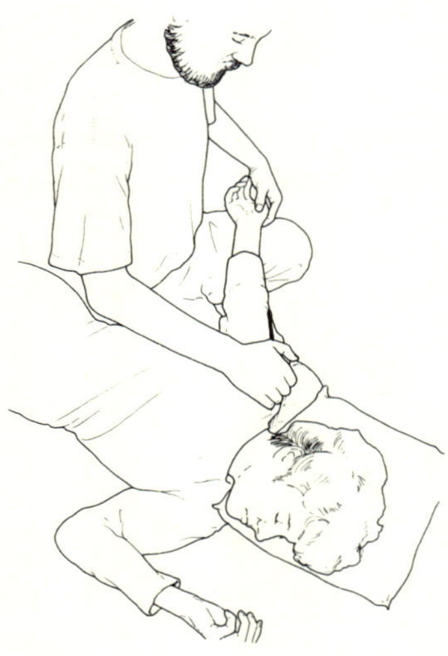

Abb. 6.55
Dickdarm (Meridian
durch die Sicht auf die
Oberseite des Arms
verdeckt)

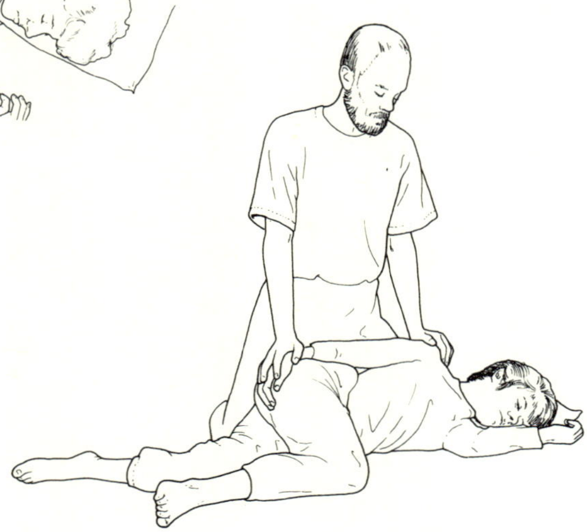

Abb. 6.56
Gallenblasen-
Verlängerung/
Dreifacher-Erwärmer-/
Magen-Verlängerung

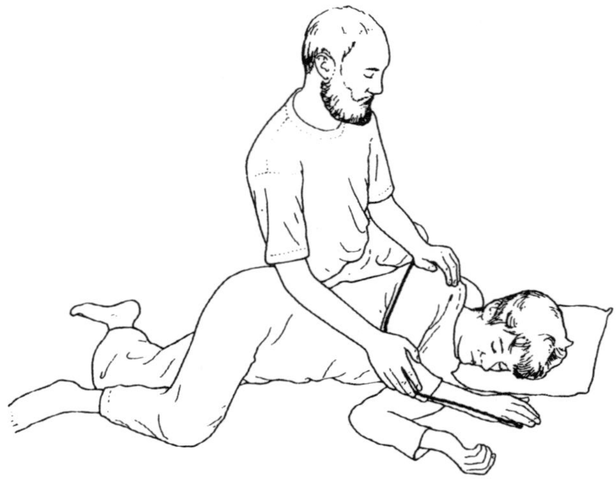

Abb. 6.57
Dünndarm

Dehnungen im Sitzen Mit ein wenig Einfühlungsvermögen und Phantasie kann man die Dehnungen in Rückenlage auch für Sitzpositionen nutzen.

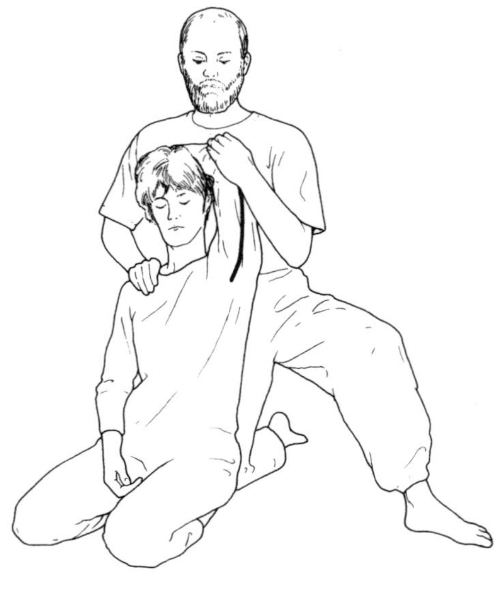

Abb. 6.58
Herz

Freilegen der Meridiane im Rumpf

Im allgemeinen liegt der Empfänger einfach auf dem Rücken, wenn es darum geht, die Meridiane auf dem Bauch freizulegen. Soll an den Meridianen auf dem Rücken gearbeitet werden, so nimmt er die Seiten- oder Bauchlage ein (siehe Abb. 6.59).

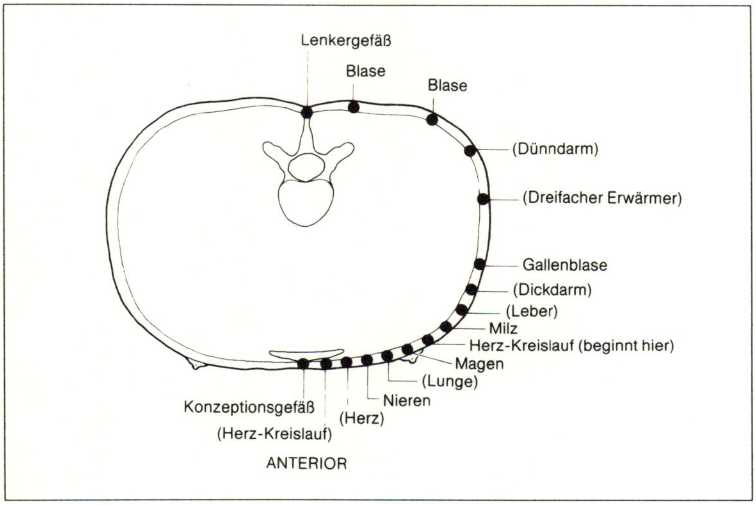

Abb. 6.59
Querschnitt durch den Rumpf in Nabelhöhe, von oben gesehen.

Freilegen der Meridiane im Halsbereich

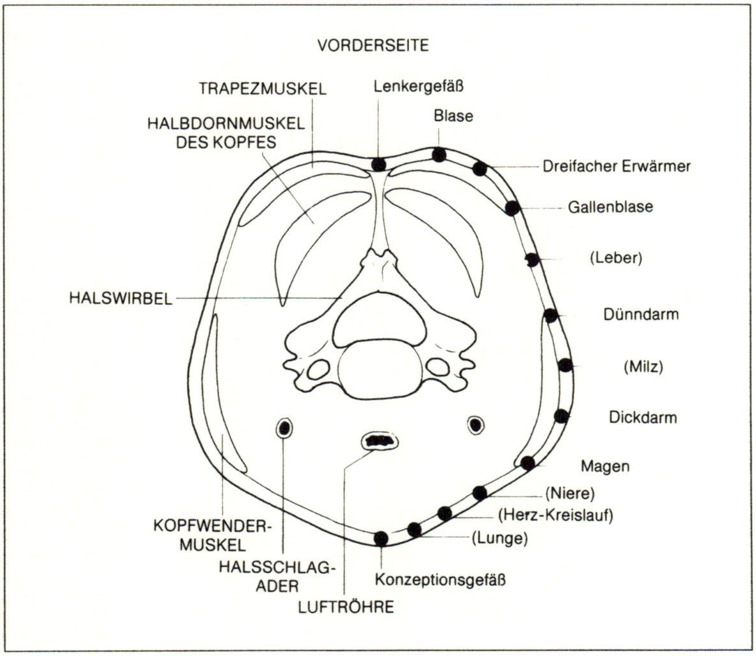

Abb. 6.60
Querschnitt durch den Hals in mittlerer Höhe, von oben gesehen.

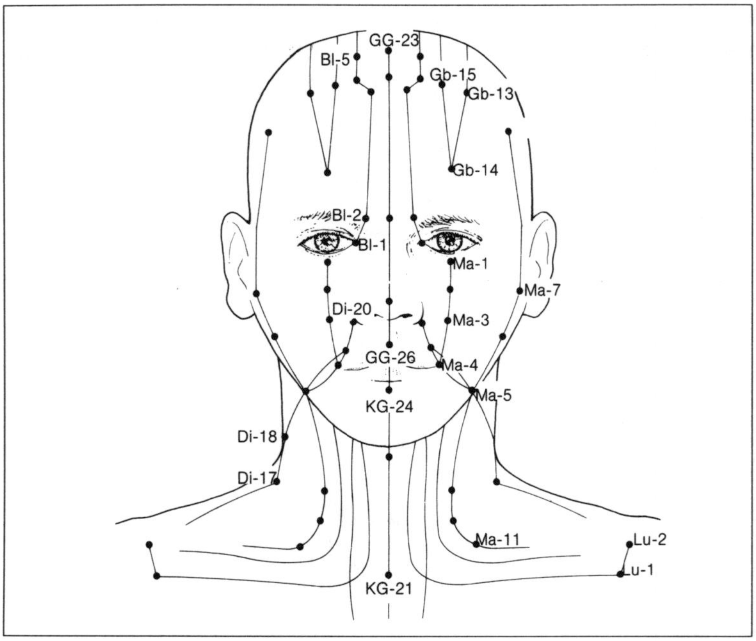

Abb. 6.61
Vorderansicht des Halses

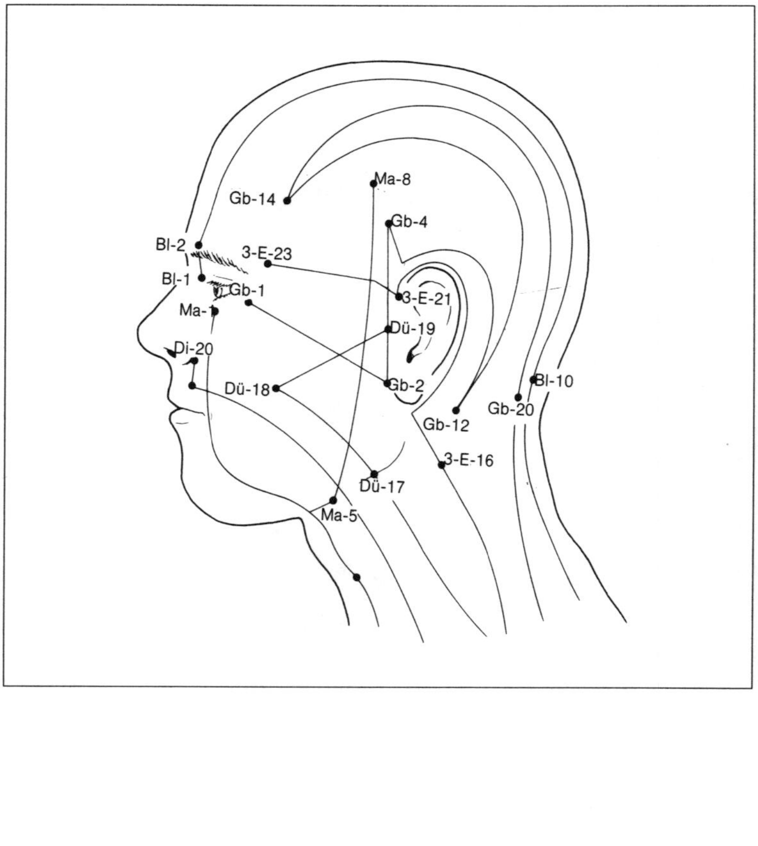

Abb. 6.62
Seitenansicht des Halses

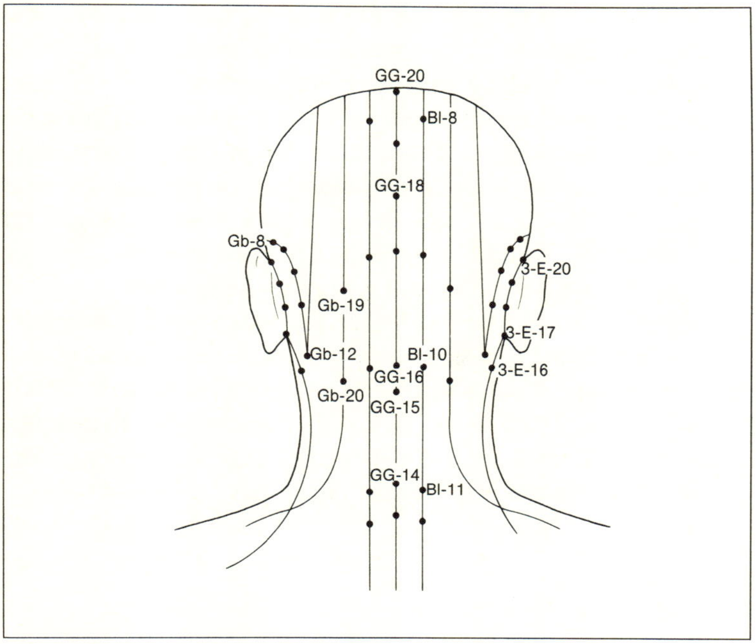

Abb. 6.63
Rückansicht des Halses

Zerstreuen von Jitsu in den Meridianen und Lindern von Muskelverspannungen durch aktive Dehnung

Alle beschriebenen Techniken zur Verbesserung der Muskelflexibilität und der Blut- und Lymphzirkulation können auch angewandt werden, um Jitsu eines Meridians zu zerstreuen und um Muskelverspannungen zu lockern. Ebenso könnte man eine aktive Dehnung in vielen anderen Fällen zur Öffnung der Meridiane anwenden. Denken Sie daran, daß es für Muskelverspannungen immer eine Ursache gibt, mit der man sich befassen muß, um die größtmögliche Besserung des Zustands zu erreichen. So können Verspannungen der Schulter- und Nackenmuskulatur psychisch bedingt sein, aber natürlich auch durch Haltungsfehler wie beispielsweise eine falsche Hüftstellung oder eine Schwäche der Muskulatur im Bereich der Lendenwirbel hervorgerufen werden.

Dehnen des Brustkorbs durch passive Dehnung mit Unterstützung eines Partners

Vielen Menschen mangelt es einfach deshalb an Vitalität, weil ihre Atmung eingeschränkt ist. Dies ist teilweise die Folge einer schlechten Haltung, entstanden durch eine überwiegend sitzende Lebensweise, und teilweise resultiert es daher, daß die

Betreffenden nicht mit ihrem Hara in Verbindung sind – was durch eine sitzende Lebensweise verschlimmert wird. Wenn jemand die Verbindung zu seinem Hara verloren hat, verlagert sich sein Schwerkraftzentrum sofort nach oben, wodurch die Atmung auf den oberen Bereich der Brust konzentriert wird. Außerdem vermag man den Alltagsstreß nicht mehr in einer entspannten Haltung zu bewältigen und wird anfälliger für emotionale Hochs und Tiefs. All dies hat zur Folge, daß die Atmung flacher, schneller und unregelmäßiger wird.

Deshalb sollte der Shiatsu-Praktiker dem Empfänger helfen, sich zu entspannen und sich seines Zentrums bewußt zu werden. Eine gute unspezifische Shiatsu-Massage erfüllt diese Funktion ausgezeichnet. Direkte Arbeit an der Dehnung des Brustkorbs kann es dem Empfänger ermöglichen, vielleicht zum ersten Mal zu erfahren, was tiefes Atmen ist (siehe Abb. 6.64 und 6.65).

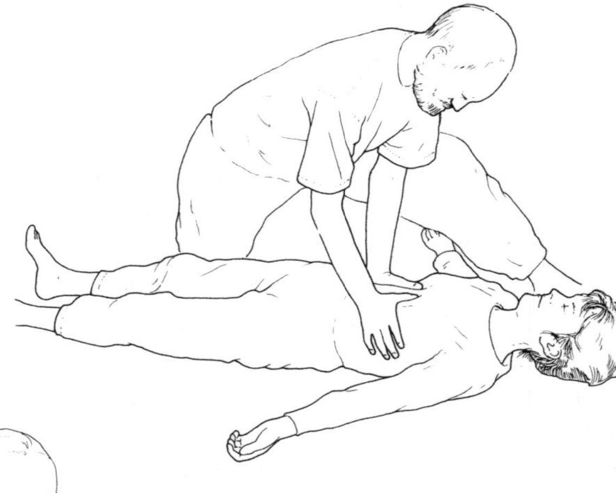

Abb. 6.64
Rückenlage: Druck auf die unteren Rippen zur Verbesserung des Ausatmens. Aufgrund des dadurch ebenfalls verbesserten Einatmens, dehnt der Empfänger automatisch den unteren Teil des Brustkorbs und verstärkt sein Gewahrsein in diesem Bereich. Die Wirkung kann noch gesteigert werden, wenn man die Arme des Patienten über den Kopf legt.

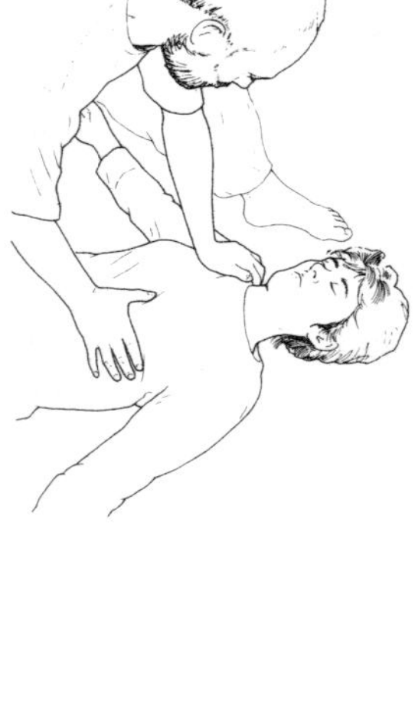

Abb. 6.65
Rückenlage: Diagonaler Druck auf die Rippen; diese und die in der vorigen Abbildung beschriebene Technik kann man auch anwenden, wenn der Empfänger auf dem Bauch liegt. In diesem Fall wird der Druck auf die Rückseite des Brustkorbs ausgeübt.

In den vorstehenden beiden Beispielen wird dem Einatmen ein Widerstand entgegengesetzt. Bei Nachlassen des Drucks dehnt sich der Brustkorb plötzlich stark aus, was zur Folge hat, daß ein Maximum an Luft in die Lunge strömt.

Vorsicht: Dieses Verfahren ist bei Bluthochdruck, Verdacht auf Rippenschwäche und bei Asthma nicht zu empfehlen.

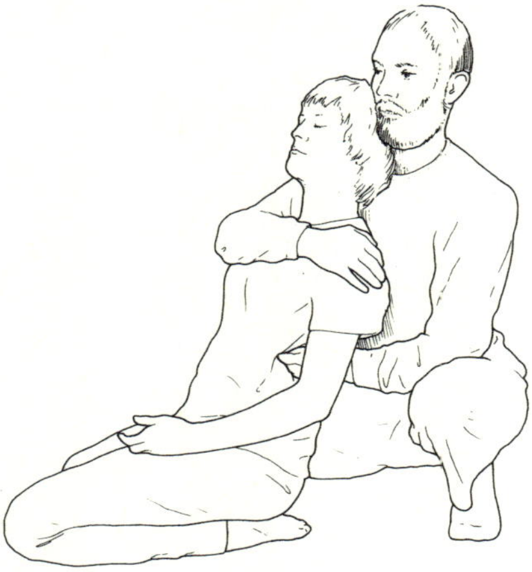

Abb. 6.66
In Sitzhaltung: «Falten», indem man die Handteller am Rücken einsetzt.

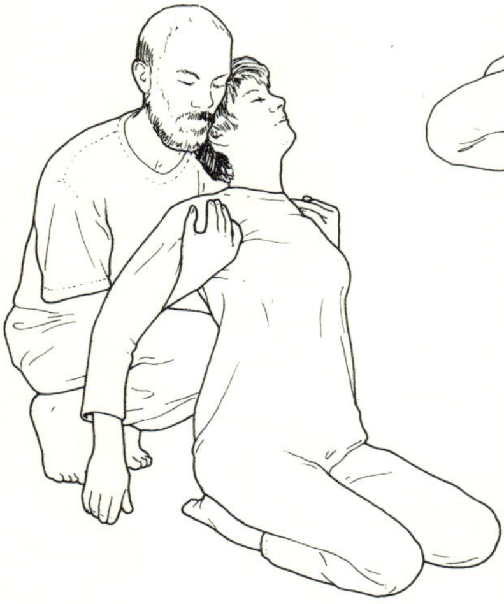

Abb. 6.67
In Sitzhaltung: «Falten», indem man die Knie in den Rücken drückt (diese Technik ist wirksamer, sie kann aber auch schmerzhaft sein).

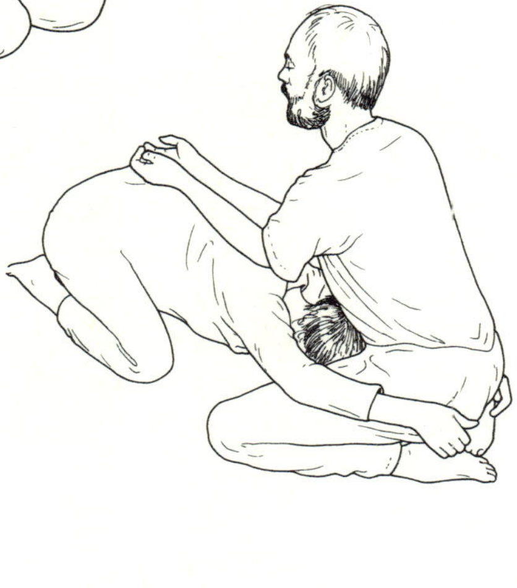

Abb. 6.68
In Sitzhaltung: Empfänger kniet und beugt sich nach vorn, wobei er sich mit den Armen auf den Oberschenkeln des Gebers abstützt. Der Geber übt mit den Unterarmen Druck auf den Rücken des Empfängers aus.

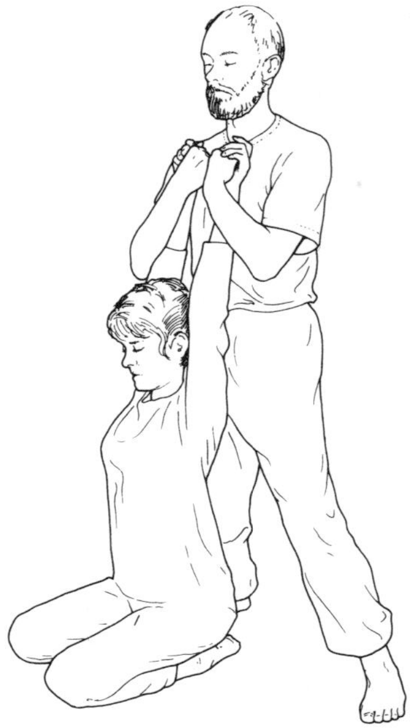

Abb. 6.69
Im Sitzen: Der Geber steht und zieht die Arme des Empfängers über den Kopf hoch, wobei er gleichzeitig einen Oberschenkel leicht in den Rücken des Empfängers drückt.

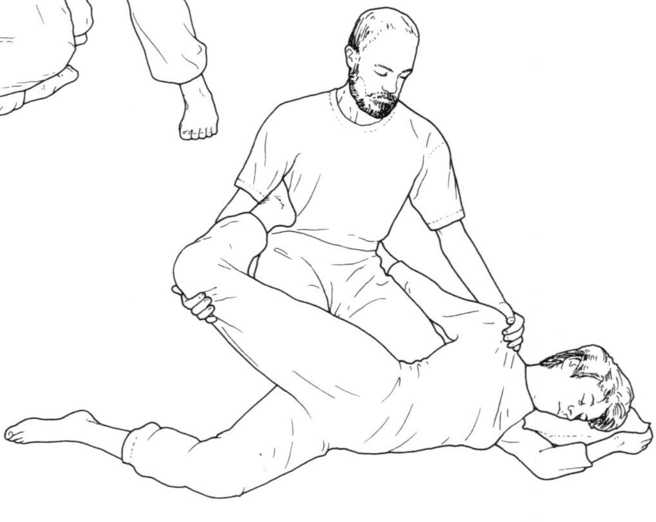

Abb. 6.70
In Seitenlage: «Bogen»-Dehnung (die auch eine extreme Streckung des Magenmeridians bewirkt).

Ein Wort über die Bänder

Es ist ein verbreitetes Mißverständnis, daß es wünschenswert sei, die Bänder im Umfeld eines Gelenks zu «lockern», um die Bewegungsfähigkeit des betreffenden Gelenks zu verbessern. Nichts könnte der Wahrheit ferner liegen. Die Bewegungsfähigkeit jedes beliebigen Gelenks wird durch angespannte Muskeln eingeschränkt. Die Bänder haben die Funktion, das Gelenk zu stützen und zu stabilisieren und dadurch eine exzessive Bewegung oder eine Bewegung in eine unerwünschte Richtung zu verhindern. Bänder «binden» die Gelenke buchstäblich an ihrem Platz fest.

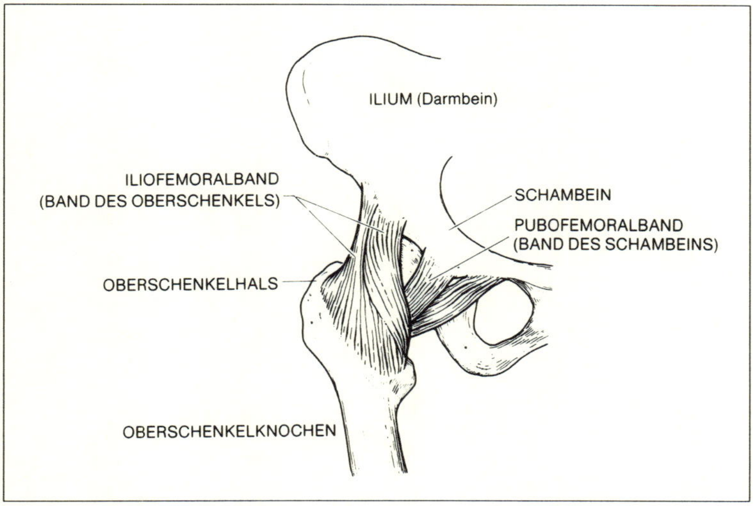

Abb. 6.71
Bänder im Bereich des Hüftgelenks

Die Bänder haben selbst keinerlei Elastizität und sind nicht in der Lage, sich zusammenzuziehen, da sie aus Bündeln von Bindegewebe bestehen. Wenn Sie ein Band dehnen, schwächen Sie es nur und machen es dadurch anfälliger für Zerrungen. Und wenn Bänder erst einmal gezerrt sind, ist es außerordentlich schwierig, sie wieder in ihren vorherigen Zustand zu versetzen, weil sie sehr schlecht mit Blut versorgt werden. Wenn die Bänder an einem Gelenk gelockert sind, so kann dies zur Folge haben, daß das betreffende Gelenk immer wieder herausspringt, so wie es häufig beim Schultergelenk geschieht. Außerdem können die einander gegenüberliegenden Gelenkoberflächen falsch aufeinandertreffen, was zu einer ungleichmäßigen Abnutzung führt und zu frühzeitigen Gelenkentzündungen.

Eine kräftige, aber flexible, dehnbare Muskulatur mit starken, festen Bändern ist ideal. Schwache Muskeln und lockere Bänder sind nachteilig. Es gibt jedoch Fälle, in denen die Gelenke zu fest «zusammengeschnürt» sind; dann ist eine vorsichtige Mobilisierung notwendig.

Teil II

Shiatsu-Therapie und östliche Medizin

Shiatsu ist seinem Wesen nach eine taktile, praktische Methode zur Förderung der Gesundheit. Man kann Shiatsu ausüben, auch wenn man relativ geringe Kenntnisse über seine theoretischen Grundlagen hat. Doch ist ein umfassendes Verständnis seiner Ursprünge in der östlichen Medizin eine wichtige Ergänzung der intuitiven Fertigkeiten; außerdem wird durch Einsicht in die theoretischen Grundlagen das Selbstvertrauen des Therapeuten gestärkt.

Die Anwendung der Kyo/Jitsu-Methode bei Diagnose und Behandlung kann sehr nützlich sein. Doch liefert diese Methode allein noch keinerlei Hinweise auf die Ursachen eines Ungleichgewichtszustandes und auch nicht auf die Faktoren, die den Symptomen zugrunde liegen. Die Theorie der östlichen Medizin ermöglicht es, Entstehung und Manifestationen physischer und geistiger Disharmonien zu verstehen.

Deshalb geht es in diesem zweiten Teil des Buches um die Prinzipien der traditionellen östlichen Medizin. Berücksichtigt werden dabei alle jene Bereiche, die für ein umfassendes Verständnis der Krankheitsursachen und die Möglichkeiten, sie durch Shiatsu zu lindern, von Bedeutung sind. Nur durch eine profunde Kenntnis der theoretischen Grundlagen läßt sich die Art von Mißverständnissen und Verallgemeinerungen vermeiden, denen die östliche Medizin manchmal zum Opfer fällt.

Gewöhnlich verläßt sich ein Shiatsu-Therapeut entweder stärker auf seine Sensibilität und Intuition oder mehr auf seinen

Verstand und sein Wissen. Der erstgenannte Typ baut weniger auf seine theoretischen Kenntnisse als auf sein Gespür für den Fluß des Ki. Der zweite Typ nutzt sein größeres Spektrum an diagnostischen Möglichkeiten und greift bei der Behandlung häufiger auf die klassischen Tsubos zurück. Wenn man sich aber ausschließlich auf die eine oder auf die andere Herangehensweise stützt, so schränkt dies die Wirksamkeit der Behandlung erheblich ein. Man kann einen Shiatsu-Therapeuten dann als wirklich kompetent bezeichnen, wenn er alle Möglichkeiten des Shiatsu zu nutzen versteht, indem er sowohl seine Sensibilität und Intuition als auch sein theoretisches Wissen einsetzt. Praktiker mit einer solchen umfassenden Ausbildung werden der Shiatsu-Therapie dazu verhelfen, auch bei uns in der Naturheilkunde in Zukunft eine wichtige Rolle zu spielen.

7 Tao und Yin/Yang

Tao

Die chinesische Medizin hat sich aus der uralten Weisheitslehre vom Tao entwickelt. Tao heißt wörtlich übersetzt «Weg» oder «Pfad». Für die Taoisten bedeutet dieser Begriff jedoch «Der Weg (die große Ordnung) des Universums». Eine der Grundaussagen dieser Lehre ist, daß das Tao alle Phänomene in sich einschließt, weshalb sie letztendlich als ein Ganzes wirken. Alle Dinge im Leben sind nur als Teil eines Ganzen zu begreifen.

Weil die Allgegenwart des Tao schwer zu verstehen ist, ist Tao als «nicht faßbar und nicht greifbar», als «unklar und dunkel» für Geist und Sprache bezeichnet worden. Wie der große Weise Lao-tzu uns im klassischen Werk der taoistischen Philosophie, dem *Tao-te ching*, erklärt: «Das Tao, das sich aussprechen läßt, ist nicht das ewige Tao. Der Name, der sich nennen läßt, ist nicht der ewige Name.»

Das Tao ist jene «unreduzierbare Dimension des Realen», die man nicht denken kann und die sich mit Hilfe des analytischen Instruments der Sprache nicht beschreiben läßt: Man muß sie durch unmittelbare Erfahrung kennenlernen – man muß sie leben. Sie ist unserem Geist verborgen und doch unserem Sein innig vertraut.

Das Tao dient, erhält und läßt zu, statt zu beherrschen und zu lenken: «Die zehntausend Dinge hängen von ihm ab: Es hält nichts zurück. Es erfüllt seinen Zweck schweigend und erhebt keinen Anspruch.»

Alle Dinge umarmend und nichts zurückweisend, drückt das Tao eine Höchste Wirklichkeit aus, die «keine Größe zeigt und deshalb wahrhaft groß ist». Statt Macht *auszuüben* wie der Gott der jüdisch-christlichen Religionen, *enthält* es Macht wie «ein leeres Gefäß. Es wird benutzt, aber nie gefüllt.» Mühelos erfüllt das Tao allein aufgrund seiner Allgegenwart die Rolle eines vereinigenden Prinzips: «Das Netz des Himmels reicht weit. Obwohl es grobe Maschen hat, entgeht ihm nichts.»

Lao-tzu ermahnt uns, «eins mit dem Tao» zu sein. Im Shiatsu sollte der Geber zulassen, daß er seine Energie auf mühelose Weise auf den Empfänger überträgt, ohne Anstrengung und Anspannung und ohne manifeste physische Kraft anzuwenden. Statt dessen sollte er die Schwerkraft und das Körpergewicht nutzen, um Druck auszuüben. Der Shiatsu-Praktiker wird, wie das Tao, zu einem «leeren Gefäß».

Aus der Perspektive des Tao sieht der Therapeut die Disharmonie des Patienten als einen Teil der Geist/Körper-Einheit, der sich von seiner wahren Ganzheit abgetrennt hat. Er stellt die Harmonie dadurch wieder her, daß er dem Patienten hilft, sein angeborenes Einssein wiederzufinden. «Das Tao des Himmels strengt sich nicht an, und doch siegt es.»

Krankheit wird deshalb aus taoistischer Sicht als eine Situation verstanden, in welcher der Mensch auf irgendeiner Ebene «aus dem Tritt geraten» ist, sich nicht mehr in Einklang befindet mit dem dynamischen, sich ständig verändernden und doch harmonischen Gleichgewicht der Natur. In krassem Gegensatz hierzu steht die Anschauung der westlichen Medizin, die Krankheit als eine Kraft betrachtet, die von außen in den Menschen eindringt und keinerlei Beziehung zum Ganzen hat. Der Taoist hingegen ist der Überzeugung, daß «diejenigen, die erobern wollen, nachgeben» müssen.

Das Tao ist der Ursprung jeder Ordnung; einer kosmischen Ordnung, die ihrer Natur nach nicht statisch, sondern organisch ist. Es ist in sich vollkommen und bedarf keiner Doktrin, um existieren zu können. «Man kann es nicht verbessern. Wenn man versucht, es zu verändern, zerstört man es. Wenn man versucht, es festzuhalten, verliert man es.»

Das Tao leitet ohne Gesetze und Gebote und erhält die Harmonie durch «Tugend», durch die «alle Dinge genährt» werden. «Tugend» bedeutet, nach dem Tao zu leben:

Erschaffen, ohne zu beanspruchen,
Tun, ohne es sich als Verdienst anzurechnen,
Leiten, ohne einzugreifen.

Yin/Yang

Yin und Yang sind untrennbar mit dem Tao verbunden: Sie sind die beiden Hände, durch die das Tao sich manifestiert und die Schöpfung ordnet. Obgleich sie zwei polare, antagonistische Tendenzen repräsentieren, ergänzen sie einander und bedingen einander. Alles Existierende hat einen Yin- und einen Yang-Aspekt; nur relativ betrachtet ist irgend etwas stärker Yin oder stärker Yang als etwas anderes. Man kann mit Hilfe der Yin/

Yang-Diade die Beziehung zwischen allen dualistischen Strukturen, Funktionen und Prozessen aufzeigen. Die Yin/Yang-Diade bildet die Grundlage der östlichen Medizin.

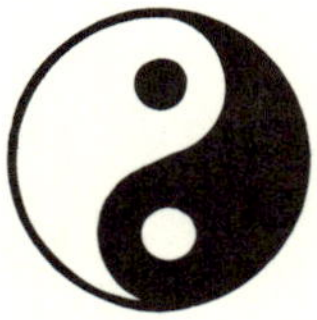

Abb. 7.1
Yin/Yang

Der Yin-Aspekt eines Phänomens ist der strukturelle und substantielle Aspekt; sein Yang-Aspekt hingegen ist der aktive und energetische Aspekt. Yin wird deshalb mit dem Verdichteten (Materialisierten) und Gefestigten (Konkreten) gleichgesetzt, das von der Schwerkraft der Erde beherrscht wird. Yang ist die mobilisierende und expandierende Kraft, die in ihrer Bewegung zentrifugal ist und mit der nichtmateriellen Existenz oder dem «Himmel» assoziiert wird.

Yin ist wie das Ovum; Yang gleicht dem Sperma. Yin bleibt eine potentielle Energie, bis es durch Yang aktiviert wird. So wirkt der «Himmel» auf die Erde ein, und die Erde nährt den «Himmel». Beide sind voneinander abhängig; sie fließen ineinander und enthalten einander, so wie es durch ihr Symbol dargestellt wird.

Hinsichtlich des Geschlechts wird Yin als stärker weiblich bezeichnet und Yang als stärker männlich. Doch ebenso wie es unzutreffend ist, wenn man sagt, ein bestimmtes Nahrungsmittel sei Yin oder Yang, ist es auch falsch zu sagen, daß eine Frau Yin und ein Mann Yang sei. Alle Dinge und alle Wesen sind ein Wechselspiel beider Kräfte.

Yin/Yang im menschlichen Körper

Hinsichtlich der Energetik des menschlichen Körpers hat die chinesische Medizin vier wichtige Yin/Yang-Polaritäten hervorgehoben und sie als die «Acht Prinzipien» oder «Acht Grundmuster» bezeichnet. Die Acht Prinzipien liefern die Grundkategorien zur Klassifizierung körperlicher Disharmonien.

Innerlich/Äußerlich Die ersten beiden dieser Acht Prinzipien stellen ein Konzept der Lokalisierung von Yin/Yang im Körper dar: Es sind die Begriffe Innerlich und Äußerlich. Das Innere des Körpers, wo sich die inneren Organe befinden, ist der dichtere Bereich; er hat folglich in stärkerem Maße Yin-Charakter. Das Äußere umfaßt die oberflächlichen Körperschichten, die in stärkerem Maße Yang-Charakter haben, nämlich Haut und Muskeln. Die eher yang-typische Rolle des Äußeren ist es, das Innere zu schützen, zum Beispiel vor pathogenen (krankheitserzeugenden) Faktoren wie Kälte und Feuchtigkeit, die von außen in den Körper eindringen können. Krankheiten, die auf das Eindringen von pathogenen Faktoren zurückzuführen sind, werden Krankheiten des Äußeren genannt. Derartige Zustände erfordern stets eine Shiatsu-Behandlung der zerstreuenden Art, um dem Körper zu helfen, die unerwünschten Krankheitserreger auszutreiben.

Probleme, die aus dem Inneren auftauchen, ganz gleich, ob sie nun chronischer oder akuter Natur sind, werden als Krankheiten des Inneren bezeichnet. Diese erfordern entweder eine tonisierende oder eine zerstreuende Behandlung, je nachdem, um welchen speziellen Zustand es sich handelt.

Es gibt noch eine weitere Polarität, die allerdings nicht zu den Acht Prinzipien gerechnet wird: Oben und Unten. Weil Yang die Energie beschreibt, die sich aufwärts bewegt, und Yin jene, die abwärts fließt, sind die oberen Körperbereiche stärker Yang, während die unteren stärker Yin sind. Das Gehirn, das sich am höchsten Punkt des stärker yang-betonten Bereichs des Körpers befindet, hat mit verfeinerten, subtilen Phänomenen des Yang-Charakters zu tun, nämlich mit Nervenreizen und Gedanken. Die Eingeweide, die sich in einer als Unten lokalisierbaren, yin-betonten Position befinden, stehen hingegen mit gröberen und dichteren Phänomenen von stärkerem Yin-Charakter in Zusammenhang.

Heiß/Kalt Die zweite Polarität der Acht Prinzipien ist Heiß/Kalt. Die normalen Vorgänge im Körper brauchen nicht nur der Annehmlichkeit halber innere Wärme, sondern benötigen diese vor allem, um die verschiedenen transformativen Funktionen erfüllen zu können. Prozesse des Erwärmens und des Umwandelns (beispielsweise von Nahrung in Blut) zählen zur Yang-Funktion des Körpers. Ihr Ursprung ist die «Lebenspforte» (*Ming-men*), die durch den Yang-Aspekt (den energetischen Aspekt) der Nieren entsteht und in der Nähe des Tsubos Lenkergefäß 4 (LG 4) liegt.

Im Gegensatz dazu besteht die Rolle des Yin darin, zu kühlen, zu beruhigen und zu befeuchten. Das Yin des Körpers entspringt dem Yin-Aspekt der Nieren und dem Magen, der wegen der Rolle, die er bei der Verdauung spielt, der Ursprung der Körperflüssigkeiten ist.

Wenn aus einer Vielzahl möglicher Gründe die wärmenden Funktionen des Körpers übermäßig stimuliert werden – was oft auf Kosten der kühlenden Funktionen geschieht –, entsteht ein Hitze-Zustand. Zu den Anzeichen für innere Hitze zählen Durst, eventuell Fieber, Rastlosigkeit, ein Schneller Puls, Rötung von Gesicht und Zunge und spärlich fließender, dunkler Urin. Diese Symptome deuten auf ein relatives Yang-Übermaß im Körper hin. Wenn hingegen die wärmenden Funktionen des Körpers beeinträchtigt sind, entsteht ein Kälte-Zustand, für den Frösteln, fehlender Durst, Blässe von Gesicht und Zunge und starkfließender Urin von klarer, wäßriger Färbung charakteristisch sind. Diese Anzeichen deuten auf ein relatives Yin-Übermaß hin.

Voll/Leer Die ebenfalls zu den Acht Prinzipien zählenden Kategorien Voll und Leer sind ein weiterer wichtiger Faktor bei der Beurteilung der körperlichen Verfassung des Patienten. Außerdem ist dieses Gegensatzpaar für die Shiatsu-Praxis von besonderer Bedeutung. Für einen Zustand der Fülle sind bestimmte Arten von Übermaß charakteristisch. Er tendiert stärker zu Yang. Für einen Zustand der Leere ist Mangel typisch, und er ist seiner Natur nach eher Yin. Zu den Anzeichen für einen Zustand der Fülle gehören ein plötzliches, akutes Auftreten von Symptomen, verbunden mit Schmerz, der durch Druck verstärkt wird, außerdem starkes Schwitzen, Reizbarkeit und eine laute Stimme. Zu den Anzeichen für einen Zustand der Leere gehören chronische Krankheiten, verbunden mit Schmerz, der durch Druck gelindert wird, außerdem ein geringes Maß an Schwitzen sowie Teilnahmslosigkeit und eine leise Stimme. In der Praxis treten bei den meisten Disharmonien (Ungleichgewichtszuständen) sowohl Anzeichen für einen Fülle-Zustand auf wie auch solche, die auf einen Zustand der Leere hindeuten, obwohl gewöhnlich eine dieser beiden Tendenzen vorherrschend ist.

Im Shiatsu lassen sich Fülle- bzw. Leere-Zustände unmittelbar durch Abtasten der Körperoberfläche feststellen – sowohl bei der Diagnose als auch bei der Behandlung. Klassifiziert werden sie anhand der Begriffe Kyo und Jitsu.

Jitsu bezeichnet einen Zustand der Fülle und ist gekennzeichnet durch Härte, Steifheit, Schmerz, der bei Druck stärker wird, und möglicherweise durch Schwellungen, Rötung und Hitze. Dies alles weist hin auf das Vorhandensein entweder von stagnierendem Ki (was Steifheit verursacht), von stagnierendem Blut (was oft Schwellungen hervorruft), Yang-Übermaß (was Hitze erzeugt) oder Kälte-Übermaß (wodurch Schmerzen und Krämpfe auftreten). Obwohl es schwierig ist, hierüber etwas Generelles zu sagen, treten Jitsu-Zustände am häufigsten im Bereich des Leber-, Gallenblasen- und Magenmeridians auf. Alle Meridiane oder Tsubos, bei denen Jitsu-Tendenz besteht, erfordern eine Behandlung der zerstreuenden Art.

Kyo bezeichnet einen Zustand der Leere, für den Kraftlosigkeit, Schwäche, leichter Schmerz, der sich durch Druck lindern läßt, und eine blasse, kalte Haut charakteristisch sind. Verhärtete Muskeln, denen es an Ki zu mangeln scheint, können auch auf Kyo-Chrakteristik hindeuten. Leere von Ki und/oder Blut führt gewöhnlich dazu, daß in bestimmten Körperbereichen wie beispielsweise im Hara der Muskeltonus herabgesetzt und der Widerstand gegen Druck nur gering ist. Wenn außerdem im Körper Yang-Leere besteht, kommen zu den bereits erwähnten Symptomen noch Blässe und Kälte hinzu. Obwohl es, um es noch einmal zu wiederholen, problematisch ist, zu verallgemeinern, werden Kyo-Zustände am häufigsten im Verlauf des Nieren- und des Milzmeridians festgestellt. Ein Kyo-Zustand erfordert stets eine tonisierende Behandlung.

Yin/Yang-Gleichgewicht Die letzten beiden der Acht Prinzipien sind Yin und Yang selbst, und sie dienen gewöhnlich dazu, die bereits beschriebenen sechs Kategorien zusammenzufassen.

Es gibt in der Praxis drei auf den Yin/Yang-Gegensatz bezogene diagnostische Klassifizierungen: 1. Leeres Yang; 2. Yang-Übermaß und 3. Leeres Yin. Yin-Übermaß wird meist nicht als ein allgemein verbreitetes Phänomen betrachtet, da es nur entsteht, wenn ein Mensch extremer Kälte ausgesetzt ist.

Bei zuviel Yang erzeugt der Körper Hitze und wird hyperaktiv. Dies wird als Yang-Übermaß bezeichnet. Ein Hitze-Zustand kann andererseits auch aus einem Mangel an kühler, feuchter Yin-Energie im Körper entstehen, wodurch das Yang die Vorherrschaft gewinnen und so Hitze und Trockenheit erzeugen kann. Dies wird als Yin-Leere bezeichnet. Die folgenden Diagramme veranschaulichen und vergleichen Yang-Leere und

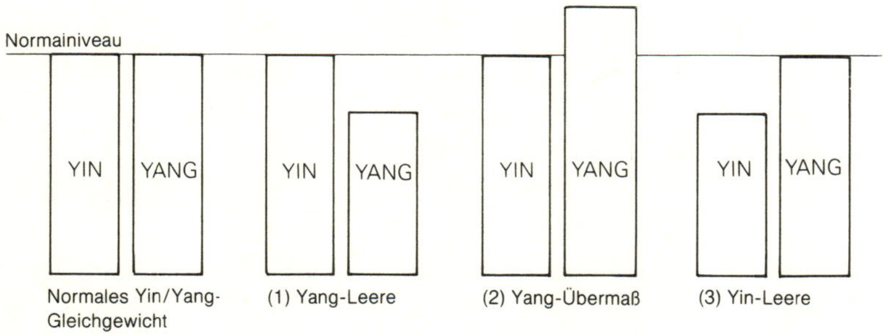

Abb. 7.2
Eine Darstellung verschiedener Yin/Yang-Kombinationen

Yang-Übermaß und zeigen den wichtigen Unterschied zwischen Yang-Übermaß und Yin-Leere.

Wir wollen nun diese drei Grundzustände körperlicher Disharmonie zusammenfassen, indem wir ihre Anzeichen und Symptome miteinander vergleichen.

Yang-Leere	*Yang-Übermaß*	*Yin-Leere*
müde	ruhelos	ruhelos, aber zugrundeliegende Schwäche
tiefer Schlaf	Einschlafstörungen/ unruhiger Schlaf	kann einschlafen, wacht aber häufig auf
kalt	heiß	heiße Hände und Füße
Tag und Nacht kalt	Tag und Nacht heiß	hauptsächlich nachmittags und abends heiß
kein Durst	starker Durst	hauptsächlich nachmittags/abends Durst
blasses Gesicht	rotes Gesicht	«rote Backen»
blasse Zunge mit weißem Belag	rote Zunge mit gelbem Belag	hellrote dünne Zunge (ohne Belag)
reichlich klarer Urin	geringe Mengen dunklen Urins	geringe Mengen dunklen Urins
weicher Stuhl	Verstopfung, manchmal mit Schmerzen	trockener Stuhl, ohne Schmerzen

Yang-Leere	*Yang-Übermaß*	*Yin-Leere*
teilnahmslos	aufgeregt	ängstlich
Mangel an Selbstvertrauen	arrogant	defensiv
apathisch	getrieben	leere Getriebenheit

Schließlich werden mit Hilfe von Yin und Yang die inneren Organe paarweise gegliedert, wobei jedem Paar jeweils ein Element zugeordnet ist. Die Yin-Organe (auch Zang-Organe genannt) sind jene, die in ihrer Struktur eher fest sind. Sie «speichern die kostbaren Substanzen» (d. h. die Essenz, Ki, Blut und die reinen Körperflüssigkeiten). Die Yang-Organe (oder Fu-Organe) werden als Hohlorgane bezeichnet; sie sind für Transport und Ausscheidung der unreinen Substanzen zuständig. Zwischen den Organen, die ein Paar bilden, besteht eine Beziehung wechselseitiger Abhängigkeit. Obgleich die wichtigsten Körperfunktionen Yin-Organen obliegen, sind die Meridiane der Yin- und Yang-Organe in der Shiatsu-Therapie von gleich großer Bedeutung.

Element	*Yin-(Zang-)Organ*	*Yang-(Fu-)Organ*
Wasser	Nieren	Blase
Holz	Leber	Gallenblase
Feuer	Herz	Dünndarm
Nahrung	Perikard (Herz-Kreislauf-Meridian)	Dreifacher Erwärmer
Erde	Milz	Magen
Metall	Lunge	Dickdarm

8 Die Vitalsubstanzen

Die Basis der östlichen Medizin bilden die vier Grundsubstanzen der Körper/Geist-Einheit: Ki, Blut, Essenz *(Jing)* und die Körperflüssigkeiten. Das Wort «Substanz» ist möglicherweise irreführend, weil man die erwähnten Faktoren eigentlich eher als Vitalkräfte verstehen sollte, mit einem jeweils unterschiedlichen Anteil an tatsächlicher «Substanz». Von den vieren ist Ki die verfeinertste und aktivste und eigentlich kaum noch als «Substanz» zu bezeichnen. Blut ist schon substantieller, doch hilft es außerdem dem Herzen, den Geist zu beherbergen. Die Essenz ist die konzentrierteste unter den Vitalsubstanzen – eine Art «essentieller Energie». Die Körperflüssigkeiten sind ebenfalls materiell in ihrer Form, doch auch sie haben eine energetische Bedeutung.

Shen kann als eine Art von Ki verstanden werden – als die verfeinertste unter allen Ki-Arten. «Shen» wird häufig mit «Seele» übersetzt, dabei bezieht es sich eigentlich nicht auf den primär «spirituellen» Aspekt des Geistes. Shen ist etwas weit Fundamentaleres: nämlich das alltägliche Bewußtsein mit allem, was es umfaßt. Dazu gehören Gedanken, Gefühle, Träume und Wahrnehmungen jeder nur denkbaren Art, nicht nur solche von «spirituellem» Charakter. (Näheres zu Shen siehe Kap. 13.)

Das Konzept des Ki Ki (im Chinesischen Ch'i oder Qi) wird gewöhnlich mit «Energie» übersetzt. Doch wenn man sich das chinesische Schriftzeichen für Ki einmal anschaut, stellt man fest, daß es sich aus zwei unterschiedlichen Komponenten zusammensetzt: aus einem Teil, der «Nebel» oder «Gas» repräsentiert, und aus einem zweiten, der «Reis» bedeutet. Diese beiden Symbole stehen für die materiellen und die immateriellen Manifestationen von Ki. Außerdem repräsentiert der Nebel die Luft, die wir atmen, und der Reis die Nahrung, die wir essen. Zusammen bilden beide das körperliche Ki.

Ki ist die Grundlage aller Phänomene im Universum und ermöglicht einen kontinuierlichen Übergang von der groben Materie zur subtilen, unsichtbaren Kraft. Es belebt und bewegt, wobei es sich ständig verändert und im ewigen Spiel des Lebens unentwegt sammelt und zerstreut.

Das Konzept des körperlichen Ki ist spezifischer, jedoch keineswegs weniger fundamental. Laut dem *Nan Jing* (das etwa 100 n. Chr. entstand) ist «Ki die Wurzel eines Menschen». Es steuert alle Körperprozesse, sowohl die physischen wie auch die geistigen; es manifestiert sich auf verschiedene Arten in unterschiedlichen Körperbereichen und mit unterschiedlicher Funktion.

Essenz

Essenz oder «Jing» ist die dichteste Form von Ki. Es entsteht bei der Zeugung und nährt den Fötus während der Schwangerschaft, während es selbst von den Nieren der Mutter versorgt wird. Man könnte meinen, es sei genetischen Ursprungs. Auf dieser sogenannten «Essenz des pränatalen (vorgeburtlichen) Himmels» beruhen die individuelle Konstitution und die Widerstandsfähigkeit gegen Krankheiten. Da sie von den Eltern ererbt wird, ist sie sowohl hinsichtlich ihrer Quantität als auch ihrer Qualität festgelegt. Doch Überarbeitung, schlechte Ernährung und übermäßige sexuelle Aktivität über einen langen Zeitraum hinweg tragen zu einer frühzeitigen Erschöpfung der Essenz des pränatalen Himmels bei. Andererseits ist es auch möglich, die Essenz durch spezielle Übungen zur Kultivierung von Ki, wie zum Beispiel Tai Chi, Qi Gong und Yoga, zu stärken.

Mit dem Begriff «Essenz des postnatalen (nachgeburtlichen) Himmels» wird die Essenz bezeichnet, die aus der Nahrung bezogen und durch Magen und Milz verfeinert wird. Sie ergänzt die «Vorgeburtliche Essenz», die in den Nieren gespeichert ist, und beide zusammen produzieren die «Allgemeine Essenz», die aufgrund ihrer flüssigen Beschaffenheit im Körper zirkulieren kann.

Die Essenz hat eine Reihe von Funktionen, die alle mit Wachstum, Fortpflanzung und Entwicklung zusammenhängen sowie mit sexueller Reifung, Empfängnis und Schwangerschaft. Es heißt, sie fülle das «Meer des Knochenmarks», das nicht nur die Knochen, sondern auch das Gehirn, die Wirbelsäule und die Zähne umfaßt.

Deshalb ist die Essenz ausschlaggebend für richtiges Wachstum und für die Entwicklung des gesamten Individuums, besonders der Knochen, Zähne und Haare. Außerdem bildet die Essenz die Grundlage für die normale Entwicklung des Gehirns.

Laut dem *Nei Jing* durchläuft die Essenz eines Mannes einen achtjährigen, die einer Frau einen siebenjährigen Zyklus. Auf diese Weise steuert die Essenz die Entwicklung der Geschlechtsmerkmale und der Fortpflanzungsfunktion. Ohne die Essenz wären Zeugung und Schwangerschaft nicht möglich. Und schließlich beeinflußt sie auch die natürliche Abnahme der sexuellen Energie und Fruchtbarkeit im Zuge des Alterungsprozesses.

Da die Essenz in den Nieren gespeichert ist, interagiert sie eng mit dem Yin, Yang und Ki der Nieren.

Man kann sich die Nieren wie einen mit Wasser gefüllten Kessel vorstellen: Das Feuer unter dem Kessel wird durch das Nieren-Yang und die am Tsubo Lenkergefäß 4 (LG-4) liegende «Lebenspforte» *(Ming-men)* erzeugt. Das Wasser, das sich in dem Kessel befindet, kann man sich als Nieren-Essenz und Nieren-Yin vorstellen. Und der Dampf, der durch Erhitzung des Wassers entsteht, repräsentiert das Nieren-Ki, das bei diesem Prozeß erzeugt wird. Das Nieren-Ki steigt somit zur Lunge auf, die es im ganzen Körper verteilt (siehe Abb. 8.1).

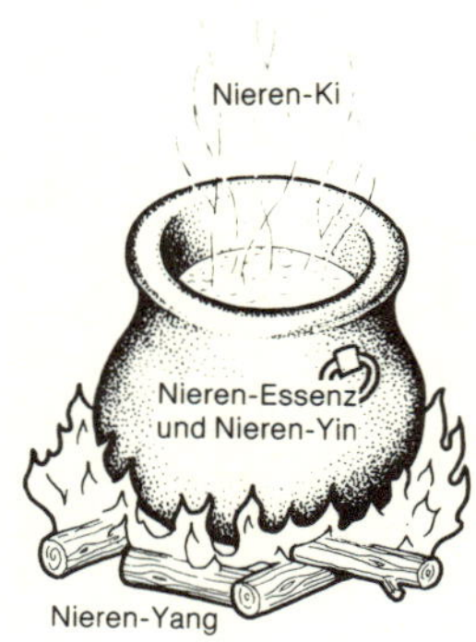

Abb. 8.1
Nieren-«Kessel»

Kurz gesagt: Die Essenz versorgt das Nieren-Yin mit der Substanz, die es benötigt, um mit Hilfe der wärmenden Wirkung des Nieren-Yang Nieren-Ki zu bilden.

Der «genetischen» Natur der Essenz schließlich ist unsere grundlegende konstitutionelle Verfassung und unsere Widerstandsfähigkeit gegen Krankheiten zuzuschreiben. Wenn sich die Essenz zum Zeitpunkt der Geburt im Mangelzustand befindet oder wenn sie später im Leben erschöpft wird, so kann dies zu den verschiedenartigsten Problemen führen. Zu den Problemen, die ihm Zusammenhang mit Wachstum, Fortpflanzung und Entwicklung auftreten, gehören Wachstumsstörungen in der Kindheit, Deformation von Knochen, Unfruchtbarkeit, wiederholte Fehlgeburten, lockere Zähne, Haarausfall, vorzeitiges Altern. Zu den Problemen, an deren Entstehung die Nieren unmittelbar beteiligt sind, gehören Schmerzen im unteren Rücken, Schwächung der Sexualkraft und Probleme mit dem Gehör. Wenn ein Mangel an Essenz das «Meer des Knochenmarks» (zu dem auch das Gehirn gehört) beeinflußt, kann es zu einer Minderung der Konzentrations- und Erinnerungsfähigkeit sowie zu Schwindelgefühlen und Ohrensausen kommen. In einem allgemeinen Sinne trägt die Essenz zur Vitalität von Ki bei und fördert die Klarheit des Geistes, während bei einem Mangel die Widerstandskraft gegen Krankheiten geschwächt wird und geistige Erschöpfung eintreten kann.

Die Stärke der Essenz läßt sich anhand der Krankengeschichte des Patienten einschätzen. Ein weiteres Zeichen für eine schwache Konstitution ist das Fehlen vollständiger Ohrläppchen: Wenn die Ohrläppchen angewachsen sind oder praktisch ganz fehlen, so kann dies als ein weiterer Hinweis dafür gelten, daß die Essenz gestärkt werden muß.

Ki Es gibt verschiedene Arten von Ki, die alle unterschiedliche physische und energetische Funktionen haben. Zu diesen Funktionen gehören die Umwandlung von Nahrung in Energie und Blut, der Transport von Flüssigkeiten, die Aufgabe, die Organe an ihrem Platz zu halten, und schließlich der Schutz des Körpers sowie seine Versorgung mit Wärme.

Die folgende Erklärung der verschiedenen Arten von Ki veranschaulicht, wie differenziert die östliche Medizin den Umwandlungsprozeß des Ki im Körper beschreibt.

Die erste Art von Ki ist das Ursprungs-Ki, das unmittelbar der Essenz entspringt; man könnte sogar sagen, es *ist* Essenz in Form von Ki. Das Ursprungs-Ki kann als unsere konstitutionelle Energie verstanden werden. Es ist die bewegende Kraft hinter jeder Körperfunktion und fungiert als Katalysator bei der Erzeugung aller anderen Arten von Ki sowie auch bei der Umwandlung von Nahrung in Blut. Somit bildet es die Basis für körperliche Vitalität und Ausdauer.

Das Ursprungs-Ki hat seinen Sitz im Zentrum des Hara: Es residiert in der Lebenspforte. Diese liegt unterhalb des Nabels, zwischen den Nieren, und ist der Ursprung der Energie und Wärme des Körpers. Zwei wichtige Punkte, KG-6 (das untere «Meer des Ki») und LG-4 (*Ming-men* oder «Lebenspforte»), geben die Möglichkeit, regulierend auf diesen Energiebereich einzuwirken. Tonisieren dieser Punkte stärkt unmittelbar die Lebenspforte und das Ursprungs-Ki. Wie die Essenz ist auch das Ursprungs-Ki eng mit den Nieren verbunden und bildet die Grundlage des Nieren-Ki. Doch ist es die Aufgabe des Dreifachen Erwärmers, das Ursprungs-Ki von der Lebenspforte in die inneren Organe und ihre zwölf Hauptmeridiane zu verteilen, wo es in den Quellpunkten an die Oberfläche tritt. (Quellpunkte verstärken die Wirkung anderer Punkte und haben eine direkte Verbindung zum Durchgangspunkt des gekoppelten Meridians.)

Nahrungs-Ki wird vom Magen und von der Milz durch Umwandlung der Nahrung in Energie erzeugt. Doch kann Nahrungs-Ki vom Körper erst genutzt werden, wenn es zur Brust aufgestiegen ist und sich mit Luft verbindet. Das aus dieser Verbindung entstandene Ki wird oft als «Ki des Körpers» bezeichnet. Die Funktion der Milz ist es, das Nahrungs-Ki zur Brust aufsteigen zu lassen, wo es mit Hilfe des Ursprungs-Ki in Blut umgewandelt wird.

Die Verbindung des Nahrungs-Ki mit dem Ki der Luft wird auch Ki des Thorax genannt. Dies ist eine verfeinerte und verdünntere Form von Ki als das Nahrungs-Ki und kann deshalb vom Körper besser genutzt werden. Es vitalisiert Lunge und Herz, gibt der Stimme Kraft und belebt den Blutkreislauf. Es wird lokalisiert am Tsubo KG-17 (dem oberen «Meer des Ki»), und man kann es durch Stimulation dieses Punktes tonisieren.

Ki des Thorax erzeugt mit Hilfe des Ursprungs-Ki Wahres Ki. Wahres Ki ist die letzte Stufe der Umwandlung des Ki von seinem relativ groben Zustand als Ursprungs-Ki. Ebenso wie das Ki des Thorax wird auch das Wahre Ki von der Lunge beherrscht, deren Hauptfunktion es ist, Ki insgesamt zu kontrollieren. Wahres Ki manifestiert sich in zwei Formen: als Nährendes Ki und als Abwehr-Ki.

Nährendes Ki zirkuliert in den Meridianen und in den Blutgefäßen und versorgt zusammen mit dem Blut den Körper mit

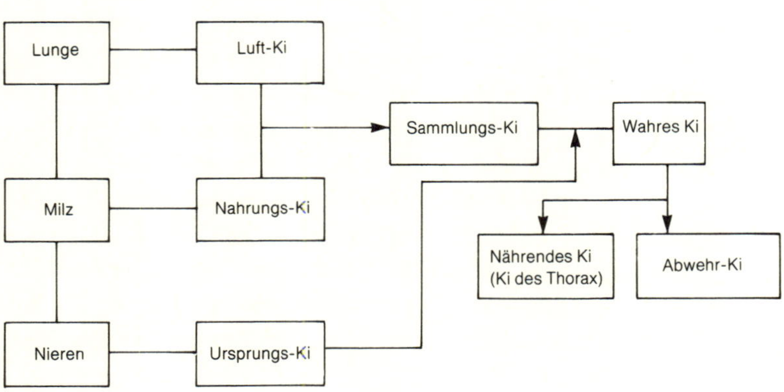

Abb. 8.2
Umwandlung von Ki

Nährstoffen. Abwehr-Ki ist, verglichen mit dem Nährenden Ki, stärker Yang und zirkuliert durch die Peripherie des Körpers in dem Raum zwischen Muskeln und Haut. Es fungiert als schützende Barriere gegenüber der Außenwelt. Während das Nährende Ki im Körperinneren zu lokalisieren ist und den Körper nährt, fließt das Abwehr-Ki auf der Körperoberfläche und schützt ihn.

Immer, wenn der Körper äußeren pathogenen Faktoren wie Hitze, Kälte, Wind und Feuchtigkeit ausgesetzt ist, fungiert das Abwehr-Ki wie ein Schutzschild, der die von außen andringenden Krankheitserreger abwehrt. Außerdem hat es die Funktion, Haut und Muskeln zu wärmen und mit Feuchtigkeit zu versorgen, die Poren zu öffnen und zu schließen und dadurch die Körpertemperatur zu regulieren.

Sowohl die Haut als auch die Muskeln werden von der Lunge kontrolliert. Deshalb sollte es nicht überraschen, daß eine Schwächung des Lungen-Ki zu einer Schwächung des Abwehr-Ki führen und den Betreffenden anfälliger für Erkältungen und grippale Infekte machen kann. Doch sollte darauf hingewiesen werden, daß das Abwehr-Ki auch vom Nieren-Ki unterstützt wird und daß es durch Milz und Magen genährt wird.

Blut Der Begriff Blut hat in der östlichen Medizin ein wesentlich umfassenderes Bedeutungsspektrum als in unserem westlichen Verständnis. Abgesehen davon, daß das Blut den Körper mit Nährstoffen versorgt, spielt es auch eine Rolle bei der Beherbergung des Geistes.

Der Prozeß der Blutbildung beginnt in der Milz, die Nahrung und Flüssigkeit zu Nahrungs-Ki, der Grundlage des Blutes, umwandelt und verfeinert. Die Lunge befördert das Nahrungs-Ki von der Milz zum Herzen. Dort wird es mit Hilfe des Ursprungs-Ki zu Blut transformiert. Obwohl die Milz der Ursprung des Blutes ist, ist das Herz das Organ, welches das Blut «regiert» – hauptsächlich, weil es für den Blutkreislauf verantwortlich ist. Doch auch die Milz spielt eine wichtige Rolle, da sie das Blut in den Blutgefäßen hält; sie «kontrolliert» das Blut.

Abgesehen davon, daß die Nieren das zur Erzeugung von Blut notwendige Ursprungs-Ki bereitstellen, spielen sie, da sie das Knochenmark produzieren, auch bei der Erzeugung von Blut eine Rolle.

Die Leber ist nicht unmittelbar an der Produktion des Blutes beteiligt, aber sie speichert das Blut in Schlafens- und Ruhezeiten. Wenn der Körper sich in liegender Stellung befindet, fließt ein großer Teil des Blutes zur Leber, wo es gespeichert wird und erst dann wieder im Körper zirkuliert, wenn dieser erneut aktiv wird.

Schließlich sollte noch erwähnt werden, daß das Blut eine enge Wechselbeziehung zum Ki unterhält. Ki ist nicht nur für die Blutbildung unverzichtbar, sondern auch für die Zirkulation des Blutes durch die Blutgefäße: Ki bewegt das Blut.

Körperflüssigkeiten

Körperflüssigkeiten sind das Produkt von fester und flüssiger Nahrung, die von Milz und Magen umgewandelt und getrennt worden sind. Die «reinen» Flüssigkeiten werden zur Lunge transportiert, die sie im ganzen Körper sowie unter der Haut verteilt und sie auch abwärts in die Nieren leitet.

Der «unreine» Anteil der Flüssigkeiten, die wir aufnehmen, wird daraufhin vom Dünndarm gefiltert; hiervon wiederum wird der reine Anteil der Blase zugeführt, um als Schweiß und als Urin ausgeschieden zu werden, während der unreine Anteil durch den Dickdarm ausgeschieden wird. Ein Teil des Wassers wird vom Dickdarm wieder aufgenommen und fließt von dort zur Blase, hauptsächlich zum Zweck der Ausscheidung.

Die Milz ist für die Körperflüssigkeiten das wichtigste Organ, da sie dafür sorgt, daß die reinen Flüssigkeiten zur Verteilung durch die Lunge nach oben und die unreinen Flüssigkeiten zur Ausscheidung durch die Blase nach unten geleitet werden. Wenn die Milz unter Ki- oder Yang-Mangel leidet und deshalb nicht in der Lage ist, Flüssigkeiten so umzuwandeln, wie sie es eigentlich können sollte, entsteht eine übermäßige Ansammlung von Körperflüssigkeiten und damit auch von Feuchtigkeit oder Schleim. In solchen Fällen muß die Milz gewöhnlich behandelt werden.

Auch die Nieren spielen bei der Kontrolle der Körperflüssigkeiten eine wichtige Rolle. Erstens wirken sie bei der Entfernung unreiner Flüssigkeiten aus dem Körper mit. Zweitens verdunsten sie einen Teil der Flüssigkeit, die sie empfangen, und leiten sie aufwärts zur Lunge, wodurch diese feucht gehalten wird. Und schließlich versorgen sie die Blase, ihr Partnerorgan, mit dem notwendigen Ki, so daß diese Flüssigkeiten in Schweiß und Urin umwandeln kann.

Die Lunge «kontrolliert die Bewegung des Wassers»; das hängt mit ihrer verteilenden und abwärtsleitenden Funktion zusammen – sie verteilt die Körperflüssigkeiten im ganzen Körper im Raum unterhalb der Haut und leitet sie außerdem abwärts zu den Nieren. (Beachten Sie, daß Nieren und Lunge in einer Wechselbeziehung stehen: Die Nieren verdunsten die Körperflüssigkeiten und leiten sie aufwärts zur Lunge, damit diese sie verteilt; die Lunge hingegen leitet die Körperflüssigkeiten abwärts zu den Nieren, damit sie ausgeschieden werden.)

Schließlich spielt auch das Organ des Dreifachen Erwärmers eine wichtige Rolle in der Physiologie der Körperflüssigkeit. Im *Nei Jing*, dem «Inneren Klassiker des Gelben Kaisers», heißt es: «Der Dreifache Erwärmer ist der für die Bewässerung verantwortliche Beamte; er kontrolliert die Wasserwege.» Der Obere Erwärmer, der mit einem «Nebel» verglichen wird, hilft der Lunge bei ihrer verteilenden und abwärtsleitenden Funktion sowie der Milz bei ihrer Aufgabe, «das Nahrungs-Ki nach oben zu befördern». Der Mittlere Erwärmer, der mit einem «sumpfigen Teich» verglichen wird, unterstützt den Magen beim Trennen der Flüssigkeiten in einen reinen und einen unreinen Anteil sowie auch dabei, den «unreinen» Anteil abwärts zu leiten. Der Untere Erwärmer ähnelt einem «Abwassergraben», weil er den Nieren, der Blase und dem Dünndarm hilft, Flüssigkeiten zu trennen und auszuscheiden. Der Dreifache Erwärmer koordiniert all diese Prozesse und sorgt dafür, daß das hierfür notwendige Ursprungs-Ki vorhanden ist.

Somit ähneln die Körperflüssigkeiten dem Blut: Beide sind hinsichtlich ihrer Umwandlung und Weiterleitung stark vom Ki abhängig. Andererseits unterstützen sie das Ki, indem sie die Organe nähren und befeuchten, die Ki produzieren, verteilen und regulieren.

9 Die Ursachen von Krankheit

Die Krankheitsursachen werden in der östlichen Medizin nach den Kategorien Innerlich (d. h. emotional) und Äußerlich (d. h. klimatisch) unterschieden. Außerdem gibt es noch eine Gruppe diverser anderer Ursachen, die nicht unter die genannten Kategorien fallen.

Die Inneren Krankheitsursachen

In der östlichen Medizin sieht man eine unmittelbare Beziehung zwischen dem Gefühlsleben eines Menschen und seiner physischen Verfassung. Jedem inneren Organ wird ein Spektrum von Emotionen zugeordnet, die in enger Beziehung zu ihm stehen. Die Organe beeinflussen den Ausdruck der mit ihnen assoziierten Gefühle, und ihre Funktion wird umgekehrt von diesen Gefühlen beeinflußt. Beispielsweise führt eine Disharmonie der Lunge zu Traurigkeit und Melancholie, und umgekehrt schwächt es die Lunge, wenn jemand sich ständig traurig fühlt. Somit wird bei der Diagnose kaum zwischen Geist und Körper unterschieden. Wenn man dies in Erinnerung behält, ist es leicht zu verstehen, inwiefern bestimmte Gefühle eine Rolle bei der Entstehung von Krankheiten spielen können.

Die sieben grundlegenden Gefühle, die die Inneren Ursachen von Krankheiten darstellen, sind:

Angst	Sorgen
Zorn	Schwermut (Grübelei)
Freude	Traurigkeit
Schock oder Schrecken	

Dies sind sehr weitgefaßte Kategorien, die ein großes Spektrum von damit verbundenen Gefühlen umfassen. Unter normalen Bedingungen spielen sie eine allgemein positive Rolle im Leben der Körper/Geist-Einheit. Negativ wirken sie sich nur dann aus, wenn sie zu intensiv werden oder wenn sie die Psyche über längere Zeit hinweg beherrschen.

1. Angst Ein gewisses Maß an Furcht und Angst ist notwendig, um das Überleben zu sichern. Doch übermäßige und langandauernde Angstzustände lassen das Ki absteigen und rauben den Nieren ihre Energie. Insbesondere raubt Furcht den Nieren das Yin, was zur Entstehung von Hitze im Herzen führt sowie auch zu verwandten Gefühlen wie Verzagtheit und Unsicherheit.

2. Zorn Zorn und Wut sind manchmal notwendig, um die eigene Autorität geltend zu machen. Doch übermäßiger und unangemessener Zorn kann dazu führen, daß das Ki aufsteigt und Stagnation oder Hitze in der Leber erzeugt. Kopfschmerzen, Verdauungsstörungen und andere Probleme sind gewöhnlich die Folge. Der Begriff Zorn kann in diesem Fall eine Reihe von verwandten Gefühlen umfassen, beispielsweise Frustration, Wut, Reizbarkeit und Groll.

3. Freude Freude wirkt sich im allgemeinen positiv auf das emotionale Befinden eines Menschen aus. Schädigend wirken können allerdings eine übermäßige freudige Erregung und ein abnormes Maß an geistiger Stimulation, die beide Formen exzessiver «Freude» sind. Diese Art von extremer Freude verlangsamt den Fluß des Ki.

4. Schock oder Schrecken Geistige Schocks zerstreuen das Ki und beeinflussen sowohl die Nieren als auch das Herz negativ. Das Ki des Herzens wird schnell geschwächt und braucht dann zu seiner Unterstützung die Nieren-Essenz. Dies wiederum führt zu einer Überlastung der Nieren.

5. und 6. Sorgen und Schwermut (Grübelei) Von Sorgen und Schwermut sagt man, sie würden das Ki «verknoten» und dadurch den Fluß des Ki in der Milz und in gewissem Maße auch in der Lunge unterbrechen. Weil die Milz der Sitz des Denkens ist, wird sie besonders stark durch obsessives und übermäßig belastendes Grübeln beeinflußt. Die zentrale Rolle der Milz bei der Verdauung wird gestört, und im Körper sammelt sich Feuchtigkeit. Die Lunge reagiert auf Sorgen, indem sie Atembeschwerden verursacht.

7. Traurigkeit Wenn sich die Lunge in einem Zustand der Harmonie befindet, ist sie die Quelle von Vitalität und Optimismus. Doch wenn wir von Traurigkeit und Kummer überwältigt werden, wird sie geschwächt. Traurigkeit «verzehrt» Ki, und dadurch entsteht Müdigkeit. Außerdem ist mittlerweile wohlbekannt, daß anhaltende Depression das Immunsystem schwächt. Dies läßt sich durch die Tatsache erklären, daß die Lunge auch das Abwehr-Ki beherrscht.

Die Äußeren Krankheitsursachen

Die Äußeren Krankheitsursachen sind physikalischer Natur und greifen aus der Außenwelt auf den Körper über. Sie werden als «Äußere pathogene Faktoren» (oder «Die Sechs Bösartigen Einflüsse») bezeichnet und sind klimatischen Ursprungs. Zu ihnen zählen:

Wind	Sommer-Hitze
Kälte	Trockenheit
Hitze/Feuer	Feuchtigkeit

Die Anfälligkeit für diese krankheitserregenden Faktoren hängt sowohl von der Stärke ihrer Einwirkung auf den Körper ab als auch von der Widerstandskraft des Körpers selbst. Wenn man in einem Gebiet mit extremen Wetterverhältnissen lebt, so wird man häufig unter Krankheiten Äußeren Ursprungs leiden. Doch Menschen mit einer schlechten Konstitution und schwachem Abwehr-Ki werden den gleichen Krankheiten auch in einer ähnlichen, aber klimatisch weniger extremen Region zum Opfer fallen.

Die klimatischen Begriffe beziehen sich sowohl auf den Ursprung der Symptome als auch auf die Art, in der sie sich jeweils manifestieren. Sie werden hauptsächlich als Mittel zur Klassifizierung von Disharmonien benutzt, die durch Umwelteinflüsse verursacht werden. Alle Disharmonien Äußeren Ursprungs sind Übermaß-Zustände. Es mag ein Ki-Mangel zugrunde liegen, der es den Krankheitserregern erlaubt, in den Körper des Betreffenden einzudringen, doch sie selbst sind ihrer Natur nach Übermaß. Deshalb müssen sie ausgetrieben werden, damit der Körper genesen kann.

Wind Während die übrigen Äußeren Krankheitsursachen stärker mit spezifischen klimatischen Einflüssen in Zusammenhang stehen, deutet der Begriff «Wind» eher auf ein Disharmoniemuster als auf einen klimatischen Faktor hin. Für Wind sind Symptome charakteristisch, die man in der westlichen Terminologie als Erkältung oder Grippe bezeichnen würde. Bei Einsetzen dieser Symptome dringt «Wind» in den Körper ein, und zwar in die äußere Schicht zwischen Haut und Muskeln, wo das Abwehr-Ki zirkuliert. Weil die Lunge das Organ ist, das die Körperoberfläche beeinflußt und gleichzeitig das Abwehr-Ki beherrscht, ist sie auch das erste Organ, das durch Eindringen von Wind beeinträchtigt wird. Wind beeinträchtigt die verteilende und abwärtsleitende Funktion der Lunge, was zu Niesen, Verstopfung der Nebenhöhlen, Muskelschmerzen, Kopfschmerzen und einer starken Kälteempfindlichkeit führt.

Für Wind sind akute Symptome charakteristisch, die die Wirkung des Windes in der Natur widerspiegeln: Er taucht plötzlich auf, verändert sich schnell und bläst kräftig, wo er will und wie lange er will. Wind in der Natur schüttelt und wiegt die Bäume; pathogener Wind verursacht Schauer. Wind ist seinem Charakter nach Yang und hat deshalb die Tendenz, Yin zu schädigen.

Die Anwesenheit von Äußerem Wind läßt sich an einem Oberflächlichen Puls feststellen (siehe S. 244ff.), da das Ki zur oberflächlichen Abwehrebene des Körpers aufsteigt, um gegen den pathogenen Faktor anzukämpfen. Es gibt zwei Arten von Äußerem Wind: Wind-Kälte und Wind-Hitze.

Wind-Kälte Für Wind-Kälte sind Symptome wie Niesen, Kälteschauer, Kälteempfindlichkeit, Husten und eine laufende Nase mit weißem oder klarem Schleim typisch. Außerdem treten wahrscheinlich Steifheit und Schmerzen in den Gliedern (vor allem im Nacken und am Hinterkopf) und ein leichtes Fieber auf; weiterhin ist das Fehlen von Schweiß und mangelnder Durst typisch. Ein Eindringen von Wind-Kälte erzeugt einen Puls, der sowohl Oberflächlich als auch Straff ist.

Wind-Hitze Für Wind-Hitze sind Fieber, Schwitzen, Durst, Husten und Verstopfung der Nase mit gelbem Schleim charakteristisch. Eine Halsentzündung und Kopfschmerzen sind ebenfalls häufige Erscheinungen. Verglichen mit Wind-Kälte sind in diesem Fall Muskelschmerzen und Kälteempfindlichkeit weniger stark ausgeprägt, wohingegen hohes Fieber auftritt. Wind-Hitze erzeugt einen Oberflächlichen und Schnellen Puls.

Kälte Äußere Kälte kann in den Körper von Menschen eindringen, die in der Kälte arbeiten. Außerdem tritt dieser Zustand häufiger bei Menschen auf, die sich nicht warm genug anziehen. Kälte verursacht Ki-Stagnation und führt zu einer Kontraktion der Muskeln und Gelenke, zu krampfartigen Schmerzen und wäßrigen Ausscheidungen. Dieser Zustand erzeugt einen Straffen Puls (siehe S. 246) und eine blasse Zunge (siehe S. 250).

Hitze-Feuer Äußere Hitze kann in den Körper eines Menschen eindringen, der in einer extrem heißen Umgegung lebt oder arbeitet – beispielsweise in einer sehr heißen Küche oder Backstube. Doch entspringen Hitze und Feuer meist dem Inneren. Sie verbinden sich mit äußeren pathogenen Faktoren wie Wind oder Feuchtigkeit und erzeugen dann zusätzliche Symptome Heißer Natur.

Wegen ihrer starken Yang-Charakteristik schädigen Hitze und Feuer das Yin des Körpers. Abgesehen von der Erzeugung eines Hitzegefühls trocknet Hitze die Körperflüssigkeiten aus und ruft Durst und Trockenheit im Mund hervor, manchmal sogar brennenden Schmerz.

Feuer hat die gleichen Eigenschaften, ist aber stärker und «fester» als Hitze. Feuer trocknet häufiger den Stuhl aus und verursacht Verstopfung, und es kann das Blut zum «Überkochen» bringen, wodurch es zu Blutungen kommt. Feuer hat eine starke Wirkung auf den Geist und führt häufig zu geistiger Unruhe und Schlaflosigkeit. Seine Tendenz, sich aufwärts zu bewegen, hat zur Folge, daß sich im Mund Geschwüre und ein bitterer Geschmack bilden. Sowohl durch Hitze als auch durch Feuer entstehen ein Schneller Puls und eine rote Zunge.

Sommer-Hitze Sommer-Hitze ist eine spezifische Art von Hitze-Invasion, die nur infolge von sehr heißem Wetter auftritt, etwa bei einem Sonnenstich. Ebenso wie Hitze und Feuer schädigt auch Sommer-Hitze das Yin des Körpers, was Durst, Schweißausbrüche und Kopfschmerzen verursacht, den Urin dunkel färbt und die Urinmenge stark verringert. Wenn Sommer-Hitze in den Herz-Kreislauf-Meridian eindringt, kann dies zum Delirium und manchmal zur Ohnmacht führen. Sommer-Hitze erzeugt einen Schnellen Puls und eine rote Zunge.

Trockenheit Trockenheit ist ein weiterer Äußerer Pathogener Faktor, der das feuchte Yin des Körpers angreift. Die extreme Trockenheit bestimmter natürlicher und künstlicher Milieus kann Trockenheit im Mund, auf der Zunge, auf den Lippen und in der Kehle verursachen. Der Stuhl kann trocken werden und der Urin dunkel und spärlich fließend.

Feuchtigkeit Feuchtigkeit ist schwer und behindert deshalb das Yang im Körper, vor allem die umwandelnde Funktion der Milz. Aufenthalt in feuchtem Klima, das Tragen feuchter Kleidung und Leben in einer feuchten Umgebung können es Äußerer Feuchtigkeit ermöglichen, den Körper anzugreifen. Äußere Feuchtigkeit dringt häufig in die Meridiane ein und sammelt sich in den Extremitäten, was zur Bildung rheumatischer Symptome führen kann. Charakteristisch dafür sind lokale, dumpfe Schmerzen, Steifheit und Anschwellen der Glieder. Äußere Feuchtigkeit kann sich auch mit Hitze verbinden und Fieber hervorrufen. Das Vorhandensein von Äußerer Feuchtigkeit wird angezeigt durch einen Vollen und Schlüpfrigen Puls und durch eine dicke Zunge mit fettem Belag.

Feuchtigkeit kann auch von innen her durch eine Schwächung der Funktion der Milz entstehen, was eine schlechte Umwandlung und Beförderung der Körperflüssigkeiten zur Folge hat. Dieser Zustand wird häufig durch übermäßigen Konsum von feuchtigkeitserzeugenden Nahrungsmitteln wie Milchprodukten und Zucker begünstigt. Für Innere Feuchtigkeit sind Symptome charakteristisch, die wesentlich langsamer auftauchen, als es bei Äußerer Feuchtigkeit der Fall ist. Häufig verursacht dieser Zustand Müdigkeit und ein Gefühl der Schwere in den Gliedern. Feuchtigkeit hat die Tendenz, zum Hara abzusinken, wo sie Schwellungen und ein Völlegefühl hervorruft. Innere Feuchtigkeit sammelt sich in der Brust und erzeugt dort ein Gefühl der Blockierung und gewöhnlich auch einen schweren Kopf, außerdem Vaginalausfluß und eitrige Hauterkrankungen. Auf Innere Feuchtigkeit können ein Feiner und Schlüpfriger Puls sowie ein fetter Zungenbelag hindeuten.

Ein wichtiger pathogener Faktor, der der Feuchtigkeit ähnelt, ist Schleim. Schleim entsteht ebenfalls durch eine Beeinträchtigung der Fähigkeit des Körpers, Körperflüssigkeiten umzuwandeln und weiterzuleiten. Doch im Fall der Produktion von

Schleim umfaßt dieser Prozeß nicht nur die Milz, sondern auch die Nieren und die Lunge. Außerdem wird Schleim nur innerlich produziert; deshalb handelt es sich dabei nicht um eine Äußere Krankheitsursache. Statt zum Hara abzusinken, hat Schleim die Tendenz, sich im Magen zu sammeln und zur Lunge, zur Nase und zur Kehle aufzusteigen. Er kann auch die «Öffnungen des Herzens vernebeln» und dadurch den Geist umwölken und verwirren.

Feuchtigkeit und Schleim verbinden sich häufig mit Hitze und Kälte, was zu den Symptomen Feuchte Kälte, Feuchte Hitze, Kalter Schleim und Heißer Schleim führt. Feuchtigkeit und Schleim können sich auch mit Feuer verbinden, wodurch Schleim-Feuer entsteht. Feuchtigkeit und Schleim sind ihrer Natur nach kalt, und sie erzeugen weißen oder klaren, farblosen Schleim und einen weißen Zungenbelag; Feuchte Hitze, Heißer Schleim und Schleim-Feuer erzeugen gelben Schleim und einen gelben Zungenbelag.

Andere Krankheitsursachen

Folgende Krankheitsursachen lassen sich nicht in die obengenannten Kategorien einordnen:

Schwache Konstitution
Schlechte Ernährungsgewohnheiten
Überanstrengung
Übermäßige sexuelle Aktivität
Traumata
Parasiten und Gifte

Schwache Konstitution Die konstitutionelle Verfassung eines Menschen ist abhängig vom Gesundheitszustand seiner Eltern, insbesondere zur Zeit der Empfängnis. Dies ist der Augenblick, in dem die Vorgeburtliche Essenz durch das Verschmelzen der elterlichen Essenzen entsteht. Die Essenz des Fötus ist abhängig von der Ernährung durch die Mutter. Ihre Gesundheit während der Schwangerschaft ist deshalb ein weiterer ausschlaggebender Faktor für die Konstitution des Kindes.

Die ererbte (auch Pränatale oder Vorgeburtliche) Essenz ist größtenteils, wenn auch nicht völlig, prädeterminiert. Sie kann durch Überarbeitung, übermäßige sexuelle Betätigung und durch Drogenmißbrauch vorzeitig erschöpft werden; oder sie kann durch bestimmte Arten der Selbstentwicklung bewahrt und verstärkt werden. Traditionell werden zu diesen Methoden der Erhaltung Tai Chi, Qi Gong, taostische Formen der Meditation und Atemübungen gerechnet. Durch Aufbauen der eigenen Ki-Reserve kann ein Mensch mit einer relativ schwachen Konstitution seine Essenz stärken.

•

Schlechte Ernährungsgewohnheiten Falsche Ernährung ist natürlich ein entscheidender pathologischer Faktor, der bei der Entstehung fast aller Krankheiten eine große Rolle spielt. Der Zusammenhang zwischen Ernährung und Gesundheit ist jedoch ein äußerst weitgespanntes Thema, so daß wir hier nur einen kurzen Blick auf seine wichtigsten Aspekte werfen können.

Die westlichen Ernährungsgewohnheiten haben zwei Hauptmängel: den übermäßigen Konsum von Nahrungsmitteln tierischen Ursprungs und den exzessiven Einfluß der Technologie auf die Landwirtschaft und auf die Nahrungsmittelproduktion. Starker Konsum von Fleisch und Milchprodukten hat zur Folge, daß der Betreffende sich sehr fettreich ernährt. Außerdem füttert man Nutztiere oft mit Hormonpräparaten und Antibiotika, damit sie «ertragreicher» werden. Die Übergriffe der Technik auf die moderne Ernährung äußern sich zudem noch im breitgestreuten Einsatz von Kunstdüngern und Pestiziden sowie in Form der allgegenwärtigen chemischen Nahrungsmittelzusätze. Durch alle diese Eingriffe wird die Möglichkeit des Auftretens degenerativer Erkrankungen verstärkt.

Unterernährung ist ein anderes ernstes Problem, sowohl in der dritten Welt als auch in den ärmeren Gebieten der westlichen Welt. Unterernährung schwächt auf gravierende Weise Ki und Blut und führt zu Milz-Mangel, was es dem Betroffenen schwerer macht, die wenige Nahrung, die er bekommt, aufzunehmen und zu verwerten. Übermäßiges Essen schwächt Milz und Magen und führt zu «Nahrungsverhaltung», einem Zustand, für den ein Völlegefühl im Bauch, Aufstoßen, Übelkeit und «Sodbrennen» charakteristisch sind.

Auch regelmäßiger Genuß von Nahrungsmitteln, die extrem Heiß oder Kalt sind, ist schädlich für die Gesundheit. Zuviel kühlende Nahrung (wie beispielsweise Salate, Früchte, Fruchtsaft und Eis) kann das Yang der Milz beeinträchtigen, wodurch ihre Umwandlungsfunktion (eine Funktion, die Wärme erfordert) geschädigt wird; dadurch kommt es zur Ansammlung von Feuchtigkeit und Schleim. Anschwellen des Bauchs und Durchfall sind gewöhnlich die Folgen.

Zu der Gruppe der Nahrungsmittel, die ihrer Natur nach sehr Heiß sind, zählen Rindfleisch, Schweinefleisch, Alkohol und stark gewürzte Speisen. Wenn man diese im Übermaß konsumiert, können sie Symptome der Hitze in der Leber oder im Magen erzeugen. Dazu zählen ein brennender Schmerz im Magenbereich und ein bitterer Geschmack im Mund. Ölige, gebratene und fettreiche Nahrung führen ebenfalls zu einer Ansammlung von Feuchtigkeit und Schleim, was insbesondere die Funktion der Milz beeinträchtigt. Verstopfung der Nebenhöhlen und ein dicker Zungenbelag sind eindeutige Anzeichen für das Vorhandensein von Schleim.

Im allgemeinen kann man sagen, daß eine gesunde Ernährung Getreide und Getreideprodukte, Gemüse, Bohnen, Früchte, Ölsaaten und Nüsse umfassen sollte. Wenn man nicht Vegetarier ist, sollte man besser Fisch und weißes statt rotem Fleisch essen. Außerdem ist ein mäßiger Gebrauch von kaltgepreßtem Öl (allerdings nicht zum Kochen bei hohen Temperaturen!) und natürlichen, unraffinierten Süßmitteln empfehlenswert. Medizinische Diäten müssen stets auf einer genauen Einschätzung der Verfassung des Patienten basieren.

Menschen, die vorwiegend unter Yang-Mangel leiden, sollten einen größeren Anteil an wärmenden Nahrungsmitteln wie Getreide und gekochtes Gemüse verzehren. Außerdem sollten Sie Ingwer und Knoblauch zum Kochen verwenden, die beide die Yang-Funktionen des Körpers stärken. Patienten, die überwiegend unter Yin-Mangel leiden, benötigen einen höheren Anteil an kühlenden und befeuchtenden Nahrungsmitteln wie gedünstetes oder rohes Gemüse und Früchte. Zu den Nahrungsmitteln, die speziell Yin tonisieren, gehören Kürbis und alle Früchte.

Nahrung sollte man stets in einem ruhigen, gelassenen Gemütszustand zu sich nehmen. Ißt man, während man aufgeregt, besorgt, in Eile ist oder während man arbeitet, so erschöpft dies Magen und Milz und beeinträchtigt die gesamte Verdauung.

Überanstrengung Geistige und physische Überanstrengung ist in der westlichen Welt eine häufige Ursache von Gesundheitsproblemen. Ein angemessenes Maß an Ruhe ist stets notwendig, um die Ki-Reserven wieder aufzufüllen. Zuwenig Ruhe über mehrere Monate oder Jahre hinweg führt dazu, daß der Körper von der Essenz zehren muß, um sich zusätzliche Kraft zu verschaffen. Dadurch wird letztlich die Essenz erschöpft und die Konstitution geschwächt.

Wiederholter Einsatz bestimmter Muskeln kann zu einer lokalen Ki- oder Blut-Stagnation führen. Die Shiatsu-Therapie kann viel dazu beitragen, solche Zustände zu lindern, weil sie den Kreislauf anregt und den Muskeltonus verbessert. Eine verwandte Form physischer Überanstrengung tritt bei Menschen auf, die in unregelmäßigen Abständen erschöpfendes Körpertraining betreiben und dadurch ihr Ki schädigen. Andererseits führt ein Mangel an Körpertraining zu Ki-Stagnation.

Weil die Milz das Denken beherbergt, kann sie durch übermäßige geistige Aktivität geschwächt werden. Mentale Überarbeitung hat auch die Tendenz, das Yin des Körpers aufzuzehren und dadurch Magen und Nieren zu beeinträchtigen.

Übermäßige sexuelle Aktivität Übermäßige sexuelle Aktivität beeinträchtigt nach östlicher Sicht die Vitalenergie. Die sexuelle Energie sowohl der Männer wie auch der Frauen stammt aus der Nieren-Essenz. Der Körper zehrt von dieser Essenz, um zur Ejakulation und zum Orgasmus zu kommen. Wenn zwischen den einzelnen sexuellen Akten so wenig Zeit liegt, daß die Essenz sich nicht wieder auffüllen kann und statt dessen die Reserven erschöpft werden, ist ein Mangel an Essenz die Folge.

Es hängt also von der Stärke der Essenz des Betroffenen ab, wann von übermäßiger sexueller Aktivität zu sprechen ist. Die Essenz erreicht ihren Gipfel Anfang der Zwanziger und nimmt dann allmählich ab. Außerdem ist sie von Mensch zu Mensch unterschiedlich stark: Wer eine robuste Konstitution hat, kann sexuell wesentlich aktiver sein, ohne seine Essenz zu beeinträchtigen.

Außerdem besteht ein Unterschied zwischen Männern und Frauen. Die männliche Sexualenergie ist enger mit der Essenz verbunden als die weibliche. Deshalb verliert der Mann bei der Ejakulation entschieden mehr Essenz als die Frau beim Orgasmus. Frauen verlieren allerdings beim Gebären von Kindern

Essenz, und es kann sein, daß es bei ihnen zu einem Mangelzustand kommt, wenn Geburten zu schnell aufeinanderfolgen.

Stärkung der Sexualfunktion und Auffüllen der Essenz erfordern eine Behandlung der Nieren, der Grundlage dieser Energien. Nieren-Yang ist verantwortlich für die Mobilisierung der Essenz, besonders bei Männern; ein Mangel führt zu Impotenz und vorzeitiger Ejakulation. Nieren-Essenz und Nieren-Yin sind besonders wichtig für die Versorgung des Uterus; Mangelzustände in diesen Bereichen können Unfruchtbarkeit zur Folge haben.

Traumata Als Traumata bezeichnet man physische Verletzungen wie Knochenbrüche und Prellungen. Traumata führen zu lokaler Stagnation des Ki und Stagnation des Blutes, wenn sie schwerwiegend sind. Gelegentlich können sie auch langzeitige Stagnation von Ki oder Blut verursachen, insbesondere wenn sie zusammen mit anderen Krankheitsursachen auftreten wie beispielsweise Äußerer Feuchtigkeit. Äußere Faktoren dringen leichter in Bereiche ein, in denen der Körper durch ein früheres Trauma geschwächt ist, wodurch ein bereits bestehendes Problem verkompliziert werden kann.

Parasiten und Gifte Parasiten – in Form von Würmern – und Gifte sind Krankheitsursachen, die vor allem Kinder befallen. Natürlich lassen sich diese Probleme nicht so leicht durch Shiatsu behandeln.

10 Die Fünf Elemente

Einleitung

Die Fünf Elemente – Wasser, Holz, Feuer, Erde und Metall – sind ein wichtiger Aspekt der traditionellen östlichen Medizin. Als energetisches System, das sowohl auf intuitiver Einsicht wie auch auf Logik gründet, geben sie dem Shiatsu-Praktiker ein Werkzeug an die Hand, mit dessen Hilfe er die körperliche, psychische und spirituelle Verfassung seiner Patienten beurteilen kann. Man muß zunächst einige allgemeine Eigenschaften der Fünf Elemente kennen und verstehen, bevor man sich mit den einzelnen Elementen detaillierter beschäftigen kann.

Zunächst einmal geht die östliche Philosophie von Fünf Elementen bzw. energetischen Phasen aus, im Gegensatz zu den vier Elementen – Feuer, Erde, Luft und Wasser – der westlichen Tradition. Esoterische Philosophen vertreten die Ansicht, daß die Zahl Fünf den dynamischen Austausch und somit die Natur selbst symbolisiert. Und genau so sollte man die Fünf Elemente

Abb. 10.1
Schöpfungs-Zyklus
(Hervorbringungsreihenfolge)

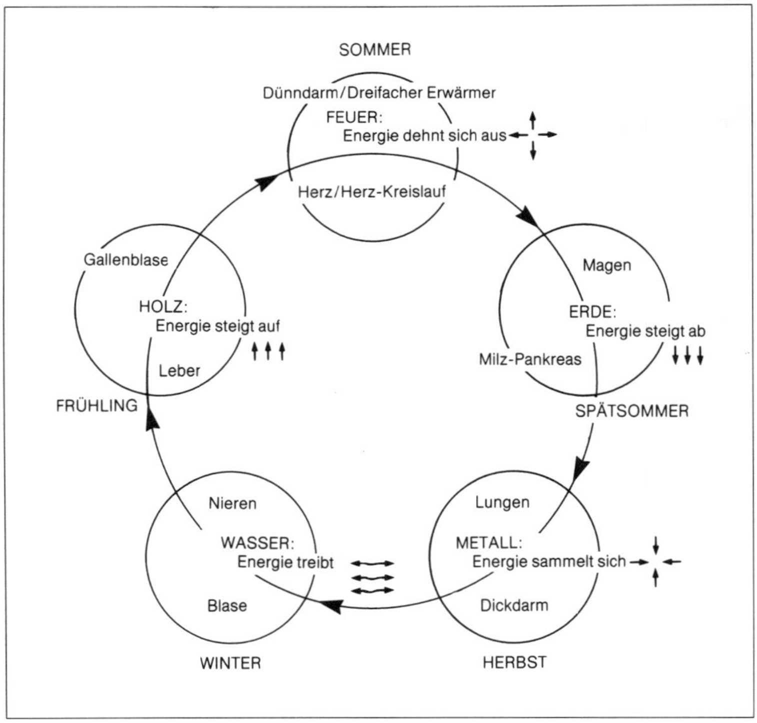

auch verstehen: als Phasen der Transformation, die auf allen Ebenen der Natur und der Geist/Körper-Einheit des menschlichen Mikrokosmos zueinander in Beziehung stehen.

Die Fünf Elemente als Phasen eines Prozesses zu verstehen statt als unveränderliche Manifestationen der Materie, wird unterstützt durch die wörtliche Bedeutung des chinesischen Begriffs für die «Fünf Phasen»: *Wu Xing*. *Wu* bedeutet «fünf» und *Xing* «Gehen» oder «Bewegen». Die Fünf Elemente bringen die «fünf Bewegungen» des Universums zum Ausdruck. Als Symbole der Natur stehen sie zu einer Vielzahl von Phänomenen in Beziehung (den Jahreszeiten, den Farben, den Emotionen und zu vielen anderen), doch werden die unterschiedlichen Eigenschaften jener Phänomene als verschiedene «Bewegungen» eines Ganzen aufgefaßt. Aus dieser Sicht kann man die Fünf Elemente als Extrapolation der Bewegungen von Yin und Yang verstehen (siehe Abb. 10.1).

Der Zyklus der Entstehung

Wir wollen uns nun anschauen, wie die Fünf Elemente die energetischen Stadien von Yin/Yang verkörpern. Das Element Wasser besitzt die Yin-Qualität des Lebens im Ruhezustand; Energie, die sich in einem treibenden Zustand befindet (so wie im Winter). Holz gibt diesem potentiellen Zustand die Yang-Eigenschaften der Richtung und des Wachstums; die Energie steigt auf (so wie im Frühling). Wachstum führt zu Selbst-Gewahrsein, das zentral für das Element Feuer ist; die Energie dehnt sich aus und erreicht ihren Gipfelpunkt (so wie im Sommer). Erde verleiht diesem Gewahrsein konkrete Form, indem sie es mit Yin nährt und so einen Ausgleich schafft; die Energie bewegt sich abwärts zur Erde (so wie im Spätsommer). Metall vollendet den Zyklus, indem es das Verbrauchte gegen das Neue austauscht; die Energie wird gesammelt, um anschließend zerstreut zu werden (so wie im Herbst). Metall ist Yin in seiner Funktion, weil es als stabiler Punkt der Begegnung fungiert. Jede Stufe erzeugt die nächste und ist damit deren «Mutter», was gleichzeitig bedeutet, daß die folgende ihr «Kind» ist.

Da die Theorie der Fünf Wandlungsphasen erstmals um 300 v. Chr. systematisiert wurde, ist diese Reihenfolge der Elemente, die als *Shen* oder «Schöpfungs»-Zyklus (auch «Hervorbringungsreihenfolge») bezeichnet wird, oftmals abgeändert worden, und sie ist in Wirklichkeit nicht so fix, wie hier der Eindruck entstehen mag. Die hier beschriebene neuere Darstellung der Reihenfolge ist in sich einleuchtend und logisch, und sie spiegelt die zyklischen Abläufe in der Natur wider. Auf den kürzesten Nenner gebracht beinhaltet die Kreisbewegung die fünf Phasen: Wasser nährt Holz; Holz brennt und erzeugt Feuer; die Asche des Feuers zersetzt sich und wird zu Erde; die Erde enthält das Erz des Metalls; und Metall schmilzt zu «Wasser» (dem flüssigen Zustand).

Eine Zusammenfassung der Elemente

Das Element Wasser wird mit der Nachtzeit und mit Ruhe assoziiert. Es gibt uns den Überlebensinstinkt und den Schaffensdrang und ruft in uns das Gefühl der Angst hervor. Es ist der Ursprung des Willens *(Zhi)* in der Geist/Körper-Einheit und verleiht ihm Ausdauer. Wasser steht in Beziehung zum Yin- oder Zang-Organ der Nieren, die die Essenz *(Jing)* beherbergen, die Grundlage unserer konstitutionellen Stärke. Das entsprechende Yang- oder Fu-Organ, die Blase, wird ebenfalls dem Element Wasser zugeordnet. Wenn bei einem Menschen das Wasser-Element vorherrscht, hat seine Gesichtsfarbe einen bläulichen Ton, seine Stimme hat einen stöhnenden Klang, und von dem Betreffenden geht ein leicht fauliger Geruch aus, den man in der Nähe der Brust oder am Rücken feststellen kann. Solche Menschen sind ein wenig ängstlich oder unsicher.

Das Element Holz wird mit dem Morgen assoziiert und mit dem Initiieren einer Handlung. Es verleiht uns die Fähigkeit zu planen, zu kontrollieren, etwas durchzusetzen, und es ermöglicht es uns, zornig zu sein. Holz steht in Beziehung zum Yin-Organ Leber, das die Ätherische Seele *(Hun)* beherbergt. Die Ätherische Seele überwacht unsere individuelle Entwicklung und ist die Quelle der Hoffnung und Vision. Das Yang-Organ, das dem Element Holz zugeordnet ist, ist die Gallenblase, welche der Sitz der Initiative ist. Bei einem Menschen mit überwiegender Holz-Energie hat das Gesicht einen leicht grünlichen Ton, seine Stimme klingt polternd, barsch und etwas abgehackt, und er verströmt einen leicht ranzigen Geruch. Solche Menschen sind gewöhnlich herrisch, gut organisiert und häufig sehr reizbar.

Das Element Feuer wird mit dem Nachmittag in Verbindung gebracht und mit Aktivität auf dem Gipfelpunkt. Es repräsentiert unsere Identität und den Drang zum Feiern, da es die Fähigkeit zur Freude und Liebe schenkt. Feuer steht in Beziehung zum Yin-Organ Herz, das Shen (den Geist) beherbergt. Shen ist die Grundlage des Bewußtseins und der Ursprung der Gedanken und Gefühle. Dies ist die verfeinertste Art von Ki. Dem Element Feuer sind auch die Organe Dünndarm, Perikard (Herzbeutel) und der Dreifache Erwärmer zugeordnet. Bei einem Menschen, dessen vorherrschende Energie die des Feuers ist, hat das Gesicht eine rötliche Färbung, die Stimme hat eine lachende oder vibrierende Qualität, und der Betreffende verströmt einen leicht verbrannten Geruch. Solche Menschen sind gewöhnlich sensibel, begeisterungsfähig oder launisch.

Das Element Erde wird mit dem späten Nachmittag und mit einem Abnehmen der Aktivität in Verbindung gebracht. Es erzeugt die Fähigkeit zur Konzentration und Analyse und befähigt zur Nachdenklichkeit. Die Erde steht in Beziehung zum Yin-Organ Milz, welches der Sitz des Denkens *(Yi)* ist. Das Denken ermöglicht dem Geist, logische Prozesse zu vollziehen, so wie die Milz die Nahrung einem Verdauungsprozeß unterzieht. Das zugeordnete Yang-Organ ist der Magen, der Sitz unserer Fähigkeit, zuzuhören und aufzunehmen. Wenn bei einem Menschen die Erdenergie vorherrscht, hat sein Gesicht eine gelbliche Farbe, seine Stimme hat einen singenden Klang, und er verströmt einen süßlichen Geruch. Oft sind solche Menschen einfühlsame Zuhörer und neigen dazu, sich Sorgen zu machen.

Das Element Metall wird mit dem Abend und dem Gleichgewicht zwischen Aktivität und Ruhe assoziiert. Es gibt uns ein Gefühl für Grenzen, von denen aus wir Neues aufnehmen und Altes loslassen können. Mit dem Prozeß des «Loslassens» ist das Gefühl des Elements Metall verbunden: Leid und Kummer. Metall steht in Beziehung zum Yin-Organ Lunge, welches der Sitz der Leiblichen Seele *(Po)* ist. Die Leibliche Seele gibt uns unsere «animalische» Vitalität und einen angeborenen Optimismus; wenn sie geschädigt wird, werden wir mutlos. Das dem Element Metall zugeordnete Yang-Organ ist der Dickdarm. Wenn bei einem Mensch die Energie des Elements Metall vorherrscht, so hat sein Gesicht eine weißliche Farbe, seine

Stimme hat einen leicht weinerlichen Klang, und er verströmt einen leicht verdorbenen Geruch. Obgleich sich solche Personen schnell von ihren Mitmenschen bedrängt fühlen, werden sie andererseits auch melancholisch, wenn sie zu den Menschen, die ihnen wichtig sind, «die Verbindung verlieren».

Der Kontroll-Zyklus Eine zweite Gruppe von Beziehungen existiert zwischen den aufeinanderfolgenden Elementen des Shen-Zyklus. In ihrer normalen Bewegung im Uhrzeigersinn wird diese Interaktion als *Ko* oder «Kontroll»-Zyklus (auch «Bezwingungsreihenfolge») bezeichnet. Der Ko-Zyklus läßt sich durch die folgenden aus der Natur entlehnten Bilder beschreiben: Holz wird durch Metall zerschnitten; Metall wird durch Feuer geschmolzen; Feuer wird durch Wasser gelöscht; Wasser wird von der Erde absorbiert, und Erde wird von Holz durchdrungen (siehe Abb. 10.2).

Wir wollen diese «Kontrolle» noch stärker veranschaulichen: Indem das Element Wasser das «Knochenmark» liefert, welches

Abb. 10.2
Kontroll-Zyklus
(Bezwingungsreihenfolge)

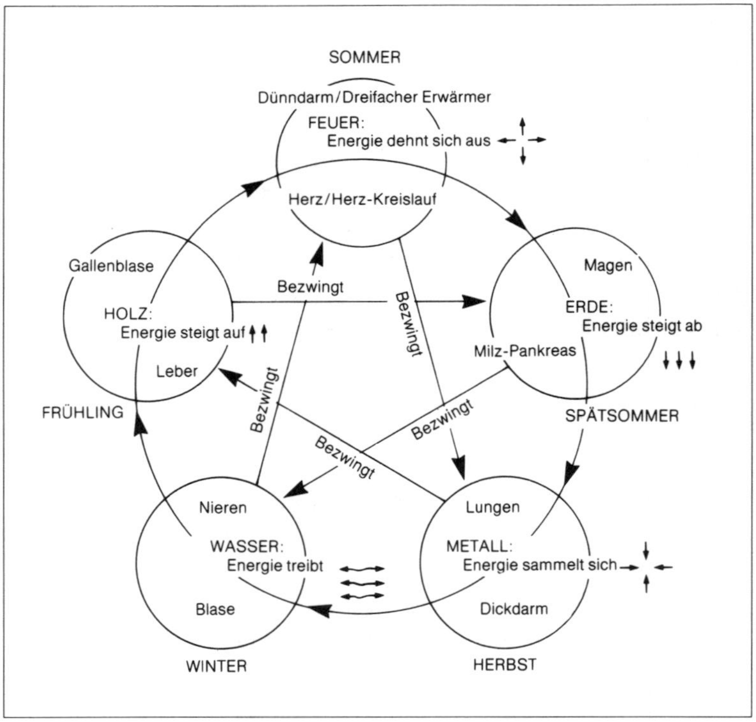

das Gehirn ernährt, verankert es den Geist des Elements Feuer, dessen grundlegende Natur es ist, sich auszubreiten. Die expansive Strahlung des Selbst, die im Feuer zu finden ist, kontrolliert die Tendenz des Metalls, sich zu konzentrieren und zu verfeinern. Metall kontrolliert Holz, indem es diesem Grenzen und Struktur gibt, die es braucht, um in geordneten Bahnen zu agieren. Der freie Fluß der Energie im Holz gewährleistet, daß die Transformationsprozesse der Erde sanft und in harmonischer Ordnung verlaufen. Und die Erde schließlich macht die uranfänglichen Kräfte des Wassers nutzbar, indem sie sie in physische Prozesse kanalisiert.

Der Shen- und der Ko-Zyklus reflektieren zwei unterscheidliche «Bewegungen» der Fünf Elemente. Die Beziehungen des Shen-Zyklus sind stärker Yin: Sie nähren einander und wirken vereinigend. Die Interaktion des Ko-Zyklus ist stärker Yang: Er reflektiert die antagonistischen Eigenschaften der Elemente. Hier setzen sie einander Grenzen und geben einander Struktur, wodurch der «Kontroll»-Zyklus entsteht.

Die Fünf Elemente im Shiatsu

Die Theorie der Fünf Elemente dient dem Shiatsu-Praktiker auf drei miteinander verbundenen Ebenen: Sie erweitert die genaue physische Diagnose, sie liefert ein umfassendes Modell zum Verständnis und zur Behandlung des Patienten auf der emotionalen Ebene, und sie vertieft das philosophische Verständnis.

Auf der Ebene der physischen Diagnose lenkt sie den Blick auf die Funktionen der Organe, mit denen die einzelnen Elemente assoziiert sind, wodurch deren Dysfunktionen klarer werden. Die Theorie der Elemente ist jedoch in der östlichen Medizin nicht das entscheidende Werkzeug zum Verständnis der Krankheiten. Ihre Bedeutung ist, verglichen mit der Theorie der Organe *(Zangfu)*, eher zweitrangig. Erst seit relativ kurzer Zeit in der Geschichte der chinesischen Medizin, in der Song-Dynastie (960–1279 n. Chr.), ist es üblich geworden, die Wechselwirkungen zwischen den Fünf Elementen in die Diagnose und Behandlung von Krankheiten mit einzubeziehen. Dennoch liefert die Elemententheorie ein flexibles, aber gleichzeitig aussagekräftiges Modell zum psychologischen Verständnis des Patienten, und sie kann dem gewissenhaften Praktiker zu einer tiefen Einsicht in die Inneren Ursachen einer Krankheit verhelfen.

Niemand befindet sich in einem Zustand vollkommener Harmonie: Wir alle haben bestimmte psychologische Tendenzen, die – in über- oder unterentwickelter Form – dazu führen, daß die emotionale Energie sich in gewissen Elementen konzentriert und in anderen nur unzureichend vorhanden ist. Alle fünf grundlegenden «Einstellungen» (oder *Zhi*) – Angst (Wasser), Zorn (Holz), Freude (Feuer), Schwermut (Erde) und Kummer (Metall) – sind notwendig für eine harmonische Entwicklung unseres Charakters. Wenn wir uns auf eine oder zwei dieser «Einstellungen» fixieren, können sie zu «Leidenschaften» *(Qing)* werden und dann die Psyche dominieren.

Beispielsweise haben wir durch unsere Beobachtungen des Ko-Zyklus gesehen, daß das Element Wasser das Feuer teilweise «kontrolliert», indem es den Geist «verwurzelt». Wenn das Element Wasser durch Überarbeitung oder durch geistige Anspannung physisch oder psychisch geschwächt wird, sind die Nieren (Wasser) nicht mehr in der Lage, dem Herzen (Feuer) eine sichere Grundlage zu bieten. Dadurch kann es dazu kommen, daß der Geist übermäßig erregt und nervös wird. Wenn dies mit einem vagen Gefühl der Furcht einhergeht, das durch die Schwächung des Elements Wasser entsteht, können Angstzustände die Folge sein.

Die Entstehung von Angst aus dieser Perspektive zu betrachten, ermöglicht es dem Shiatsu-Praktiker, eine angemessene und wirksame Behandlungsstrategie zu entwickeln. In diesem speziellen Fall sollte man die Meridiane der Nieren und die mit ihnen assoziierten Bereiche tonisieren, an denen des Herzens hingegen zerstreuend arbeiten. Besonderes Gewicht sollte auf die Behandlung der folgenden Tsubos gelegt werden: Ni-6 (tonisiert Nieren-Yin und beruhigt den Geist); Bl-23 (stärkt das Ki der Nieren); KG-4 (stärkt die Grundlage der Nieren und verwurzelt den Geist); He-7 und KG-15 (beide beruhigen Herz und Geist).

Die Fünf Elemente sind deshalb für die Shiatsu-Behandlung von großem praktischem Wert. Gleichzeitig können sie der spirituellen Entwicklung dienen. Mit Hilfe dieses ganzheitlichen, dynamischen Modells können wir unser gesamtes Leben einer Prüfung unterziehen und uns aus der Perspektive der Theorie der Fünf Phasen auf nichturteilende Weise fragen, wie wir in uns selbst einen relativen Zustand des Gleichgewichts entwickeln können. Beispielsweise könnten wir uns fragen, wie wir unseren tiefsten Kern berühren und uns selbst erneuern (Wasser). Ob wir das Gefühl haben, auf harmonische Weise im Leben etwas zu erreichen, ohne getrieben zu sein oder die Perspektive verloren zu haben (Holz). Ob wir es uns zugestehen können, zu lieben und auf diese Weise im höchsten Sinne selbstverwirklicht (Feuer) zu sein. Ob wir dem Leben wirklich zuhören, Erfahrungen integrieren und es ihnen gestatten, uns zu verändern (Erde). Und schließlich, ob wir uns mit anderen «verbunden» fühlen, weder abgeschnitten noch zum Zusammensein gedrängt (Metall).

Als ein Werkzeug der Meditation können wir die Fünf Elemente auf einer subtileren Ebene verwenden, indem wir jene Elemente visualisieren, von deren Wirkungsbereich wir uns besonders angesprochen fühlen. Um beispielsweise das Selbstvertrauen und die Entwicklung und Ausübung natürlicher Autorität zu fördern (Holz), können wir die unbeugsame Kraft eines Baumes visualisieren, der tief in der Erde verwurzelt ist, sowie seine starken, aufwärtsstrebenden Äste. Um Melancholie zu lindern und den Glanz des inneren Ki (Metall) wiederzubeleben, können wir den Diamanten oder Kristall visualisieren und seine pulsierende Kraft, gleichzeitig und stets im gegenwärtigen Augenblick zu empfangen, zu brechen und zu strahlen.

Nach dieser Vorbereitung können wir dazu übergehen, die Fünf Elemente und die ihnen zugeordneten Organe genauer zu erforschen.

11 Wasser: Nieren und Blase

Der natürliche Ausgangspunkt für eine tiefergehende Untersuchung der Fünf Elemente und der ihnen zugeordneten Yin- und Yang-Organe ist das Element Wasser, denn Wasser symbolisiert den Anfang des Lebens. Wie Lao-tzu sagt: «Wasser gibt den zehntausend Dingen Leben und strengt sich nicht an.»

Im ältesten Schöpfungsmythos der Welt schreiben die alten Sumerer dem Meer das schöpferische Prinzip zu. Die gleiche Hieroglyphe repräsentierte sowohl die Göttin des Wassers wie das menschliche Sperma. Auch für die Chinesen symbolisierte das Element Wasser die Quelle des Lebens, die das Potential für viele denkbare Schöpfungen in sich birgt.

Im Körper wird dieser schöpferische Aspekt des Elements Wasser im Ursprungs-Ki und seiner substantiellen Basis reflektiert, der Essenz *(Jing)*, die beide von den Nieren kontrolliert werden. Die Nieren sind das Yin-Organ des Elements Wasser; die Blase ist das Yang-Organ. Die Essenz bildet den «Kern» der Körper/Geist-Einheit, und man könnte in moderner wissenschaftlicher Terminologie sagen, daß sie das genetische Material enthält, das für die Empfängnis und für die Entstehung neuen Lebens notwendig ist.

Die Quelle des Lebens bringt den Willen zu sein und den Willen zu erschaffen hervor: Deshalb sind es die Nieren, die den Willen *(Zhi)* der Körper/Geist-Einheit beherbergen. Der Wille ist der Ursprung des Überlebensinstinkts und des Zeugungstriebs. Wenn der Wille sich auf irgendeine Weise bedroht fühlt, taucht in der Psyche Angst auf. Wenn der Wille stark ist, verfügen wir über Selbstvertrauen und ein natürliches Vertrauen in das, was das Leben uns bringt. Das energetische Zentrum des Willens befindet sich tief im Hara, an der «Lebenspforte», der Quelle unserer Stärke und Stabilität.

Die Jahreszeit des Wassers ist der Winter, die Zeit, in der die Energie der Erde sich in einem schlafenden, treibenden Zustand befindet und in der die spätere Pflanze noch ein Samenkorn ist, das auf die Wärme des Frühlings wartet. Die Natur des Elements Wasser kann man noch eingehender erforschen und noch klarer verstehen, wenn man die Funktionen des ihm zugeordneten Yin-Organs, der Nieren, analysiert.

Die Funktionen der Nieren

Die Nieren speichern die Essenz Die erste Funktion der Nieren ist es, die Essenz zu speichern, die ihrerseits die Prozesse der Geburt, des Wachsens, der Fortpflanzung und der Entwicklung lenkt. Wir haben uns bereits detaillierter mit der Essenz beschäftigt und festgestellt, daß sie in einer engen Beziehung zu den Nieren steht. Die Nieren beherbergen und erhalten die Essenz, und gemeinsam stellen sie sicher, daß wir uns einem ureigenen «Plan» entsprechend entwickeln. Dieser Plan ist für jedes Individuum einzigartig; er ist im genetischen Code enthalten, der bei der Empfängnis entsteht. Die Aufgabe der Nieren-Essenz ist es, diesen Plan gegen eine Vielzahl von Umwelteinflüssen und pathogenen Faktoren zu verteidigen. Dadurch sichert sie die Integrität und den Fortbestand des Individuums.

Die Essenz manifestiert sich im Laufe der Zeit durch den Prozeß des physischen und geistigen Wachstums. Probleme, die mit der Essenz in Zusammenhang stehen, können zu einer Verlangsamung des Wachstumsprozesses und zu vorzeitigem Altern führen. Weil die Essenz die Grundlage der sexuellen Entwicklung bildet, kann auch Unfruchtbarkeit oder ein Mangel an sexueller Vitalität auftreten.

Ein natürliches und harmonisches Abnehmen der Lebenskräfte ist ebensosehr ein Ausdruck einer gesunden Essenz wie normales Wachstum und normale Entwicklung bei Kindern. Wenn man die eigene Willenskraft weise zum Ausdruck bringt, pflegt man dadurch die Essenz, und sie nimmt dann nur allmählich ab. Ein weiser Mensch stellt sich auf das Abnehmen seiner Kräfte ein, macht möglichst intelligenten Gebrauch von der verfügbaren Essenz und erhält auf diese Weise seine Vitalität.

Die Nieren produzieren das Mark Die zweite Funktion der Nieren steht in enger Beziehung zur ersten: Sie «produzieren das Mark, ernähren das Gehirn und kontrollieren die Knochen». So wie sie durch die Essenz die genetische Struktur des Körpers schaffen, geben sie ihm in Form von Knochen und Zähnen auch eine physische Struktur. Doch das östliche Konzept des Marks umfaßt nicht nur das Knochenmark, sondern auch das Gehirn, die Nerven und das Rückenmark. Das Mark ist Teil der Essenz und deshalb seiner Natur nach grundlegend Yin. Es bildet die physische Basis des Nervensystems und beherbergt dessen energetische Yang-Polarität, den Geist *(Shen)*.

Die Nieren lenken das Wasser Die dritte Hauptfunktion der Nieren steht in direkter Beziehung zu der physiologischen Funktion, die die westliche Medizin diesem Organ zuordnet, nämlich der Regulierung des Wasserhaushalts im Körper. Nach der Meridiantheorie stehen die Nieren in enger Beziehung zum Unteren Erwärmer, welcher den gesamten Unterbauch unterhalb des Nabels umfaßt. Die Organe in diesem Bereich werden oft mit einem «Abwassergraben» verglichen, da sie die Ausscheidung der unreinen Körperflüssigkeiten ermöglichen. Man kann sich die Nieren als ein «Tor» vorstellen, das sich öffnet und schließt, um diesen Fluß zu steuern. Wenn Nieren-Yang-Mangel besteht, ist das Tor zu weit geöffnet, was einen reichlichen Fluß von klarem, farblosem Urin zur Folge hat. Wenn Nieren-Yin-Mangel besteht, ist das Tor fast geschlossen, was einen sehr spärlichen Fluß von dunklem Urin nach sich zieht.

Die Nieren kontrollieren die Aufnahme des Ki Diese Funktion der Nieren hebt ihre enge Beziehung zur Lunge hervor. Die Nieren «ergreifen und verankern» das Ki, das nach dem Einatmen von den Lungen abwärtsgeleitet wird. Wenn Nieren-Yang-Mangel entsteht und dadurch diese Funktion geschwächt ist, bleibt das Ki in der Brust, was zu Asthma führen kann.

Die Nieren öffnen sich in die Ohren Die Nieren öffnen sich in die Ohren, denn die Ohren müssen durch die Essenz genährt werden, um ihre Funktion gut erfüllen zu können. Probleme, die mit dem Gehör zusammenhängen, beispielsweise Ohrensausen, können mit einer Schwächung der Nieren zusammenhängen.

Die Nieren manifestieren sich im Haar Schließlich manifestieren sich die Nieren im Haar, dessen normale Entwicklung ebenso wie die der Ohren von den Nieren abhängig ist. Volles, glänzendes Haar signalisiert eine vitale Nieren-Essenz; dünnes, brüchiges und ergrauendes Haar kann ein Hinweis darauf sein, daß die Essenz schwächer wird.

Die Funktionen der Blase

Die Rolle der Blase wird im *Nei Jing* mit der eines Distriktsbeamten verglichen. «Sie speichert die Flüssigkeiten, so daß diese durch ihre [der Blase] Aktivität der Umwandlung von Ki ausgeschieden werden können.» Die Funktion der Blase besteht demnach darin, die Flüssigkeiten mit Hilfe des Ki, das durch das Nieren-Yang bereitgestellt wird, umzuwandeln. Sie empfängt die unreinen Flüssigkeiten aus dem Dünndarm, speichert sie und scheidet sie als Urin aus.

Shiatsu-Behandlung der Nieren

Bei der Shiatsu-Behandlung ist es oft notwendig, die Nieren zu tonisieren, weil sie in Beziehung zu den übrigen wichtigen Yin-Organen die Schlüsselrolle spielen. Erstens ist das Nieren-Yin eine wichtige Voraussetzung für die Versorgung der Leber mit Nahrung (Wasser nährt Holz). Außerdem bewahrt es die Leber vor übermäßiger Erhitzung (aufgrund des Yang-Charakters der Leber und ihres großen Funktionsumfangs). Das Nieren-Yang spielt eine wichtige Rolle bei der Unterstützung der transformierenden Aktivität des Milz-Yang, indem es diesem das für die Verdauung notwendige Feuer liefert. Das Herz bezieht vom Nieren-Yang Kraft und vom Nieren-Yin Nahrung; das Nieren-Yin trägt außerdem dazu bei, den Geist zu verankern. Die Lunge wiederum stützt sich auf die Funktion der Nieren, «das Ki zu ergreifen», das durch die Atmung in den Körper gelangt. Deshalb ist es einleuchtend, daß die Nieren als «Wurzel von Yin und Yang» bezeichnet werden.

Zu den Zeichen und Symptomen, die allen Nierenproblemen gemeinsam sind, gehören Schmerzen im Unterrückenbereich, dunkle Ringe unter den Augen, ein stöhnender Klang der Stimme und Gefühle der Unsicherheit, Angst und Furcht.

Behandlung von Mangelzuständen der Nieren-Essenz In der Shiatsu-Praxis sind die Patienten, bei denen eine Stärkung der Essenz notwendig ist, meist ältere Leute mit Problemen wie Osteoporose, Osteoarthritis, Gedächtnisverlust, Haar- und Zahnausfall und chronische Müdigkeit. Weil in solchen Fällen gewöhnlich auch Ki- und Blut-Mangel besteht, haben Zunge und Gesicht meist eine stumpfe, bleiche Farbe, und der Puls ist Leer. Der Nierenmeridian hat eine allgemeine Kyo-Charakteristik.

In solchen Fällen sollte man den Nierenmeridian tonisieren. Die wichtigsten Tsubos zur Tonisierung der Essenz sind Ni-3 und KG-4. Der Tsubo Bl-23 (Nieren-Yu-Punkt) stärkt die Essenz, indem er die Nieren stärkt. (Ein Yu-Punkt ist ein sogenannter Bestimmungspunkt, der zur Diagnose und Therapie chronischer Erkrankungen dient. Die Yu-Punkte sind jeweils bestimmten Meridianen zugeordnet, sie liegen aber alle auf dem Blasenmeridian.) Tonisieren von Gb-39 ist bei Osteoporose angezeigt, da auf diese Weise das Knochenmark gestärkt wird. Der Tsubo Bl-11 (Meisterpunkt der Knochen) trägt ebenfalls zu einer Stärkung der Knochen bei.

Behandlung von Nieren-Yin-Mangel Man sollte immer daran denken, daß die Nieren die Yin-Quelle des Körpers sind (Feuchtigkeit, Nähren und Kühlen). Nieren-Yin-Mangel liegt offen-

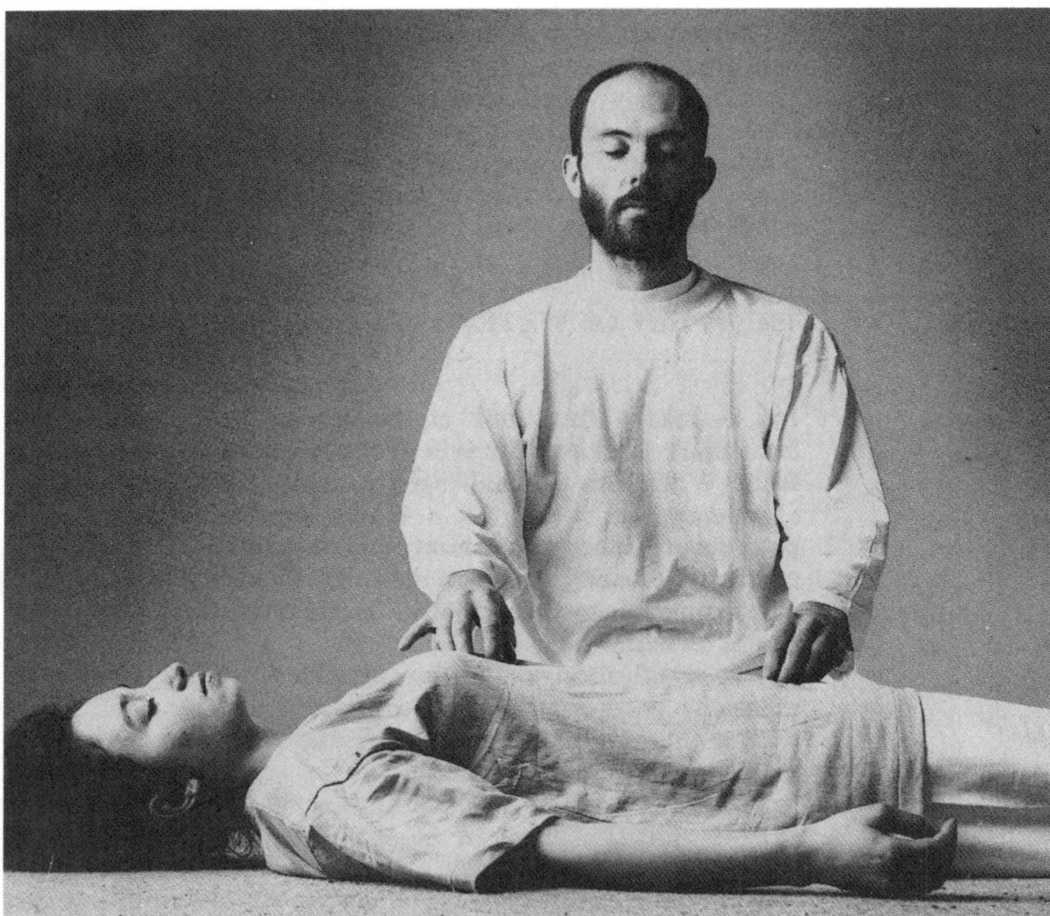

Abb. 11.1 Tonisieren der beiden Punkte des «Meers des Ki».

sichtlich vor, wenn Zeichen von Nierenschwäche wie Schmerzen im Unterrückenbereich zusammen mit Zeichen für Yin-Mangel auftreten. Zu den Symptomen für Yin-Mangel gehören heiße Hände und Füße, ein trockener Mund und nächtliches Schwitzen sowie dunkler und spärlich fließender Urin. Der Puls ist auf einer tiefen Ebene Leer (siehe S. 246). Die Zunge ist rot, möglicherweise rissig und geschält (verminderter Belag) oder sie hat gar keinen Belag (siehe S. 248f.).

Nieren-Yin kann man durch andauerndes Halten des unteren Hara sowie durch Behandlung des Blasenmeridians im unteren Rückenbereich tonisieren. Zum Tonisieren eignen sich die Tsubos Ni-6 und Ni-3, KG-4 und Mi-6; sie alle wirken stärkend auf das Nieren-Yin. (Siehe Fallbeispiel Nr. 2 auf S. 261.)

Behandlung von Nieren-Yang-Mangel Die Nieren stehen in enger Beziehung zur «Lebenspforte», und sie sind die Quelle des Yang im Körper (d. h. der Wärme und der bewegenden Kraft). Eine Schwäche des Nieren-Yang beeinflußt unmittelbar das Yang des gesamten Körpers. Zu den Zeichen für Nieren-Yang-Mangel gehören Lethargie, Blässe, Kälte in Rücken und Beinen, Schwäche in den Beinen und Ödeme in diesem Bereich, weicher Stuhl und reichlicher Fluß von klarem Urin. Der Puls ist Leer, und die Zunge ist geschwollen und blaß.

Das Nieren-Yang kann man durch Tonisieren des unteren Hara und durch Behandlung des Blasenmeridians im unteren Rückenbereich stärken. Zu den Tsubos, die das Nieren-Yang stärken, gehören Bl-23, KG-4 und KG-6 sowie Ni-3 und Ni-7.

Wenn Schwäche des Nieren-Yang zu einer Beeinträchtigung der Nierenfunktion des Ergreifens von Ki führt, kann man gleichzeitig Lu-7 und Ni-6 behandeln. Diese beiden Tsubos öffnen, wenn man sie zusammen behandelt, das Konzeptionsgefäß, das unter anderem die Lunge und die Nieren in ihrer «Kommunikation» unterstützt. Dies läßt sich auch erreichen, indem man mit leichtem Fingerdruck an den Tsubos KG-6 und KG-17 arbeitet, dem oberen und unteren Punkt des «Meers des Ki» (siehe Abb. 11.1).

Der Geist des Wassers

Wir wollen nun einen letzten Blick auf die Rolle des Elements Wasser in der Körper/Geist-Einheit werfen. Wir haben gesehen, daß Wasser die Quelle unserer Lebenskraft und unseres Willens ist. Wenn diese bedroht werden und unser Überleben in Gefahr ist, empfinden wir Angst. Doch kann in Mustern der Nieren-Disharmonie eine vage, unbewußte Angst auftreten, die sich als Unsicherheit, Ängstlichkeit und Mißtrauen manifestiert. Die Behandlung der Nieren durch Shiatsu trägt nicht nur dazu bei, Probleme wie Schmerzen im unteren Rückenbereich zu lindern, sondern verbessert auch die emotionale Situation des Patienten.

Tonisieren des Tsubo Bl-52 («Raum der Willenskraft») ist besonders wirksam, wenn es um die Wiederherstellung von Vertrauen und Zielstrebigkeit geht. Tonisieren des Nierenmeridians im Brustbereich regeneriert den Willen bei Furchtsamkeit und dem Gefühl, überwältigt zu sein.

Wie Ted Kaptchuk 1989 in einem Vortrag in London ausführte, birgt das Element Wasser die «Tugend» der Weisheit. Es erfordert Weisheit, den Willen kreativ zu lenken, ihn zu nutzen und ihn zu erhalten. Ebenso erfordert es Weisheit, sich nicht von der Angst überwältigen zu lassen, wenn der Wille ernsthaft bedroht wird. So zu leben, daß man weder zu dominant noch zu halsstarrig ist, sich aber auch nicht zu schnell überwältigen läßt, verlangt eine weise und starke Willenskraft.

Diese Haltung ist eine wichtige Voraussetzung für gutes Shiatsu. Der weise Praktiker arbeitet von seiner Quelle, von seinem Hara aus. Er «hört» auf den Körper des Patienten und findet auf natürliche Weise heraus, wie tief und kräftig die Behandlung sein sollte. Ein starkes und offenes Hara, eine der unverzichtbaren Eigenschaften eines kompetenten Shiatsu-Therapeuten, ist ein Zeichen für den gesunden Zustand des Elements Wasser: Beide sind letztlich ein und dasselbe.

Das Element Wasser steht auch in Verbindung zur technischen Geschicklichkeit – einer weiteren wichtigen Eigenschaft eines guten Shiatsu-Therapeuten. Die Nieren sind verantwortlich für die Kraft, die dem Leben von Anfang an eine feste Grundlage gibt. Diese Kraft oder Macht könnte man als «Fertigkeit», «Geschicklichkeit» und «Know-how» bezeichnen.

12 Holz: Leber und Gallenblase

Wie wir bei unserer Untersuchung des Schöpfungszyklus der Fünf Elemente gesehen haben, geht die rohe Kraft des Wassers in die organisierende Phase des Holzes über. Das Element Holz ordnet und kanalisiert nicht nur die Triebkraft des Elements Wasser, sondern ermöglicht auch Vorstellungskraft und Verwirklichungsstreben. Während Wasser der Same ist, das Symbol potentiellen Wachstums, ist Holz der Schößling und repräsentiert reales Wachstum. Das Element Holz wird häufig als «Baum-Phase» bezeichnet und birgt in sich die aufsteigende Energie des Frühlings.

Das Yin-Organ des Elements Holz ist die Leber, von der es im *Nei Jing* heißt, sie sei «wie der General einer Armee, der die Strategie entwickelt». Die Leber macht die Kraft der Körper/Geist-Einheit nutzbar und gibt ihr eine Richtung. Sie sorgt dafür, daß unsere Lebenskräfte harmonisch und planmäßig fließen. Deshalb wird sie auch der «strategische Planer» unter den zwölf Organen genannt und ist der Ursprung unserer Autorität und Entscheidungsfähigkeit.

Die Leber wird in dieser Fähigkeit von dem ihr zugeordneten Yang-Organ unterstützt, der Gallenblase, dem «aufrechten Beamten, der Entscheidungen trifft». Die Rolle der Gallenblase beim Treffen von Entscheidungen leitet sich von ihrer «mutigen» Natur her. Die Gallenblase greift den Trieb, der dem Element Wasser innewohnt, auf und verleiht ihm Entschlußkraft. Auf diese Weise trägt sie zu unserem Mut und zu unserer Initiative bei.

Die Rolle der Gallenblase unterscheidet sich von der Rolle des Dünndarms, der ebenfalls an der Entscheidungsfindung beteiligt ist, insofern, als letztere auf der analytischen Kraft basiert, «das Reine vom Unreinen zu trennen». Im Gegensatz zur Gallenblase, die in sich selbst eine Quelle der Entscheidungsfähigkeit ist, erfüllt der Dünndarm die Funktion, zur Entstehung geistiger Klarheit beizutragen.

Die Funktionen der Leber

Die Leber besänftigt den Fluß des Ki Die kanalisierende Wirkung des Elements Holz kommt in der Funktion der Leber, den Ki-Fluß zu besänftigen, zum Ausdruck. Diese Funktion ist für alle Bereiche der Körper/Geist-Einheit von großer Bedeutung. Wenn sie versagt, steht der Geist unter Spannung, und die körperlichen Prozesse werden behindert.

Stagnation und Ansammlung von Ki sind eng verbunden mit Frustration und Depression. Diese Emotionen können sowohl zu Ki-Stagnation führen als auch daraus resultieren. Wenn die Pläne und Visionen, die das Element Holz uns schenkt, durchkreuzt werden, kann es sein, daß wir uns frustriert und deprimiert fühlen. Äußerungen von Wut deuten ebenfalls auf eine Blockierung des Ki-Flusses hin, allerdings trägt dies manchmal auch dazu bei, den Ki-Fluß wieder in Bewegung zu bringen. Wut, die sich nach innen kehrt, taucht in anderen Formen wie Groll oder tiefer Depression wieder auf. Über lange Zeit unterdrückte Emotionen können außerdem im Körper Feuer erzeugen.

Verdauungsprobleme werden häufig durch Ki-Stagnation infolge einer Leber-Disharmonie verursacht. Dabei kann eine Vielzahl von Symptomen auftreten, die eine Unterbrechung des normalen Energieflusses im Magen und in der Milz widerspiegeln. Im Sinne der Theorie der Fünf Elemente ausgedrückt bedeutet dies, daß Holz im Zusammenhang des Kontroll-Zyklus das Element Erde «angreift». Dabei können Symptome wie Verdauungsstörungen, Übelkeitsgefühle, Blähungen, Flatulenz und Schmerzen im Oberbauch auftreten.

Normalerweise ist der Fluß des Magen-Ki abwärts gerichtet: Wenn diese Fließrichtung behindert wird, treten Zeichen für sogenanntes «rebellisches Ki» (auch «gegenläufiges Ki» genannt) auf; die Energie bewegt sich dann in Form von Aufstoßen, Sodbrennen und Erbrechen aufwärts. Die normale Fließrichtung des Milz-Ki führt aufwärts: Wird dieser Aufwärtsfluß behindert, so treten Symptome wie weicher Stuhl, Durchfall und möglicherweise auch Darmvorfall auf.

Stagnierendes Leber-Ki kann auch den Fluß der Galle behindern, was eine schlechte Fettverdauung und in manchen Fällen sogar Gelbsucht zur Folge haben kann. Gefühle der Enge oder des Drucks in der Brust, das Gefühl, einen Kloß im Hals zu haben, und Anschwellen der Brüste deuten häufig auf eine

Stagnation des Leber-Ki hin. Verstopfung kann ebenfalls eine Folge dieses Problems sein. Zu den allgemeinen Anzeichen für stagnierendes Leber-Ki gehören ein Drahtiger Puls, eine violette Zunge, ruckartige Bewegungen und chronische Steifheit.

Die Leber speichert das Blut Die zweite wichtige Funktion der Leber ist das Speichern des Blutes. Diese Funktion erscheint auf den ersten Blick simpel, doch sie beeinflußt den Körper auf vielfältige Weise. Die Leber reguliert die Blutmenge im Kreislauf nach dem Grad der physischen Aktivität. In Ruhezeiten fließt ein großer Teil des Bluts zur Leber und wird dort gespeichert; wenn der Körper später wieder aktiv wird, kehrt das Blut in den allgemeinen Blutkreislauf zurück. Auf diese Weise wird der Körper stets mit einer ausreichenden Menge an Nahrung und Energie versorgt.

Wenn die Leberfunktion beeinträchtigt wird und die Leber daher nicht mehr in der Lage ist, das Blut richtig zu speichern, können im Körper Mangelzustände entstehen, die wiederum Symptome wie Erschöpfung, Blässe, Schwindel, Trockenheit der Haut, brüchige Fuß- und Zehennägel und schwarze Punkte im Sehfeld zur Folge haben. Der Puls ist in diesem Fall Rauh oder Fein, und die Zunge ist stumpf-blaß und trocken.

Die Leber kontrolliert die Sehnen Die dritte Funktion der Leber besteht darin, die Sehnen zu kontrollieren, das heißt die Aktivität der Sehnen, Bänder und Muskeln. Wenn die Sehnen durch das Blut aus der Leber in ausreichendem Maße ernährt werden, kontrahieren und entspannen sie sich so, daß eine geschmeidige Bewegung der Gelenke und eine Natürlichkeit der Muskelbewegungen möglich ist. Wenn Leber-Blut-Mangel besteht, werden die Sehnen wahrscheinlich steif, was Unbeweglichkeit der Gelenke und Gliederschwäche nach sich zieht. Schwerwiegendere Leber-Disharmonien führen zu Tetanie und starkem Zittern (Tremor).

Die Leber manifestiert sich in den Nägeln Die Nägel sind ebenso wie die Sehnen – mit denen sie in Verbindung stehen – von der Ernährung durch das Leber-Blut abhängig. Zu den Anzeichen für Leber-Blut-Mangel gehören eingerissene, brüchige und blasse Finger- und Zehennägel.

Die Leber öffnet sich in die Augen Leber-Blut nährt und erhält die Augen. Leber-Blut-Mangel kann zu trockenen und «sandigen» Augen, zu einer verminderten Sehfähigkeit und zu schwarzen Flecken im Blickfeld führen. Wenn in der Leber Hitze-Übermaß besteht, brennen und schmerzen die Augen häufig. Man sollte jedoch bedenken, daß viele Organe den Zustand der Augen beeinflussen und folglich nicht alle Augenprobleme von der Leber herrühren.

Der Leber-Yu-Punkt Bl-18 kann bei allen Augenproblemen behandelt werden. Der Tsubo Gb-37, der den Namen «das helle Licht» trägt, «erhellt» die Augen. Ni-6 nährt die Augen und verbessert so die Sehfähigkeit.

Die Funktionen der Gallenblase

Die Funktionen der Gallenblase sind relativ simpel und weniger vielseitig als die der Leber. Wir haben bereits gehört, daß die Gallenblase eine wichtige Rolle beim Treffen von Entscheidungen und beim Entwickeln von Initiative spielt. Ein Mensch, der sich selbst zu sehr antreibt, belastet seine Gallenblase besonders stark.

Die wichtigste körperliche Funktion der Gallenblase ist in der östlichen Medizin die gleiche wie in der westlichen Medizin: das Speichern und Ausscheiden des Gallensekrets. Wie effizient diese Funktion erfüllt wird, hängt ebenfalls vom gleichmäßigen Fluß des Ki ab. Die Gesundheit der Gallenblase wiederum beeinflußt die Fähigkeit der Leber, das Ki zu regulieren. Der Zustand von Leber und Gallenblase, die ein Organpaar bilden, ist stets eng miteinander verbunden.

Shiatsu-Behandlung der Leber und der Gallenblase

Behandlung von stagnierendem Leber/Gallenblasen-Ki Stagnierendes Ki benötigt Bewegung (d. h. Zerstreuung): Denn wenn man den Körper eines Menschen, der unter stagnierendem Ki leidet, übermäßig tonisiert, so kann dadurch die Ki-Stagnation noch verstärkt werden. Glücklicherweise ist es schwierig, durch eine Shiatsu-Behandlung übermäßig zu tonisieren; diese Gefahr besteht eher bei einer Akupunkturbehandlung oder bei einer Behandlung mit Heilkräutern.

Wenn eine Ki-Stagnation vorliegt, befinden sich der Leber- und der Gallenblasenmeridian gewöhnlich in einem Jitsu-Zustand. Die Leber kann auch in anderen Organen Ki-Stagnation hervorrufen, vor allem im Magen, in der Milz, im Herzen, im Herz-Kreislauf-Meridian (Perikard) und im Dickdarm, wodurch außerdem in den entsprechenden Meridianen ein Jitsu-Zustand entsteht. Man sollte in diesen Fällen eine Reihe von Dehntechniken anwenden, um das Ki zu bewegen, wobei in erster Linie darauf zu achten ist, den Gallenblasenmeridian in Seitenlage zu öffnen.

Die wichtigsten Tsubos zur Behandlung von stagnierendem Ki sind Gb-34 und Le-3. Beide Punkte sollten behandelt werden, wenn stagnierendes Leber-Ki im Ober- und Unterbauch Irritationen hervorruft und Probleme wie Übelkeit, Verdauungsstörungen, Schwellungen im Bauchbereich und Schmerzen verursacht. Beide Tsubos sollten auch dann behandelt werden, wenn im Körper Krämpfe und Spasmen auftreten. Weil Le-3 eine stark beruhigende Wirkung auf die Leber hat, eignet sich dieser Punkt ausgezeichnet zur Behandlung von Kopfschmerzen.

Gb-41 ist ein weiterer Tsubo, den man bei Kopfschmerzen infolge von stagnierendem Leber-Ki benutzen kann; man kann an diesem Punkt auch zerstreuend arbeiten, um Schmerzen und Schwellungen in der Brust zu lindern. Die Tsubos Le-13 und Le-14, die beide unterhalb des Brustkorbs liegen, bewegen das Leber-Ki, wenn es die Verdauung stört. Beide Tsubos helfen, Holz und Erde zu harmonisieren: Le-13 ist wirksamer, wenn stagnierendes Leber-Ki die Milz «angreift», Le-14 ist geeigneter, um stagnierendes Leber-Ki, das den Magen «angreift», zu behandeln. Unter den vielen Wirkungen des Tsubos Mi-6 ist auch die Fähigkeit zu nennen, das Leber-Ki zu besänftigen, insbesondere im Unteren Erwärmer. Schließlich eignet sich der Punkt KS-6 ausgezeichnet bei stagnierendem Ki in der Brust, ein Zustand, der zu Gefühlen des Eingeschnürtseins und des Drucks führen kann.

Behandlung von Leber-Blut-Mangel Weil die Leber das Blut speichert, entwickelt sich im Lebermeridian sowie auch im Milz- und Nierenmeridian durch Blut-Mangel häufig eine Kyo-Charakteristik. In diesem Fall ist es wichtig, Milz und Nieren sowie auch die Leber zu tonisieren, weil sie eine so zentrale Rolle bei der Blutbildung spielen. Da die Yu-Punkte eine sehr stark tonisierende Wirkung haben, sollte man die Tsubos Bl-18 (Leber-Yu-Punkt), Bl-20 (Milz-Yu-Punkt) und Bl-23 (Nieren-Yu-Punkt) behandeln. Moxibustion, auf den Yu-Punkt des Blutes, Bl-17, sowie auf KG-14 angewendet, stärkt ebenfalls das Blut. Tonisieren von Ma-36 schließlich stärkt die Verdauungsfunktion, wodurch wiederum das Blut tonisiert wird.

Gynäkologische Aspekte des Leber-Bluts Die Funktion der Leber, Blut zu speichern, steht in enger Beziehung zur Funktionsweise des gynäkologischen Systems der Frau. Wenn ein Mangel an Leber-Blut besteht, kann sich dies negativ auf die Menstruation auswirken: Es kann zum Ausbleiben der monatlichen Blutungen (Amenorrhöe) führen. Auch kann die Leber Hitze auf das Blut übertragen, wodurch das Blut zum «Überkochen» gebracht wird, was wiederum eine zu starke Monatsblutung sowie Zwischenblutungen nach sich ziehen kann. Die sehr enge Verbindung zwischen Leber und Menstruation hat auch zur Folge, daß stagnierendes Leber-Ki häufig prämenstruelle Störungen und Menstruationsschmerzen verursacht. Das Vorhandensein schwarzer Klumpen im Menstruationsblut ist ein Zeichen dafür, daß Ki-Stagnation zu Blut-Stagnation geführt hat.

Wenn bei einer Frau die Perioden sehr kurz ausfallen oder völlig ausbleiben und auch andere Anzeichen für Blut-Mangel auftreten, sollte man sie nach den gleichen Prinzipien behandeln, die auch für Leber-Blut-Mangel (siehe oben) gelten. Man sollte in solchen Fällen allerdings zusätzlich Hara behandeln, besonders wenn sich der Bauchbereich im Kyo-Zustand befindet.

Um das Blut in Fällen zu starker Monatsblutung oder anderer abnormer Blutungen zu kühlen, kann man an den Tsubos Le-2 und Mi-10 zerstreuend arbeiten. Der Leber-Yu-Punkt, Bl-18, kann behandelt werden, um das Blut zu regulieren.

Bl-18 wird auch bei starken Menstruationsschmerzen und bei Auftreten von Klumpen infolge von Ki- oder Blut-Stagnation behandelt. Leber- und Gallenblasenmeridian tendieren in diesem Fall zum Jitsu-Zustand, weshalb man an ihnen zerstreuend arbeiten muß. Um Ki und Blut ins Hara zu bewegen, sollte man an den Tsubos Gb-34, Le-3 und KG-6 zerstreuend arbeiten.

Behandlung von aufsteigendem Leber-Yang Im Entstehungs-Zyklus der Fünf Elemente nährt Wasser Holz. Dies zeigt sich darin, daß das Nieren-Yin die Leber befeuchtet und nährt. Wenn ein Mangel an Nieren-Yin zu einer Erschöpfung des Leber-Yin führt, wird es dem Yang der Leber möglich, das Yin zu dominieren. Wenn es nicht durch das absteigende Yin kontrolliert wird, entfaltet es seine natürliche Tendenz aufzusteigen, was Symptome im Bereich des Kopfs nach sich zieht.

Häufig treten Kopfschmerzen in der Augengegend und an den Seiten des Kopfs auf, Mund und Kehle können trocken werden, und außerdem können Symptome wie Schwindelgefühle und Ohrensausen auftreten. Die Patienten berichten dann oftmals über Schlafprobleme und Schwierigkeiten, ihre Wut im Zaum zu halten; häufig sind sie reizbar und neigen zu Wutausbrüchen. Der Puls ist Drahtig und die Zunge rot (besonders an den Seiten). Diese Symptome können zusammen mit Anzeichen für Nieren-Yin-Mangel auftreten, einschließlich Schmerzen im unteren Rückenbereich, nächtlichen Schweißausbrüchen und heißen Händen und Füßen.

Oft stellt man in solchen Fällen fest, daß Leber- und Gallenblasenmeridian sich im Jitsu-Zustand befindet und der Nierenmeridian Kyo-Charakteristik hat. Deshalb muß man am Leber- und Gallenblasenmeridian zerstreuend arbeiten und den Nierenmeridian tonisieren. Bei häufigen Kopfschmerzen sollte man Techniken zur Entspannung des Nackenbereichs und zur Lockerung der Schultern und des Schläfenbereichs einbeziehen. Der wichtigste Tsubo zum Sedieren des Leber-Yang ist Le-3. Gb-20 wird bei häufigen Kopfschmerzen und bei Augenproblemen behandelt. Bei Schmerzen am seitlichen Kopf kann man am Punkt 3-E-5 zerstreuend arbeiten. Wenn man das Nieren-Yin stärken will, sollte man die Tsubos Ni-6 und Ni-3 sowie KG-4 und Mi-6 tonisieren. (Siehe Fallbeispiel Nr. 2 auf S. 261.)

Behandlung von Leber-Feuer Leber-Feuer manifestiert sich meist in den gleichen Zeichen und Symptomen, die auch bei aufsteigendem Leber-Yang auftreten, doch liegt diesem Zustand kein Nieren-Yin-Mangel zugrunde. Leber-Feuer ist ein Übermaß-Muster, während aufsteigendes Leber-Yang eine Kombination aus Mangel- und Übermaß-Zuständen ist. Beide

Muster entstehen gewöhnlich durch langandauernde Gefühle der Wut und Frustration, obgleich die Emotionen, die Leber-Feuer erzeugen, extremer bzw. stärker unterdrückt sind als die entsprechenden Gefühle bei aufsteigendem Leber-Yang. Außerdem steht Leber-Feuer häufiger mit exzessivem Konsum von rotem Fleisch, fetten Speisen und Alkohol in Zusammenhang.

Leber-Feuer kann man von aufsteigendem Leber-Yang daran unterscheiden, daß die Betroffenen gewöhnlich ein rotes Gesicht, rote Augen sowie einen bitteren Geschmack im Mund haben und unter Verstopfung leiden. Der Puls ist Voll und Schnell; die Zunge ist rot und hat einen gelben Belag.

Auch Leber-Feuer versetzt den Leber- und Gallenblasenmeridian in einen Jitsu-Zustand. Außerdem sollte man den Herz- und den Herz-Kreislauf-Meridian überprüfen; Feuer wird häufig von der Leber in die Brust übertragen. Am Leber- und Gallenblasenmeridian sollte man zerstreuend arbeiten, insbesondere an den Tsubos Le-2 und Gb-20, die beide das Leber-Feuer sedieren.

Behandlung von Leber-Wind Ein Mangel an Leber-Blut oder Leber-Yin oder ein Zustand extremer Leber-Hitze kann in seltenen Fällen zur Entstehung einer schwerwiegenden Disharmonie führen, die als Innerer Wind bezeichnet wird. Innerer Wind darf nicht mit Äußerem Wind verwechselt werden, denn beide sind grundverschieden. Innerer Wind wird innerlich durch die Leber erzeugt; typisch für diesen Zustand sind Schwindelgefühle, Drehschwindel, Tremor, Steifheit, Lähmungserscheinungen und Krämpfe.

Man muß zuvor überprüfen, ob der Lebermeridian zu Kyo oder zu Jitsu tendiert und ihn entsprechend behandeln. Die wichtigsten Tsubos zur Zerstreuung von Innerem Wind sind Le-3, Gb-20, GG-16 und GG-20.

Der Geist des Holzes

Die letzte, subtilste Funktion der Leber ist es, die «Ätherische Seele» *(Hun)* zu beherbergen. Die Ätherische Seele ist der Teil der Körper/Geist-Einheit, von dem man annimmt, daß er nach dem Tode weiterexistiert und in die Welt der immateriellen Existenz zurückkehrt. Wenn er durch Yin und Blut wirklich verwurzelt ist, schenkt er uns jene visionäre Fähigkeit, die dem

Element Holz eigen ist; das heißt, die Leber öffnet sich in die Augen.

Wenn die ätherische Seele von ihrem physischen «Heim» getrennt wird, verliert sie die Verbindung zum Sinn und Zweck ihres Lebens und wandert dann ziellos umher, abgetrennt von der Realität. Wir verlieren unser Gefühl, in der Gegenwart zu leben. Die Körper/Geist-Einheit kompensiert dies, indem sie geistige Strukturen entwickelt, um einen Mangel an innerem Sinn zu überdecken. Doch letztlich erzeugt die Rigidität, die dadurch entsteht, nur Frustration und Intoleranz. Ted Kaptchuk hat darauf hingewiesen, daß die Tugend des Elements Holz die Menschlichkeit ist. Güte und Großzügigkeit erfüllen unser Leben mit neuem Sinn; Toleranz hilft uns, jenen zu vergeben, die uns geärgert haben.

Auf die Shiatsu-Praxis bezogen steht das Element Holz für die unverzichtbare Qualität der Kontinuität. Die Fähigkeit, einen sanften Übergang von einer Behandlungstechnik zur nächsten zu schaffen, ist ein Zeichen dafür, daß das Ki des Shiatsu-Therapeuten harmonisch fließt. Der Behandlungsplan sollte sich mühelos entfalten und sicherstellen, daß diverse Praktiken sanft miteinander verbunden werden.

13 Feuer: Herz, Herz-Kreislauf (Perikard), Dünndarm und Dreifacher Erwärmer

Die aufsteigende Energie des Holzes gipfelt in der Expansion des Feuers. Sein Aufwärtsstreben zum «Himmel» führt es zum Shen (Geist) des Feuerelements, zum Selbst. Wachstum führt zu Ganzheit, was durch das Bild des Feuers symbolisiert wird: Feuer strahlt von einem zentralen Punkt aus und hüllt seine Peripherie in Licht. Es initiiert den formlosen Tanz des Bewußtseins und leuchtet als Göttlicher Herrscher der Körper/Geist-Einheit.

Freude und Liebe sind die Hauptemotionen, die dem Feuer-Element zugeschrieben werden, weil sie der natürliche Ausdruck des reinen Seins sind, der Grundlage des Gewahrseins. Während der Wille der Basis entspringt und die Seele aufwärts strebt, läßt der Geist sich in der zentralen Residenz des Herzens nieder. Er ist seiner Natur nach emotional, weil alle Gefühle, einschließlich derjenigen der anderen Elemente, durch das Herz hindurchströmen.

Die Jahreszeit des Feuers ist der Sommer, die Zeit, in der die Lebensprozesse der Natur den Höhepunkt ihrer Aktivität erreichen und die Yang-Energie der Sonne sich an ihrem Gipfelpunkt befindet.

Die Funktionen des Herzens

Von den vier Organen, die dem Element Feuer zugeordnet sind, ist das Herz das wichtigste. Seine beiden Hauptfunktionen sind, «das Blut und die Blutgefäße zu regieren» und den Geist zu beherbergen.

Das Herz regiert das Blut Das Herz regiert das Blut auf eine Weise, die seiner Funktion in der Sicht der westlichen Medizin ähnelt: Es fungiert als Pumpe, die die Zirkulation des Blutes durch den Körper gewährleistet. Doch vertritt die östliche Medizin außerdem die Ansicht, daß das Herz der Sitz für die letzte Stufe der Blutproduktion ist. Nach der Theorie der östlichen Medizin findet im Herzen die Transformation des Nahrungs-Ki zu Blut statt. Herz und Blut sind eng miteinander verbunden: Das Herz erhält die Vitalität des Blutes, indem es für dessen ständige Zirkulation sorgt, und das Blut seinerseits nährt das Herz und hilft ihm, den Geist zu verankern. Zusammen tragen sie dazu bei, die konstitutionelle Stärke eines Menschen aufzubauen.

Wenn das Ki oder Blut des Herzens schwach ist, kann dies die Zirkulation beeinträchtigen, was oft zur Folge hat, daß die Glieder kalt sind. Der Betreffende fühlt sich dann müde, und es fehlt ihm jegliche Begeisterungsfähigkeit.

Das Herz beherbergt Shen Eine Zentralfunktion des Herzens, die es nur in der östlichen Medizin gibt, ist, daß das Herz Shen (den Geist) beherbergt. Es gibt fünf Hauptaspekte des Geistes: grundlegendes Bewußtsein, geistige Aktivität (einschließlich emotionaler Aktivität), Denken, Erinnerung und Schlaf. Wenn das Herz gesund ist und durch das Blut richtig genährt wird, ist das Bewußtsein klar, und der Denkprozeß verläuft normal. Die Folge ist ein ausgeglichenes Gefühlsleben, ein gutes Gedächtnis und ein erholsamer Schlaf. Weil Blut und Yin das Herz nähren, tragen beide zur Verankerung des Geistes bei und sorgen dafür, daß dieser ruhig und friedvoll ist. Ein harmonischer Geist soll daran zu erkennen sein, daß die Augen eines Menschen strahlen.

Wenn das Herz nicht in ausreichendem Maße durch Blut und Yin genährt wird, verliert der Geist seine «Erdung» und wird hyperaktiv. Gefühle werden dann generell intensiviert, und exzessive «Freude» manifestiert sich in Form von Nervosität und Erregung. Der Betreffende fühlt sich «auf des Messers Schneide» und ist sehr anfällig für Schrecken und Schocks, da es seinem Zentrum des Bewußtseins an Stabilität mangelt. Ein Geist, der schwerwiegend gestört ist, kann sich in einem Zustand befinden, den man in der westlichen Medizin als «manisch» bezeichnet.

Ein weniger extremer und verbreiteterer Zustand, für dessen Zustandekommen das Element Feuer mit verantwortlich zeichnet, ist Ängstlichkeit – ein Gefühl des Unbehagens, das ein gewisses Maß an Besorgnis (Erde) und Befürchtung (Wasser) enthält. Auch in diesem Fall kann sich Shen nicht im Herzen niederlassen und seinen angestammten Platz einnehmen. Ein solcher Zustand kann mit einem Mangel an Freude einhergehen.

Das Herz kontrolliert die Blutgefäße Im Zusammenhang mit seiner Funktion, das Blut zu regieren, kontrolliert das Herz auch die Blutgefäße. Wenn es gesund ist, sind die Blutgefäße stark, und der Puls ist Klar und Regelmäßig.

Das Herz manifestiert sich in der Gesichtsfarbe Daß das Herz sich in der Hautfarbe manifestiert, zeigt die Verbindung zwischen einem gesunden Blutkreislauf und strahlendem, rosigem Teint.

Das Herz öffnet sich in die Zunge Die Zunge wird als Verlängerung des Herzens betrachtet, und sie spiegelt in ihrer Form und Farbe den Zustand des Herzens wider. Obwohl die Zunge auch den Zustand aller anderen Organe anzeigt, steht sie in einer besonderen Beziehung zum Herzen. Hitze im Herzen führt zu roten, schmerzhaften Zungengeschwüren sowie zu einem bitteren Geschmack im Mund. Das Herz beeinflußt auch die Redegewandtheit, und Disharmonien führen hier gelegentlich zu Sprachbehinderungen wie Stottern. Herzprobleme können außerdem zur Folge haben, daß ein Mensch unentwegt redet oder grundlos lacht.

Das Herz kontrolliert die Schweißproduktion Aufgrund der engen Beziehung zwischen Blut und Körperflüssigkeiten reguliert das Herz die Schweißproduktion. Wenn das Ki des Herzens geschwächt ist, kann es zu spontanen Schweißausbrüchen kommen; ein Mangel an Herz-Yin führt oft zu nächtlichem Schwitzen.

Die Funktionen des Herz-Kreislauf-Meridians

Obgleich der Herz-Kreislauf-Meridian (auch Herzbeutel-Meridian und Kreislauf-Sexualität-Meridian genannt: daher die Abkürzung «KS») zum gleichen Funktionskreis gehört wie der Meridian des Dreifachen Erwärmers, ist er tatsächlich enger mit dem Herzen verbunden. Der Herzbeutel (Perikard) bildet die äußere Umhüllung des Herzens, die das Herz vor pathogenen

Äußeren Invasionen (hauptsächlich vor Hitze) schützt. Der Herzbeutel fängt die Hauptwucht jedes Angriffs auf das Herz ab und schützt so Shen vor Gefahren. In solchen Situationen tritt Äußere Hitze auf, was zu hohem Fieber und manchmal sogar zum Delirium führen kann.

Der Herz-Kreislauf-Meridian unterstützt das Herz auch in seinen Funktionen, das Blut zu lenken und den Geist zu beherbergen. Die Tsubos des Herz-Kreislauf-Meridians sind ebenso wichtig wie die des Herzens, und man kann sie zur Behandlung der gleichen Krankheitszustände benutzen. Psychologisch ist der Zustand des Herzens kennzeichnend für die Beziehung des Betreffenden zu sich selbst, während der Herz-Kreislauf-Meridian die Beziehungen zu anderen Menschen widerspiegelt. Behandlung des Herz-Kreislauf-Meridians ist häufig bei Menschen ratsam, die wegen einer Beziehung Kummer haben.

Die Funktionen des Dünndarms

Der Dünndarm hat die Funktion, die reinen und unreinen Anteile flüssiger und fester Nahrung voneinander zu trennen. Der Dünndarm nimmt die feste und flüssige Nahrung auf, die zuvor im Magen «verrottet und gereift» ist, und setzt den Prozeß der Umwandlung fort, indem er den «reinen» Teil extrahiert und zur Milz leitet, damit er von dort aus verteilt werden kann. Der «unreine» Teil wird teilweise zum Dickdarm weitergeleitet, wo er in Form von Stuhl ausgeschieden wird, sowie zur Niere und zur Blase, wo dieser Teil als Urin ausgeschieden wird. Die unterscheidende Funktion des Dünndarms erstreckt sich auch auf die Sphäre des Geistigen, und zwar in Form der Entscheidungsfindung; dadurch beeinflußt er die Klarheit der Denkprozesse. Disharmonien des Dünndarms stehen in enger Beziehung zu jenen der Milz, da beide Organe eine zentrale Rolle bei der Nahrungsumwandlung spielen.

Die Funktionen des Dreifachen Erwärmers

Der Dreifache Erwärmer ist das einzige «Organ», das keine genau bestimmbare physische Form besitzt, so wie es bei den zwölf übrigen Hauptorganen der Fall ist. Es umfaßt drei «Erwärmer»: Der Obere Erwärmer liegt im Brustkorb, der Mittlere Erwärmer im Raum zwischen Zwerchfell und Nabel und der Untere Erwärmer schließlich unterhalb des Nabels.

Jeder dieser drei Erwärmer erzeugt Körperflüssigkeiten von unterschiedlicher Form und Funktion: Der Obere Erwärmer kann mit einem «Nebel» verglichen werden, und er verteilt die Flüssigkeiten im gesamten Körper in Form von «Dunst». Der Mittlere Erwärmer ist wie ein «brodelnder Kessel»; er ist der Sitz der Verdauung, und von hier aus werden die Nährstoffe weitergeleitet. Der untere Erwärmer schließlich arbeitet wie ein «Entwässerungsgraben», in dem die Flüssigkeiten in einen reinen und einen unreinen Anteil getrennt und ausgeschieden werden. Die Funktion des Dreifachen Erwärmers als Organ ist es, den freien Fluß der Körperflüssigkeiten zwischen diesen drei Körperbereichen zu gewährleisten und zu helfen, ihre jeweiligen Aufgaben zu regulieren. Im *Nei Jing* heißt es hierzu: «Der Dreifache Erwärmer ist der für die Bewässerung und für die Überwachung der Wassermenge zuständige Beamte.»

Die große Spannweite der Funktionen des Dreifachen Erwärmers hängt mit seiner engen Verbindung zur Lebenspforte *(Ming-men)* zusammen, die zwischen den Nieren auf dem Tsubo LG-4 liegt. Der Dreifache Erwärmer leitet das Ursprungs-Ki (das Ki aus der Essenz) von der Lebenspforte in alle Organe und Meridiane des Körpers. Durch die Verteilung des Ursprungs-Ki hilft der Dreifache Erwärmer, die Organe zu wärmen, das Herz zu nähren und das Gehirn mit Energie zu versorgen. Indem er das Ursprungs-Ki in die Peripherie des Körpers leitet und es dort verteilt, trägt er außerdem zur Stärkung des Abwehr-Ki bei und hilft so, den Körper vor Krankheiten zu schützen.

Ein sekundärer Aspekt seiner wärmenden und schützenden Funktion steht in Zusammenhang mit den Gewebsschichten, die die Organe isolieren: Brustfell, Bauchfell und Zwerchfell. Der Meridian des Dreifachen Erwärmers sollte immer dann behandelt werden, wenn es dem Hara an Kraft mangelt. Man kann durch die Arbeit am Dreifachen Erwärmer sowohl das Ursprungs-Ki stärken als auch das Ki im gesamten Körper bewegen. Letzteres ist immer dann von Nutzen, wenn sich stagnierendes Ki ansammelt, vor allem in der Leber, im Magen und im Dickdarm. Der Meridian des Dreifachen Erwärmers kann in Fällen chronischer Erschöpfung, bei Kältegefühlen, Verstopfung, Kopfschmerzen im Scheitelbereich und bei Ohreninfektionen behandelt werden.

Shiatsu-Behandlung des Herz- und Herz-Kreislauf-Meridians

Herz- und Herz-Kreislauf-Meridian sind im Shiatsu bei der Behandlung psychischer und emotionaler Probleme von großer Bedeutung. Als allgemeines Anzeichen für Herzleiden gilt es, wenn ein Patient ängstlich ist und über Herzklopfen klagt. Die genauere Natur des Zustands kann man anhand weiterer Zeichen und Symptome feststellen.

Behandlung von Herz-Ki-Mangel Herz-Ki-Mangel manifestiert sich in Form von Müdigkeit, Blässe, Schwitzen, Herzklopfen und Kurzatmigkeit bei Anstrengungen. Außerdem können auch Ängstlichkeit und Traurigkeit auftreten. Der Puls ist Leer und die Zunge blaß.

In diesem Fall muß unbedingt eine Shiatsu-Behandlung tonisierender Art erfolgen, wobei man sich auf die Kyo-Charakteristik des Herz- und Herz-Kreislauf-Meridians konzentriert. Prüfen Sie, ob auch der Nieren- und der Milzmeridian Kyo-Charakteristik haben.

Die wichtigsten Tsubos zum Tonisieren des Herz-Ki sind He-5, KS-6, Bl-15 (der Herz-Yu-Punkt) und KG-17 (der das Ki der Brust stärkt). KG-6 sollte tonisiert werden, um das Ki im gesamten Körper anzuheben.

Behandlung von Blut-Mangel des Herzens Blut-Mangel, der sich auf das Herz auswirkt, äußert sich in Symptomen wie Herzklopfen, Schwindelgefühlen und in einer stumpfen, blassen Hautfarbe. Wenn das Blut dem Herzen nicht bei der Beherbergung des Geistes zu helfen vermag, sind ein schlechtes Gedächtnis, Schlaflosigkeit, ein unruhiger Schlaf und starke Traumaktivität die Folgen. Außerdem bedeutet dies, daß solche Patienten wahrscheinlich sehr ängstlich, besorgt und schreckhaft sind. Sie fühlen sich manchmal nicht in der Lage, ihren Verpflichtungen im Leben nachzukommen. Der Puls ist Fein oder Rauh; die Zunge ist trocken und hat eine stumpfe, blasse Färbung.

Auch die Behandlung eines Herz-Blut-Mangelzustandes erfordert eine Tonisierung des Herz- und des Herz-Kreislauf-Meridians. Die Milz, die für die Bluterzeugung verantwortlich ist, wird sich wahrscheinlich in einem Kyo-Zustand befinden.

Der Tsubo He-7 sollte tonisiert werden, da er das Blut nährt und den Geist beruhigt. Das Herz-Blut kann auch durch Behandlung von KG-15 gestärkt werden, ein Punkt, der sich ausgezeichnet zur Linderung starker Angstzustände eignet. Wichtige Tsubos zur allgemeinen Tonisierung des Blutes sind unter anderem Bl-17 (Yu-Punkt des Blutes), Bl-20 (Yu-Punkt der Milz) und KG-4.

Behandlung von Herz-Yin-Mangel Dieses Muster kommt in einer Vielzahl von Symptomen zum Ausdruck, wobei es sich um eine Kombination aus Symptomen von Yin-Mangel und Symptomen von Herzstörungen handelt. Der Zustand ähnelt dem von Herz-Blut-Mangel, da in beiden Fällen der Geist in Aufruhr gerät, weil er seiner «Heimstatt» beraubt wurde.

Zu den Symptomen von Herz-Yin-Mangel gehören Herzklopfen, Ängstlichkeit und Rastlosigkeit. Auch hier kann es zu Gedächtnisstörungen, Schlaflosigkeit und Schlafstörungen infolge heftigen Träumens kommen. Hinzu kommen jedoch noch die für Yin-Mangel typischen Anzeichen wie Hitzegefühl oder ein leichtes Fieber, nächtliches Schwitzen sowie Durst und trockener Mund. Weiterhin kann der Patient rote Wangen sowie heiße Hände und Füße haben.

In diesem Zustand weisen der Herz- und der Herz-Kreislauf-Meridian wahrscheinlich Kyo-Charakteristik auf und bedürfen deshalb der Tonisierung. (Wenn sie Jitsu-Tendenz haben, handelt es sich um einen Übermaß-Zustand wie beispielsweise Herz-Feuer.) Herz-Yin-Mangel erfordert auch die Tonisierung von Nieren-Yin, da das Herz von diesem genährt wird.

He-6 ist auf dem Herzmeridian der wichtigste Tsubo zum Tonisieren von Herz-Yin. KG-15 stärkt das Herz und beseitigt Angstzustände und Rastlosigkeit. Mi-6 und Ni-6 sind wichtig zur allgemeinen Tonisierung des Yin und zur Beruhigung des Geistes. KG-4 schließlich verankert den Geist, weil er Yin und das Blut nährt.

Behandlung von Übermaß-Zuständen (Fülle-Zuständen) des Herzens Bisher haben wir uns mit Mangel-Mustern des Herzens beschäftigt, die allesamt eine tonisierende Shiatsu-Behandlung erfordern. Wenn jedoch Symptome, die auf Herz-Disharmonien hinweisen, bei einem Menschen auftreten, dessen Herzmeridian eindeutig Jitsu-Charakteristik hat, so befindet sich sein Herz sehr wahrscheinlich ebenfalls in einem Übermaß-Zustand. Dabei könnte es sich um Feuer, übermäßigen Schleim oder um

Stagnation des Blutes im Herzen handeln. Derartige Probleme sind häufig akuter als jene des Leere- oder Mangel-Typs, und man sollte sie mit Umsicht angehen und sie durch eine sanft zerstreuende Methode behandeln.

Aufloderndes Herz-Feuer Herz-Feuer ist zu erkennen an Hitzegefühlen, die tagsüber ebenso wie nachts auftreten, weiterhin an einem geröteten Gesicht, einem bitteren Geschmack im Mund, an Zungengeschwüren sowie an Blut im Urin. Gewöhnlich besteht ein erheblicher Grad an geistiger Erregung, manchmal in Verbindung mit exzessivem extravertiertem oder manischem Verhalten. Schlaflosigkeit ist ebenfalls ein verbreitetes Symptom. Der Puls ist Schnell und Voll; die Zunge ist rot (besonders an der Spitze) und hat einen gelben Belag. Herz- und Herz-Kreislauf-Meridian weisen fast mit Sicherheit Jitsu-Charakteristik auf. Bei diesem Zustand ist es notwendig, an den Tsubos He-8 und He-9 zerstreuend zu arbeiten, da sie beide das Herz-Feuer beseitigen.

Schleim im Herzen Wenn Schleim «die Öffnungen des Herzens vernebelt», geht dies oft mit einer schwerwiegenden psychischen Störung und Verwirrung einher, da der Geist stark umwölkt ist und die Verbindung zur Wirklichkeit verloren hat. Der Puls ist Schnell, Voll und Schlüpfrig, und die Zunge ist rot und hat einen dicken gelben Belag. Herz- und Herz-Kreislauf-Meridian weisen fast mit Sicherheit Jitsu-Charakteristik auf. Man sollte aber auch den Milzmeridian auf eine etwaige Kyo-Tendenz hin überprüfen, da Milz-Mangel die Schleim-Produktion fördert. KS-5 ist der wichtigste Tsubo, wenn es darum geht, Schleim aus dem Herzen zu entfernen und «das Herz zu öffnen», weshalb man an diesen Punkten zerstreuend arbeiten sollte.

Stagnation des Herz-Blutes Stagnation des Herz-Blutes ist ein fortgeschrittener pathologischer Zustand des Herzens, bei dem Brustschmerzen auftreten, die häufig in den linken Arm ausstrahlen. Die Brust fühlt sich taub oder beengt an, und Nägel, Lippen und Zunge können violett oder blau gefärbt sein. Die Meridiane Herz, Herz-Kreislauf, Leber und Gallenblase weisen wahrscheinlich Jitsu-Tendenz auf, weshalb an ihnen zerstreuend gearbeitet werden muß, um die Zirkulation des Blutes in der

Brust anzuregen. Die bei Stagnation des Herz-Blutes wichtigsten Tsubos sind KS-6 und KG-17, denn beide stärken das Herz und fördern den Fluß des Blutes.

Der Geist des Feuers

Das Herz ist der «Höchste Herrscher» der Körper/Geist-Einheit, und es wurde von den alten Chinesen mit der Position des Kaisers verglichen. Seine Herrschaftsposition unter den zwölf Hauptorganen steht in direkter Beziehung zu seiner Funktion, Shen zu beherbergen. Shen umfaßt alle Aspekte des menschlichen Bewußtseins und verbindet alle emotionalen, mentalen und spirituellen Aktivitäten zu einer Einheit. Alle Fünf Elemente tragen zur Schaffung des Selbst bei: Wasser gibt ihm den Antrieb, Holz Perspektive und Vision, Erde verleiht ihm Form und Metall die Fähigkeit, Beziehungen einzugehen. Doch ist es das Feuer, welches das Selbst *repräsentiert* und ihm Einzigartigkeit und Zusammenhang gibt. Shen ist das, wodurch ein bestimmtes Wesen sich von allen anderen unterscheidet, das, was die unverwechselbare Individualität eines Menschen ausmacht.

Das Feuerelement regiert über die Geist/Körper-Einheit als ihr «Göttlicher Herrscher», der ihr die Fähigkeit zu Freude und Liebe schenkt. Das Feuer hat die Aufgabe, das Instinktive mit dem Rationalen und das Emotionale mit dem Spirituellen auszusöhnen und das delikate Gleichgewicht zwischen diesen Polen aufrechtzuerhalten. Diese häufig einander entgegenwirkenden Bereiche zu harmonisieren, setzt ein gewisses Maß an Vollendung voraus. Diese Vollendung steht mit der «Tugend» des Elements Feuer in Verbindung, die Ted Kaptchuk als Angemessenheit bezeichnet: ein feines Gespür für das, was passend und zweckmäßig ist.

Das Gleichgewicht des entwurzelten Shen kann nur wiederhergestellt werden, wenn die Behandlung in einer nichturteilenden Geisteshaltung erfolgt und sich mühelos und fließend entwickelt. Der Geist des Shiatsu-Therapeuten muß leer sein – eine der wichtigsten Voraussetzungen für eine kompetente Shiatsu-Behandlung. Ein leerer Geist ermöglicht es, vom Herzen aus zu arbeiten. Wenn wir mit unserem Hara eins sind, sind wir in der Lage, Ki zu übermitteln und zu wecken; wenn wir eins sind mit dem Herzen, können wir Shen zentrieren und harmonisieren.

14 Erde: Milz und Magen

Das Element Erde gibt dem Grundbewußtsein des Feuers Form. Das erreicht es, indem es konkrete Gedanken kreiert und dafür sorgt, daß Ideen in die Tat umgesetzt werden. Wasser gibt dem Leben Triebkraft, Holz macht diese nutzbar; Feuer krönt das Leben mit Selbstgewahrsein, und die Erde gibt diesem nun einen Fokus. Jedes Element nährt das folgende. Die Ausrichtung des Feuers auf sich selbst kompensiert die Zielorientiertheit des Elements Holz; ebenso wird die idealistische Tendenz des Feuers durch die Ausrichtung der Erde aufs Konkrete modifiziert. Das Element Erde gibt so dem Geist ein Werkzeug an die Hand, mit dessen Hilfe er sich auf einer praktischen Ebene erforschen und ausdrücken kann.

Die Natur des Elements Erde ist es, zu konsolidieren und zu erhalten. Sein Platz unter den Fünf Elementen ist das Zentrum, die Position, von der aus es die Verbindung zwischen und mit den übrigen vier am wirksamsten erhalten kann. Um die Geist/Körper-Einheit zu nähren, muß das Element Erde über die Fähigkeit verfügen, etwas zu absorbieren. Dies ist jedoch erst dann möglich, wenn es sich das, was «anders» ist, zu eigen machen kann. Und genau das ist der Prozeß, der für das Element Erde zentral ist: der Prozeß der Transformation.

Die transformierende Funktion der Erde wird hauptsächlich auf zwei Ebenen deutlich: Die eine ist die des Verdauens von Nahrung und deren anschließende Umwandlung in Blut, die andere der Denkprozeß *(Yi)*. Erde nimmt die Empfindungen und Wahrnehmungen der Körper/Geist-Einheit in sich auf, verarbeitet diese in einer Art «Kompostierungsprozeß» und macht sie zu einem Teil des Geistes. Darin kommt ebenso der mitfühlende Charakter der Erde wie ihr Drang zu nähren zum Ausdruck.

Nur wirksame Transformation führt zu produktiven Ergebnissen. Übermäßiges Denken, die «Emotion» des Elements Erde, zeigt sich häufig darin, daß man sich mit seinen Gedanken im Kreis bewegt, was die Energie daran hindert, zur Erde, zum Reich des Handelns abzusteigen. Wenn das Denken keine Ergebnisse zeitigt und Ideen nicht in die Tat umgesetzt werden, so führt dies zu Sorgen und Obsessionen. Wenn man einem

Menschen Sympathie schenkt, so besänftigt und beruhigt das die Gedanken des Betreffenden und verhilft ihm zu einem besseren Verständnis seiner Situation.

Der nährende Aspekt der Erde ist sehr wichtig, und er spiegelt sich klar wider in den Funktionen der mit diesem Element assoziierten Organe Magen und Milz. Vom Magen stammt letztlich die Nahrung, die der Körper braucht, und die Milz ist der Ursprung des Blutes. Zusammen spielen beide die Rolle von Mutter Erde, indem sie den Körper mit allem Notwendigen versorgen.

Die Funktionen der Milz

Die Milz ist das primäre Zang-Organ des Elements Erde, wobei die Bauchspeicheldrüse (Pankreas) ein Teil ihrer Funktionseinheit ist.

Die Milz regiert Transformation und Transport Die erste Funktion der Milz ist die Umwandlung der aufgenommenen Nahrung und der Flüssigkeiten in Nahrungs-Ki sowie der Transport der Nährstoffe zu den übrigen inneren Organen des Körpers. Nahrungs-Ki liefert den Rohstoff für die Erzeugung von Ki und Blut. Es entsteht aus der «reinen Essenz» der Nahrung und wird von der Milz aufwärts zur Lunge und zum Herzen befördert. In der Brust verbindet sich das Nahrungs-Ki mit dem «Ki der sauberen Luft», wodurch Thorax-Ki entsteht, welches im Herzen in Blut umgewandelt wird.

Die Milz ist das Hauptorgan der Verdauung, weil sie die zentrale Rolle bei der Umwandlung und Weiterleitung der Nahrung spielt und weil sie die Quelle von Blut und Ki im Körper ist. Ihre Bedeutung wird hervorgehoben durch die Tatsache, daß sie die Grundlage der «Nachgeburtlichen Essenz» (siehe S. 136) ist. Die Milz ist auch verantwortlich für Transformation, Trennung und Transport der Flüssigkeiten. Die «klaren» oder «reinen» Körperflüssigkeiten werden zur Lunge befördert, um von dort aus im gesamten Körper verteilt zu werden, während der «trübe» oder «unreine» Anteil in den Darm geleitet wird, wo er nochmals in einen reinen und einen unreinen Teil aufgeteilt wird.

Eine gesunde Milz stellt sicher, daß Verdauung und Absorption der Nahrung effizient und normal verlaufen, daß der Betreffende einen guten Appetit und regelmäßigen Stuhlgang hat. Wird dieser Prozeß gestört, so treten Verdauungsbeschwerden und Appetitlosigkeit auf. Bauchschwellungen können die Folge sein, außerdem weicher Stuhl, und es kann zu einer starken Ansammlung von Körperflüssigkeit in Form von Feuchtigkeit, Schleim oder Ödemen kommen.

Die Milz kontrolliert das Blut Die Milz ist nicht nur für die Erzeugung des Blutes durch Umwandlung der Nahrung verantwortlich, sondern sie «kontrolliert» das Blut auch, indem sie es in den Blutgefäßen hält. Bei Versagen dieser Funktion kann es zu Blutungen oder zu übermäßigen Menstruationsblutungen kommen.

Die Milz beherrscht die Muskeln und die vier Extremitäten Weil die Milz eine so zentrale Rolle bei der Versorgung des Körpers mit Nährstoffen spielt, trägt sie natürlich auch wesentlich dazu bei, die Muskelkraft zu erhalten, die vor allem auch in der Einsatzfähigkeit der Extremitäten zum Ausdruck kommt.

Die Milz öffnet sich in den Mund und manifestiert sich in den Lippen Die Tätigkeit des Kauens ist die erste Stufe der Nahrungsumwandlung, und aus diesem Grund ist der Mund eng mit der Milz verbunden. Deshalb heißt es, daß sich die Milz in den Mund öffnet und sich in den Lippen manifestiert. Die Milz erzeugt den Geschmackssinn sowie den Appetit. Eine Milzdysfunktion manifestiert sich entweder in trockenen, aufgesprungenen Lippen, was auf das Vorhandensein von Hitze hindeutet, oder in blassen Lippen, was anzeigt, daß das Ki der Milz geschwächt ist.

Die Milz kontrolliert die Aufwärtsbewegung des Ki Die Milz befördert nicht nur das Nahrungs-Ki aufwärts in die Brust, sondern hat außerdem auch die Funktion, das Aufsteigen des Ki im allgemeinen zu lenken. Da die Milz die Organe an ihrem Platz hält, führt ein Ausfall dieser Funktion zu Vorfall oder zu Hernienbildung.

Die Milz beherbergt das Denken (Yi) Schließlich beherbergt die Milz auch das Denken, indem sie die Prozesse des Überlegens, des Analysierens, der Konzentration und des Studierens steuert. Im gesunden Zustand sorgt sie dafür, daß die Schlußfolgerungs- und Erinnerungsfähigkeit stark sind. Wenn ein Mangel an Milz-Ki besteht, kann es sein, daß das Denken getrübt wird und daß die Konzentration nachläßt. Ein Mensch, der an diesem Zustand leidet, muß besonders viel geistige Energie aufwenden, um Lösungen zu finden. Dadurch wird die Denkfähigkeit übermäßig strapaziert, was eine weitere Minderung des Milz-Ki zur Folge hat.

Die Funktionen des Magens

Der Magen ist möglicherweise das wichtigste Yang-Organ, da er in Verbindung mit der Milz die «Wurzel des Nachgeburtlichen Ki» bildet. Das Vorgeburtliche Ki, das vor der Geburt von den Nieren assimiliert wird, ist die Quelle unserer konstitutionellen Stärke, während das Nachgeburtliche Ki nach der Geburt von Magen und Milz aus der festen und flüssigen Nahrung gebildet wird. Beide dem Element Erde zugeordneten Organe haben einen entscheidenden Einfluß auf die Qualität des Ki und des Blutes.

Der Magen kontrolliert den Zersetzungs- und Reifungsprozeß der Nahrung Die primäre Funktion des Magens ist es, das «Zersetzen und Reifen» der Nahrung zu steuern. Durch einen Prozeß, der der Fermentation ähnelt, wird die Nahrung im Magen auf die Verfeinerung durch die Milz sowie auf die weitere Erschließung im Dünndarm vorbereitet. Dies ist die erste Phase des Verdauungsprozesses.

Der Magen kontrolliert den Transport der Nahrungsessenzen Zusammen mit der Milz steuert der Magen auch den Transport der Nahrungsessenzen und ihre Verteilung im gesamten Körper, vor allem in die Muskeln und Glieder. Wenn das Magen-Ki geschwächt ist, fühlen sich Arme und Beine schwer an, und der Betreffende wird schnell müde.

Der Magen kontrolliert die Abwärtsbewegung des Ki Der Magen steuert die Abwärtsbewegung des Ki, indem er die Nahrung zum Dünndarm hinunterleitet. Während das Milz-Ki aufsteigt und die Aufwärtsbewegung des Ki steuert, bewegt sich das Magen-Ki abwärts. Wenn der Magen diese Funktion nicht erfüllt, treten Symptome wie Schwellungen, Aufstoßen, Sodbrennen, Schluckauf und Erbrechen auf – allesamt Zeichen dafür, daß das rebellische (gegenläufige) Magen-Ki aufsteigt.

Shiatsu-Behandlung der Milz und des Magens

Milz- und Magen-Mangelzustände Ein Mangelzustand des Milz-Ki erzeugt eine Vielzahl von Symptomen, in deren Mittelpunkt eine Schwäche des Verdauungsprozesses und ein daraus resultierender Mangel an Energie steht. Zu einem «bleiernen» Gefühl der Müdigkeit und Schwäche in den Extremitäten können Schwellungen im Bauchbereich, Appetitmangel, weicher Stuhl und eine blasse Hautfarbe hinzukommen. Milz-Ki-Mangel erzeugt einen Leeren Puls, während die Zunge blaß und angeschwollen ist.

Feuchtigkeit und Schleim können sich ebenfalls infolge einer Beeinträchtigung der Umwandlungsfunktion ansammeln. Dies kann sich in einer Flüssigkeitsverhaltung sowie in Gefühlen der Schwere und Stauung im Bereich der Atemorgane äußern. Feuchtigkeit und Schleim erzeugen einen Schlüpfrigen Puls und einen dicken und fetten Zungenbelag. Im Fall eines Milz-Yang-Mangels kann zu diesen Symptomen ein Gefühl der Kälte, vor allem in den Gliedern, hinzukommen. Der Puls ist Tief und Schwach und die Zunge blaß, geschwollen und feucht.

Ein Mangelzustand des Magen-Ki manifestiert sich durch die gleichen Symptome, doch ist in diesem Fall das Hauptsymptom ein Gefühl des Unwohlseins in der Magengegend. Der Puls ist Leer und die Zunge blaß. Wenn Milz und Magen sich im Mangelzustand befinden, haben ihre Meridiane gewöhnlich eine Kyo-Tendenz. Der Diagnosebereich für die Milz auf dem Hara (um den Nabel) ist häufig geschwollen oder aufgedunsen und fühlt sich bei Berührung Leer an.

Man kann diese Mangelzustände der Milz und des Magens grundsätzlich auf die gleiche Weise behandeln. In beiden Fällen tonisiert man den Milz- und Magenmeridian einschließlich der Tsubos Mi-6 und Ma-36. Außerdem werden die Tsubos KG-12 (oder Bo-Punkt für den Magen und den Mittleren Erwärmer), Bl-20 und Bl-21 (die Yu-Punkte von Milz und Magen) behandelt. Alle diese Tsubos haben eine stark tonisierende Wirkung, insbesondere wenn Anzeichen für Kälte-Zustände vorhanden sind. (Ein Bo-Punkt *[Mu]* ist ein sogenannter «Alarmpunkt», der sich bei Erkrankungen des Organs, dem er zugeordnet wird, als druckempfindlich erweist. Therapeutisch werden Bo-Punkte oft zusammen mit den ihnen entsprechenden Yu-Punkten bearbeitet.)

Ein Übermaß an Feuchtigkeit, vor allem, wenn sie in die Milz selbst eingedrungen ist, kann einen Jitsu-Zustand im Milz- und im Magenmeridian hervorrufen. Zerstreuende Behandlung des Milz- und Magenmeridians sowie des Tsubo Ma-40 kann helfen, Feuchtigkeit und Schleim zu beseitigen.

Der Milzmeridian hat häufig Kyo-Charakteristik, wenn Blut-Mangel besteht, was an Symptomen wie Schwindelgefühlen, Müdigkeit, trockener Haut, rissigen Finger- und Zehennägeln und verminderter Sehfähigkeit zu erkennen ist. In diesem Fall ist es wichtig, sowohl den Milz- als auch den Magenmeridian zu tonisieren und so die Verdauungsfunktion zu stärken. Möglicherweise ist es auch notwendig, den Leber- und Herzmeridian zu tonisieren, weil diese Organe leicht durch Blut-Mangel beeinträchtigt werden.

«Liegengebliebene» Nahrung im Magen (Nahrungsstagnation)
Wenn das Magen-Ki stagniert, was häufig die Folge einer Stagnation des Leber-Ki ist, können Symptome wie Völlegefühl und Anschwellen des Bauches auftreten. Die Nahrung wird nicht in ausreichendem Maß verdaut und im Magen zurückgehalten, was zu Appetitlosigkeit, Übelkeit und Anzeichen von «rebellischem» (gegenläufigem) Magen-Ki, das sich aufwärtsbewegt, führt; die Anzeichen für letzteres sind Aufstoßen, Sodbrennen und Erbrechen. Der Puls ist Voll und Schlüpfrig oder Drahtig; die Zunge hat einen fetten Belag.

Der Magenmeridian hat in diesem Zustand gewöhnlich Jitsu-Tendenz. Zu den Tsubos, die bei Nahrungsstagnation lindernd wirken und das Magen-Ki dazu bringen abzusteigen, gehören Ma-21 und Ma-44.

Magen-Yin-Mangel Der Magen wird als Ursprung der Flüssigkeiten im Körper bezeichnet, und im Gegensatz zur Milz kann er unter Yin-Mangel leiden. Dadurch entstehen Symptome der Trockenheit, unter anderem ein trockener Mund und eine trockene Kehle, Durst und trockener Stuhl, was zu Verstopfung führen kann. Diese Probleme treten in Verbindung mit Schmerzen im Magenbereich und Appetitmangel auf. Der Puls ist Zerfließend und die Zunge rot und möglicherweise geschält oder im Zentrum rissig.

Der Magenmeridian befindet sich sehr wahrscheinlich im Kyo-Zustand. Man sollte auch den Nierenmeridian überprüfen, da die Nieren bei jedem Yin-Mangel-Muster eine Rolle spielen. Spezifische Tsubos, die man tonisieren kann, sind Ma-36, Mi-6 und KG-12.

Schleim-Feuer im Magen Wenn Schleim und Feuer sich infolge schlechter Ernährungsgewohnheiten im Magen sammeln, entsteht ein Fülle-Zustand. Für das Schleim-Feuer des Magens sind Brennen und Schmerzen in der Magengegend charakteristisch, des weiteren ständiges Hungergefühl, Zahnfleischbluten, Verstopfung, Übelkeit und schlechter Mundgeruch. Oft besteht ein starkes Bedürfnis, kalte Flüssigkeiten zu trinken, um das Feuer zu löschen. Auf der geistigen Ebene treten häufig Symptome wie Schlaflosigkeit und Sorgen auf. Je stärker die Wirkung jenes Schleims ist, um so stärker ist das Gefühl der Blockierung und Desorientiertheit. Der Puls ist infolge der Hitze Schnell und Voll und möglicherweise infolge des Schleims Schlüpfrig. Die Zunge ist rot und hat einen dicken gelben Belag.

Man sollte auch den Magenmeridian überprüfen: Wahrscheinlich hat er Jitsu-Charakteristik und muß deshalb zerstreuend behandelt werden. Man sollte zerstreuend an den Tsubos Ma-21 und Ma-44 arbeiten, die beide die Hitze im Magen beseitigen. Außerdem sollte man zerstreuend an Ma-40 arbeiten, um den Schleim zu eliminieren.

Der Geist der Erde

Da das Denken dem Handeln vorangeht, erscheint es plausibel, daß das Denken mit dem Element Erde assoziiert wird. Denken ist die erste Stufe im Prozeß der Ver-Wirklichung, das heißt des Umsetzens von Ideen in die Realität. Der höhere Zweck des Denkens und der «Tugend» des Elements Erde ist es, die kreativen Möglichkeiten des Geistes zu erforschen.

Kreativität ist ein alchimistischer Prozeß, bei dem die Grundmetalle des Geistes in das Gold der Kunst und Philosophie umgewandelt werden. Wahre Kunst erfordert ein Gefühl für

Proportion und Harmonie – Eigenschaften, die das Denken durch die Angemessenheit des Shen erhält. Gleichzeitig befreit uns die Kreativität von den Beschränkungen jener Angemessenheit und ermutigt uns, das Reich des Möglichen zu erforschen.

Kreativität ist im Shiatsu verwandt mit einer fließenden Arbeitsweise, einem wichtigen Aspekt einer kompetenten Behandlung. Eine fließende Arbeitsweise zeigt die Fähigkeit, sich in unmittelbarer Reaktion auf die Bedürfnisse des Empfängers eines großen Arsenals von Techniken bedienen zu können. Alle Techniken sollten jedoch auf der stabilen Grundlage der Unterstützung basieren, einem anderen wichtigen Schlüsselbegriff des Elements Erde.

15 Metall: Lunge und Dickdarm

Wenn das Element Erde das Bewußtsein auf der physischen Ebene verankert hat, kommt dem Element Metall die Aufgabe zu, die Erschaffung des Selbst zu vollenden, indem es ihm Grenzen setzt. Paradoxerweise ermöglicht uns gerade die Tatsache, daß wir eine Oberfläche – eine Haut – haben, mit anderen Menschen und mit unserer Umgebung zu interagieren. Die Haut ist für uns Grenze und Kontaktpunkt zugleich; über sie können wir «aufnehmen» und «abgeben».

Das Element Metall steht symbolisch für unser ständiges Teilnehmen am Leben, und es wird durch den Atem aktiv. Es sagt: «Wir sind das, was durch uns hindurchgeht», und definiert das Selbst über seine Interaktion mit der äußeren Welt. Je mehr wir uns unserer Umgebung «öffnen» und gleichzeitig die Dinge der Vergangenheit «loslassen» können, um so lebendiger sind wir. Diese Lebendigkeit ist eine Manifestation der «Leiblichen Seele» oder *P'o*, die in enger Verbindung zur Lunge und zum Element Metall im allgemeinen steht. (*P'o* ist der körperliche Anteil von *Shen*, im Gegensatz zu *Hun*, der «Ätherischen Seele».)

Während die Ätherische Seele auf die Zukunft hin orientiert ist, beschäftigt sich die Leibliche Seele ausschließlich mit der Gegenwart. Die Leibliche Seele könnte man mit der pulsierenden, immer neuen Welt von Kindern vergleichen, die unentwegt mit der Erforschung der Dinge beschäftigt sind, die sie umgeben.

Wenn wir jemanden oder etwas verlieren, der oder das uns lieb und teuer war, und in Trauer versinken, so ist es diese Fähigkeit – stets im Augenblick zu sein –, die uns zeitweilig verlorengeht. Unser Geist konzentriert sich eine Zeitlang auf die Vergangenheit und trauert um den Verlust. Nur durch dieses Trauern können wir lernen, Leben und Tod auf eine tiefere Weise zu akzeptieren und dadurch wieder in der Gegenwart zu leben.

Wenn wir uns jedoch niemals vollständig der Trauer hingeben, werden unsere Gedanken wahrscheinlich ständig um das kreisen, was wir verloren haben; wir werden also dem Gefühl des Verlusts verhaftet bleiben und uns in Melancholie und

Selbstmitleid ergehen. Der Graben, der uns von der gegenwärtigen Wirklichkeit trennt, wird größer werden, und andere werden das Gefühl haben, daß wir irgendwie «nicht erreichbar» sind. Ein solcher Mensch wird vom Element Metall beherrscht, weil er den Prozeß, der zentral ist für dieses Element, nicht zum Abschluß bringen kann: akzeptieren und «loslassen».

Die Funktionen der Lunge

Die Funktionen der Lunge stehen in direkter Beziehung zum Prozeß der Atmung und in indirekter Beziehung zu Herz und Kreislauf.

Die Lunge regiert das Ki und die Atmung Wenn die Lunge Luft aufnimmt, nimmt sie «reines Ki» aus ihrer Umgebung auf. Beim Ausatmen stößt sie «unreines Ki» aus. Auf diese Weise sorgt die Atmung für eine ununterbrochene Erneuerung des Ki im Körper.

Die Lunge ist auch verantwortlich für die Ki-Bildung in der Brust. Nahrungs-Ki, das aus verarbeiteter fester und flüssiger Nahrung resultiert, wird von der Milz aufwärts in die Brust geleitet, wo es sich mit dem «reinen Ki» der Luft verbindet, um Thorax-Ki («Ki der Brust») zu bilden. Thorax-Ki ist die Grundlage für das Nährende Ki und das Abwehr-Ki, und es verleiht der Funktion der Lunge und des Herzens Kraft. Ein Mangel an Lungen-Ki beeinflußt unmittelbar das Ki des gesamten Körpers.

Die Lunge kontrolliert die Meridiane und die Blutgefäße Weil die Lunge das Ki regiert und weil Ki das Herz und den Kreislauf in Bewegung hält, wird von der Lunge gesagt, sie kontrolliere sowohl die Meridiane als auch die Blutgefäße. Die Lunge ist das wichtigste Organ bei der Bildung von Nährendem Ki, jenem Ki, das nicht nur in den Meridianen, sondern auch in den Blutgefäßen fließt. Der Kreislauf des Ki und der Kreislauf des Blutes sind eng miteinander verbunden, da das Ki das Blut bewegt. Beide werden in erheblichem Maße durch die Stärke des Lungen-Ki beeinflußt.

Die Lunge kontrolliert die Verteilung und die Abwärtsbewegung Diese wichtige Aufgabe der Lunge steht mit ihrer Aufgabe, das Ki zu steuern, in Verbindung. Die Lunge kontrolliert die Verteilung sowohl des Abwehr-Ki als auch der Körperflüssigkeiten in die Peripherie des Körpers – in den Raum zwischen Muskeln und Haut. Wenn das Abwehr-Ki gleichmäßig unter der Körperoberfläche verteilt ist, erfüllt es die Funktion, den Körper vor pathogenen Faktoren wie Kälte und Feuchtigkeit zu schützen. Außerdem wärmt es Haut und Muskeln. Eine Beeinträchtigung dieser Funktion führt zu einer Schwächung des Abwehr-Ki und ermöglicht das Eindringen pathogener Faktoren in den Körper, wodurch Krankheiten wie Erkältung und Grippe entstehen.

Die Verteilung der Körperflüssigkeiten durch die Lunge stellt sicher, daß Haut und Muskeln mit genügend Feuchtigkeit versorgt werden. Die Körperflüssigkeiten werden in Form eines «feinen Nebels» verteilt. (Dies ist die Form, in der sie im Bereich des Oberen Erwärmers in Erscheinung treten.) Außerdem reguliert die Lunge das Öffnen und Schließen der Poren an der Hautoberfläche. Diese sorgen dafür, daß die Schweißabsonderung sich in normalen Bahnen bewegt, daß sie also weder exzessiv noch zu gering ist.

Die Lunge hat auch eine wichtige abwärtsleitende Funktion. Da sie das oberste Organ im Körper ist, ist es wichtig, daß ihre Energie absteigt, damit das Ki mit dem restlichen Körper «kommunizieren» kann. Deshalb unterhält die Lunge eine wichtige Beziehung zu den Nieren. Die Lunge leitet Ki abwärts, und die Nieren «ergreifen» es dann. Außerdem leitet die Lunge Ki abwärts, um es der Blase und dem Dickdarm zur Verfügung zu stellen, die es zur Ausführung ihrer Aufgaben brauchen. Diese abwärtsleitende Funktion bezieht sich auch auf die Abwärtsbewegung der Körperflüssigkeiten durch die Lunge.

Eine Störung der abwärtsleitenden Funktion der Lunge führt dazu, daß sich Ki und die Körperflüssigkeiten in der Brust «festsetzen», was zu Hustenanfällen und einem beengten Gefühl in der Brust führt.

Die Lunge regelt die Wasserwege Wie wir gesehen haben, spielt die Lunge eine wichtige Rolle bei der Verteilung der Körperflüssigkeiten. Zum einen verteilt sie die Körperflüssigkeiten in die gesamte Peripherie des Körpers, zum anderen leitet sie sie abwärts zu den Nieren und zur Blase. Deshalb heißt es von ihr, daß sie die Wasserwege regelt. Wenn die Lunge die Körperflüssigkeiten nicht mehr ausreichend verteilen und abwärtsleiten kann, so führt dies häufig zu einer leichten Aufschwemmung des Gesichts.

Die Lunge kontrolliert Haut und Haare Weil die Lunge das Ki verteilt und die Körperoberfläche mit Nahrung und Feuchtigkeit versorgt, wird von ihr gesagt, daß sie die Haut und die Haare kontrolliert. Wenn die Körperflüssigkeiten von der Lunge auf die richtige Weise verteilt werden, wirkt die Haut strahlend, und das Haar hat einen natürlichen Glanz. Im gegenteiligen Fall wird die Haut trocken und das Haar spröde.

Die Lunge öffnet sich in die Nase Die Lunge öffnet sich in die Nase, das Tor des Atems. Wenn ein pathogener Äußerer Faktor in die Lunge eindringt, wird die Nase blockiert, und es kommt zu häufigem Niesen. Niesen ist ein Zeichen dafür, das die Abwärtsbewegung des Lungen-Ki behindert wird.

Die Lunge beherbergt die Leibliche Seele Schließlich beherbergt die Lunge die Leibliche Seele. Wir haben uns bereits mit der Natur der Leiblichen Seele beschäftigt und mit der Art, wie sie durch Trauer beeinflußt wird. Gefühle wie Kummer und Gram engen die Leibliche Seele ebenfalls ein. Dies wiederum behindert die Atmung und verringert deshalb die Vitalität. Von Natur aus ist die Leibliche Seele jedoch optimistisch und offen für neue Erfahrungen.

Die Funktionen des Dickdarms

Die Funktionen des Dickdarms bestehen ganz einfach darin, daß er feste und flüssige Nahrung vom Dünndarm empfängt, die darin noch enthaltene «reine» Flüssigkeit absorbiert und den «unreinen» Anteil der Nahrung in Form von Stuhl ausscheidet.

Wenn die Lunge in ihrer abwärtsleitenden Funktion versagt, kann es sein, daß der Dickdarm nicht genügend Ki empfängt, um die Ausscheidung des Stuhls zu sichern. Dadurch entsteht Verstopfung, was häufig bei älteren Menschen der Fall ist, bei denen sich das Lungen-Ki oft im Mangelzustand befindet.

Die westliche Naturheilkunde vertritt die Ansicht, daß der Verlust der notwendigen Besiedelung des Dickdarms mit Darmbakterien die Gesundheit unterminiert und das Immunsystem schwächt. Die östliche Medizin stellt ebenfalls eine Verbindung zwischen einem gesunden Dickdarm und der Stärke des Abwehr-Ki *(Wei-Ki)* her.

Shiatsu-Behandlung der Lunge

Lungen-Ki-Mangel Eine Schwäche des Lungen-Ki kann entstehen, wenn man viele Stunden über einen Tisch gebeugt dasitzt. Außerdem kann dieser Zustand durch wiederholte Brustinfektionen verursacht werden, die nicht richtig behandelt worden sind, wodurch der Äußere Wind tiefer in die Lunge einzudringen vermag.

Lungen-Ki-Mangel äußert sich in einem Mangel an Vitalität, in Kurzatmigkeit, einer schwachen Stimme, spontanen Schweißausbrüchen und eventuell in Form von Husten. Das Gesicht hat eine leuchtend weiße Farbe. Dieser Zustand führt auch zu einem Mangel an Abwehr-Ki, der durch häufige Infektionen der Atemwege entsteht. Der Puls ist Leer und die Zunge blaß.

Man sollte überprüfen, ob der Lungenmeridian und eventuell auch der Herzmeridian Kyo-Charakteristik aufweisen. Wenn sich dies bestätigt, sollte man eine tonisierende Shiatsu-Behandlung durchführen und sich dabei auf die Tsubos Lu-9, Lu-7 und Bl-13 konzentrieren, die alle tonisierend auf das Lungen-Ki wirken.

Lungen-Yin-Mangel Wenn das Yin der Lunge sich im Mangelzustand befindet, treten Symptome für Yin-Mangel (Hitzegefühle, Trockenheit im Mund, Durst, Schlaflosigkeit, nächtliche Schweißausbrüche usw.) in Verbindung mit Symptomen auf, die auf ein Lungenproblem hinweisen. Dazu gehören trockener Husten mit sehr geringem Schleimauswurf, leicht blutiger Speichel und eine rauhe Stimme. Der Puls ist Oberflächlich; die Zunge ist rot, trocken und möglicherweise im der Lunge zugeordneten Bereich rissig oder geschält.

Auch in diesem Fall sollte man überprüfen, ob der Lungenmeridian Kyo-Charakteristik aufweist – ebenso wie der Nierenmeridian, denn die Nieren sind der Ursprung des Yin im Körper. Die Shiatsu-Behandlung sollte auch in diesem Fall tonisierend wirken und die Tsubos Lu-9 und Bl-43 umfassen, die beide das Yin der Lunge tonisieren. Das Nieren-Yin kann durch Tonisieren des Tsubos Ni-6 gestärkt werden.

Wind dringt in die Lunge ein Die Lunge gilt als das äußerste Organ des Körpers, und sie hat einen starken Einfluß auf das Abwehr-Ki. Wenn Äußerer Pathogener Wind in die Abwehr-Ebene des Körpers eindringt, kommt es zu einem Kampf zwischen dem eingedrungenen Wind und dem Abwehr-Ki, wodurch Fieber entsteht. Die verteilende und abwärtsleitende Funktion der Lunge wird gestört, und die bekannten Symptome einer Erkältung stellen sich ein: Husten, Niesen, Verstopfung der Nebenhöhlen usw. Man fühlt sich müde und hat Schmerzen. Symptome, die durch Äußeren Wind erzeugt werden, lassen sich in Kalte und Warme einteilen.

Wind-Kälte liegt vor, wenn der Körper sich kühl und leicht fiebrig anfühlt, wenn der Nasenschleim klar und wäßrig ist und ein Kratzen im Hals auftritt, während die Symptome Durst und Schweiß fehlen. Kopfschmerzen, die durch Wind-Kälte entstehen, haben ihr Zentrum am Hinterkopf. Die Zunge hat einen dünnen weißen Belag.

Für Wind-Hitze sind die charakteristischen Symptome starkes Fieber, gelber Nasenschleim und ein entzündeter, oft geschwollener Rachenraum. Kopfschmerzen infolge von Wind-Hitze sind häufig stärker und nicht auf den Hinterkopf beschränkt.

Man sollte überprüfen, ob in den Meridianen der Lunge, des Dickdarms und des Dreifachen Erwärmers ein Jitsu-Zustand besteht. Ist dies der Fall, so sollte man an den betreffenden Meridianen zerstreuend arbeiten, um den Äußeren Wind zu beseitigen. Die Shiatsu-Behandlung sollte sich auf den oberen Rückenbereich und den Bereich der Brust konzentrieren. Der Tsubo Bl-12 zerstreut Äußeren Wind sowohl vom Hitze- als auch vom Kälte-Typ. Bei Wind-Kälte sollte man an Lu-7 zerstreuend arbeiten, bei Wind-Hitze an den Tsubos Di-4 und 3-E-5. Zerstreuende Behandlung des Tsubo Gb-20 lindert Kopfschmerzen, die infolge des Eindringens von Äußerem Wind entstanden sind.

Schleim behindert die Lunge Im Schöpfungs-Zyklus (Hervorbringungsreihenfolge) der Fünf Elemente ist das Element Erde die Mutter des Elements Metall. Deshalb kommt es häufig vor, daß von der Milz produzierte übermäßige Feuchtigkeit sich in der Lunge ansammelt. Davon sind oft Menschen betroffen, die große Mengen feuchtigkeitserzeugender Nahrung zu sich nehmen wie Milchprodukte, Zucker und Rohkost.

Der Schleim, der sich ansammelt, behindert die Atmung und verursacht Husten und den Auswurf großer Mengen weißlichen Schleims. Die Brust ist blockiert, Kurzatmigkeit tritt auf, und die Hautfarbe ist weiß und teigig. Der Puls ist Schlüpfrig, und die Zunge hat einen dicken weißen Belag.

Schleim, über lange Zeit in der Lunge zurückgehalten, wird oft zu heißem Schleim. Für diesen Zustand ist reichlicher und dicker Auswurf von gelber oder grüner Farbe charakteristisch. Der dadurch entstehende Husten klingt bellend, und auch in diesem Fall tritt Kurzatmigkeit auf.

Man sollte Lungen- und Milzmeridian auf Jitsu- oder Kyo-Charakteristik hin überprüfen, denn trotz der Tatsache, daß das Vorhandensein von Schleim meist auf einen Fülle-Zustand hindeutet, kann ein Kyo-Zustand vorliegen! Entsprechend sollte man die Meridiane behandeln und sich dabei auf den Brustbereich, den oberen Rückenbereich und den oberen Hara-Bereich konzentrieren. Bei der Behandlung sollten die Tsubos Lu-5 (zur Entfernung von Schleim und Hitze aus der Lunge), Lu-7 (zur Anregung der abwärtsleitenden Funktion der Lunge und zur Beseitigung des Hustens), Ma-40 (ausgezeichnet geeignet zur Beseitigung von Schleim) sowie Bl-13 und Bl-20 (die Yu-Punkte von Lunge und Milz) einbezogen werden.

Eine Linderung der Symptome, die durch die Behinderung durch Schleim hervorgerufen werden, kann man auch durch eine unmittelbare Shiatsu-Behandlung des Brustkorbes erreichen (siehe S. 120).

Shiatsu-Behandlung des Dickdarms

Häufig im Zusammenhang mit dem Dickdarm auftretende Probleme wie Verstopfung und Durchfall haben ihren Ursprung oft in anderen Organen, vor allem in der Leber und in der Milz. Ebenso wie die Lunge kann auch der Dickdarm von pathogenen Äußeren Faktoren wie Hitze und Kälte befallen werden.

Feuchte Hitze im Dickdarm Dieses Problem entsteht, wenn jemand zuviel fette Nahrung ißt, wodurch sich im Dickdarm Feuchtigkeit ansammelt. Im Laufe der Zeit kann aus dieser Feuchtigkeit Feuchte Hitze werden. Die für dieses Problem typischen Symptome sind Durchfall, Brennen am Anus, stark riechender Stuhl, Bauchschmerzen, Fieber, Durst und ein Gefühl der Schwere.

Man sollte in solchen Fällen überprüfen, ob die Meridiane des Dickdarms, der Milz und des Magens sich im Jitsu- oder im Kyo-Zustand befinden. Da das Problem seiner Natur nach ein Übermaß- oder Fülle-Problem ist, handelt es sich meist um einen Jitsu-Zustand. Dementsprechend sollte man die Meridiane behandeln und dabei der Behandlung des Hara besondere Aufmerksamkeit schenken. Insbesondere sollten die Tsubos Ma-25 (der Bo-Punkt des Dickdarms; bringt Durchfall zum Stillstand), Mi-6 und Mi-9 (beseitigen Feuchtigkeit im Unteren Erwärmer) und Di-11 (beseitigt Hitze im Darm) behandelt werden.

Kälte dringt in den Dickdarm ein Dieses Problem entsteht, wenn Äußere Kälte in den Dickdarm eindringt, was beispielsweise passieren kann, wenn ein Mensch mit zu dünner Kleidung kalter Witterung ausgesetzt war, so daß sein Hara nicht warm genug geblieben ist. Typische Symptome für das Eindringen von Kälte sind akute Bauchschmerzen, Durchfall und Kältegefühle vor allem im Bauchbereich.

In solchen Fällen sollte man den Dickdarm- und Magenmeridian auf einen Jitsu-Zustand hin überprüfen, da es sich um ein Problem vom Übermaß- oder Fülle-Typ handelt, das in jedem Fall eine zerstreuende Behandlung erfordert. Folglich sollte sich die Behandlung auf diese Meridiane und auf Hara konzentrieren. Insbesondere ist es ratsam, zerstreuend an den Tsubos Ma-25 (dem Bo-Punkt des Dickdarms) und Ma-26 (sehr geeignet zum Austreiben von Kälte) zu arbeiten.

Der Geist des Metalls

Das Element Metall spiegelt sowohl die Fähigkeit wider, sich auf etwas einzulassen und auf etwas zu reagieren, wie auch loslassen und allein sein zu können. Die duale Natur ähnelt dem Atem: Expansion und Kontraktion, Empfangen und Abgeben. Dieses Element lehrt uns, am Leben teilzuhaben, ohne zu versuchen, «daran festzuhalten». Es verringert unsere Ich-Fixiertheit und lehrt uns laut Ted Kaptchuk die Tugend der Ehrerbietung.

Ehrerbietung und Respekt dem Körper gegenüber zu haben, sind wichtige Aspekte des Heilens. Wir stellen so häufig die

Befriedigung unseres Geistes und unserer Sinne an die erste Stelle, und zwar gewöhnlich auf Kosten unserer Gesundheit. Den Körper zu pflegen, belebt Geist und Seele und fördert Offenheit und Optimismus.

Grundlegende Faktoren einer kompetenten Shiatsu-Praxis, die die Qualitäten des Elements Metall widerspiegeln, sind positive Verbundenheit mit dem Empfänger und ruhiges, gleichmäßiges Atmen. Eine lebendige Beziehung zum Empfänger ermöglicht eine maximale Übertragung von Ki und verstärkt das Gefühl der Kommunikation, das dem Shiatsu eigen ist. Gleichmäßiges Atmen macht den Geist leer. Beides sind Voraussetzungen für ein starkes und offenes Hara.

16 Kyo/Jitsu-Symptome und Organfunktion

Shitsuto Masunaga hat eine Liste von Symptomen für Kyo- und Jitsu-Zustände aller wichtigen Meridiane erstellt. Die Symptome, die er kategorisiert hat, basierten auf seinen eigenen klinischen Beobachtungen sowie auf seiner Interpretation der östlichen Medizin und der westlichen Physiologie. Obwohl er die Kyo/Jitsu-Methodologie als eigenständiges Diagnosewerkzeug entwickelte, hat er nicht immer genau erklärt, wie er zu seinen Zuordnungen der vielen verschiedenen physischen und psychischen Symptome gekommen ist.

Um die Funktionen und Disharmonien der einzelnen Organe zusammenfassend darzustellen, haben wir viele der von Masunaga erwähnten körperlichen und psychischen Schlüsselsymptome so erklärt, daß ihre unmittelbare Beziehung zur Organfunktion nach den Prinzipien der östlichen Medizin klar wird.

Kyo/Jitsu und Symptome der Yin-Organe

Nieren-Kyo

Symptom	*Erklärung*
Chronische Erschöpfung	Nieren sind die Wurzel des Yang
Übermäßiges Urinieren	Nieren regulieren das Wasser
Schlechte Zirkulation in den Hüften und im Hara	Nieren wärmen den Unteren Erwärmer
Schmerzen im unteren Rücken	Nieren wärmen den Unteren Erwärmer; Energie der Nieren füllt die Wirbelsäule
Schwache sexuelle Vitalität	Nieren-Essenz beherrscht Fortpflanzung und harmonisiert die Sexualfunktion; Nieren-Yang mobilisiert Essenz
Spröde / zerbrechliche Knochen	Nieren-Energie ernährt Knochen
Veränderung der Nägel	Mark der Nieren wirkt bei Blut-Erzeugung mit

Durst / Trockene(r) Mund und Kehle	Nieren-Yin-Mangel
Angst / Rastlosigkeit / Schlaflosigkeit	Nieren sind nicht in der Lage, den Geist zu verankern; Nieren-Yin-Mangel
Mangel an Willenskraft und Ausdauer	Nieren sind nicht in der Lage, den Willen *(Zhi)* zu beherbergen
Furcht / Ängstlichkeit	Furcht ist die Emotion des Elements Wasser

Nieren-Jitsu

Symptom	*Erklärung*
Durst / dunkler Urin / Blut im Urin	Nieren-Yin-Mangel verursacht Hitze in den Nieren
Nasenbluten / Ohnmachtsanfälle / Dumpfheit des Kopfs / bitterer Geschmack im Mund	Nieren-Yin-Mangel führt zu Aufsteigen von Übermäßigem Yang
Halsentzündung	Nieren-Yin-Mangel und Nieren-Hitze führen zu Lungen-Hitze
Ohrensausen	Nieren öffnen sich in die Ohren; Nieren-Yin-Mangel verursacht Aufsteigen von Yang
Steifheit des Rückens	Nieren kontrollieren den Unteren Erwärmer
Exzessiver Sexualtrieb	Nieren-Yin-Mangel
Ungeduld / Rastlosigkeit / Workaholic	Nieren-Disharmonie führt zu Hyperaktivität des Willens *(Zhi)*

Leber-Kyo

Symptom	*Erklärung*
Erschöpfung / Schwindelgefühle stumpfe, bleiche Hautfarbe	Leber ist nicht in der Lage, Blut zu speichern, was zu Blut-Mangel führt
Spröde Nägel	Leber-Blut stellt sich in den Nägeln dar
Unfruchtbarkeit	Leber-Blut versorgt den Uterus nicht ausreichend mit Nahrung
Schwache Augen / schwarze Punkte im Sehfeld	Leber-Blut ist nicht in der Lage, die Augen zu nähren
Schwache Gelenke / steife Muskeln	Leber kontrolliert die Sehnen
Reizbarkeit / Depression	Stagniertes Leber-Ki beeinflußt die Emotionen
Mangel an Zielgerichtetheit / Wankelmut	«Die Leber-Energie ist dynamisch und aktiv»

Leber-Jitsu

Symptom	*Erklärung*
Erschöpfung infolge exzessiver Triebkraft	«Die Leber-Energie ist dynamisch und aktiv»
Schwellung in der Magengegend / schlechte Verdauung / Flatulenz	Leber-Ki-Stagnation dringt in den Magen ein
Kopfschmerzen	Leber-Ki-Stagnation / aufsteigendes Leber-Yang
Chronische Steifheit / Verfestigung im Hara	Leber-Ki-Stagnation wirkt auf Sehnen und Muskeln
Hämorrhoiden / Hautausschlag	Leber-Hitze überträgt sich auf das Blut
Entzündungen der Fortpflanzungsorgane	Der Lebermeridian umschließt die Genitalien / Leber-Feuer

Übermäßige Arbeit und Konzentration / Starrsinn	«Die Leber-Energie ist dynamisch und aktiv»
Frustration / Ungeduld / Impulsivität	Leber-Ki-Stagnation; Ki fließt nicht frei
Unterdrückt Zorn / explodiert	Stagnation der Emotionen

Herz-Kyo

Symptom	*Erklärung*
Schlechte Zirkulation / Mattigkeit	Herz regiert Blut und Kreislauf
Herzklopfen / Angina pectoris	Mangel an Herz-Yang, Herz-Yin oder Herz-Blut
Stottern / Empfindung des Ziehens in der Zunge	Herz öffnet sich in die Zunge
Schwitzen der Hände	Herz kontrolliert die Schweißabsonderung
Schwäche / Festigkeit im oberen Hara	Das obere Hara ist der Diagnosebereich des Herzens
Nervöse Spannung / Überempfindlichkeit / Schock	Herz beherbergt den Geist *(Shen)*
Angst / Rastlosigkeit	Herz-Yin-Mangel
Schlechtes Gedächtnis	Herz-Blut-Mangel
Traurigkeit / Enttäuschung	Freude ist die Emotion des Elements Feuer

Herz-Jitsu

Symptom	*Erklärung*
Herzklopfen / Schmerzen in der Brust	Herz-Blut-Stagnation / Herz-Feuer lodert auf
Schlechter Kreislauf	Herz-Blut-Stagnation
Geschwüre auf der Zunge	Herz öffnet sich in die Zunge; Herz-Feuer lodert auf
Starke Schweißabsonderung	Herz kontrolliert den Schweiß
Steifheit / Völlegefühl im oberen Hara	Diagnosebereich des Herzens

Nervosität / Rastlosigkeit / übermäßige Erregung	Herz ist Sitz des Geistes *(Shen)*; übermäßige «Freude»
Hysterie / Manie / übermäßiges, unangemessenes Lachen	Fülle-Zustand des Herzens; Geist ist durch Hitze oder Feuer aufgewühlt

Herz-Kreislauf-Kyo

Symptome	*Erklärung*
Herzklopfen / Atemlosigkeit bei Anstrengungen / schwacher Puls	Ki-Mangel des Herzens und des Herz-Kreislaufs (Perikard)
Schlechte Durchblutung und kalte Arme und Beine	Yang-Mangel des Herzens und des Herz-Kreislauf-Meridians
Angst / Rastlosigkeit / Schlaflosigkeit	Mangelndes Yin des Herzens und des Herz-Kreislaufs
Emotionale Überempfindlichkeit in Beziehungen	Herz-Kreislauf beeinflußt enge Beziehungen

Herz-Kreislauf-Jitsu

Symptome	*Erklärung*
Engegefühle, Druck und Schwere in der Brust	Blut-Stagnation des Herzens und des Herz-Kreislauf
Herzklopfen / Geschwüre auf der Zunge und im Mund / Schlaflosigkeit / Hitzegefühle	Feuer im Herzen und im Herz-Kreislauf
Überemotional / impulsiv / erregt, insbesondere im Hinblick auf Beziehungen	Übermäßige «Freude» und freudige Erregung

Milz-Kyo

Symptom	*Erklärung*
Schlechte Verdauung / Auszehrung / Appetitlosigkeit / Lethargie	Umwandlungsfunktion der Milz ist beeinträchtigt
Schnupfen / Ansammlung von Schleim	Umwandlungsfunktion der Milz ist beeinträchtigt
Schwere, müde Glieder	Milz kontrolliert die Muskeln und das Bindegewebe sowie die vier Glieder
Anämie	Milz ist der Ursprung des Blutes
Mangel an Speichel / schwacher Geschmackssinn	Milz öffnet sich in den Mund / ist nicht in der Lage, die Flüssigkeiten nach oben zu befördern
Bleiches Zahnfleisch	Milz öffnet sich in den Mund
Vorfall	Der Milz gelingt es nicht, das Ki nach oben zu leiten
Schläfrigkeit	Die Milz ist nicht in der Lage, Ki nach oben zu befördern / Feuchtigkeit der Milz beeinflußt den Kopf
Übermäßiges Denken / Sorgen / Konzentrationsprobleme	Milz ist Sitz des Denkens *(Yi)*
Sehnsucht nach Sympathie und Verständnis	Milz braucht Nahrung / ist das Organ der Überlegung

Milz-Jitsu

Symptom	*Erklärung*
Appetitmangel / übermäßige Magensäureproduktion	Umwandlungsfunktion der Milz beeinträchtigt: Ansammlung von Schleim-Hitze
Klebriges Gefühl im Mund / Schleim in der Lunge	Schlechte Umwandlung führt zur Entstehung von Schleim-Feuchtigkeit

Fettleibigkeit	Schlechte Umwandlung führt zu Feuchtigkeit und Ödemen
Schwere in den Beinen / Steifheit in den Armen / Mangel an Kraft	Milz kontrolliert die Muskeln, das Bindegewebe und die vier Glieder
Übermäßiges Denken / Obsessionen / unklares Denken	Milz ist Sitz des Denkens *(Yi)*
Übermäßige Sorge um andere / Selbstmitleid	Milz ist das Organ des Nährens / übermäßiges Denken wird zu Besorgnis

Lungen-Kyo

Symptome	*Erklärung*
Atembeschwerden / Husten / Bronchitis	Lunge kontrolliert das Atmungssystem
Erschöpfung, insbesondere des Oberkörpers	Lunge regiert Ki
Häufige Erkältungen / Grippeerkrankungen	Lunge regiert die Abwehr-Energie
Dumpfheit im Kopf	Lunge beeinflußt die Meridiane und Blutgefäße
Lustlose, negative Haltung	Lunge beherbergt die Körperliche Seele *(P'o)*, den Ursprung des Lebensgeistes
Trauer / Melancholie	Trauer ist die Emotion des Elements Metall

Lungen-Jitsu

Symptom	*Erklärung*
Ansammlungen im Nasen- und Brustbereich	Schleim-Feuchtigkeit behindert die Lunge
Husten / Schmerzen in der Brust	Fülle-Zustände der Lunge
Bronchitis	Hitze und Schleim in der Lunge

Asthma	Beeinträchtigung der zerstreuenden und abwärts leitenden Funktion der Lunge
Verhärtung der Brust und der Muskeln	Stagnation des Ki in der Brust
Ziehen im Daumen	Behinderung des Lungenmeridians
Trauer / Niedergeschlagenheit	Trauer ist die Emotion des Elements Metall
Rückzug / abwehrende Haltung / Stolz	Unfähigkeit, «sich zu öffnen»
Egoismus / Eifersucht	Unfähigkeit «loszulassen»

Kyo/Jitsu und die Symptome der Yang-Organe

Blasen-Kyo

Symptom	*Erklärung*
Häufiges, starkes Ausscheiden von farblosem Urin	Ausscheidungstörung infolge von Nieren-Yang-Mangel
Inkontinenz	Ausscheidungsstörung infolge von Nieren-Yang-Mangel
Schlechte Durchblutung in Hara und Beinen / Kältegefühle und Schmerzen im unteren Rücken	Nieren-Yang ist nicht in der Lage, den Unteren Erwärmer zu wärmen / Blasen-Mangelzustand mit Kälte
Angst und Besorgnis	Angst ist die Emotion des Elements Wasser

Blasen-Jitsu

Symptom	*Erklärung*
Häufiger Drang zu urinieren / Schwierigkeiten beim Urinieren	Feuchtigkeit in der Blase behindert den Fluß der Körperflüssigkeiten
Trüber, milchiger Urin	Feuchtigkeit in der Blase
Schweregefühle und Krämpfe im unteren Hara	Feuchtigkeit und Kälte in der Blase

Brennen beim Urinieren / Blut im Urin	Hitze in der Blase
Spannungen auf den Rückseiten der Beine	Behinderung des Blasenmeridians
Eifersucht und Mißtrauen	Furcht / Unfähigkeit, «loszulassen»

Gallenblasen-Kyo

Symptom	*Erklärung*
Schwindelgefühle / schlechtes Sehvermögen	Bestandteil des Musters Leber-Blut-Mangel
Schlechte Verdauung von Fetten	Beeinträchtigung der Gallenblasenfunktion, Gallenflüssigkeit auszuscheiden
Schwache, müde Beine	Gallenblasenmeridian hat starken Einfluß auf die Beine
Ängstlichkeit und Mangel an Initiative	Gallenblase ist der Ursprung des Muts

Gallenblasen-Jitsu

Symptom	*Erklärung*
Schmerzen und Schwellungen unterhalb des Brustkorbs / Übelkeitsgefühle / Appetitmangel	Feuchtigkeit in der Gallenblase / Stagnation des Leber-Ki
Schlechte Verdauung von Fetten / gelbliche Hautfarbe	Ausscheidung von Galle wird durch Feuchtigkeit behindert
Bitterer Geschmack im Mund / dunkler Urin	Hitze / Entzündung in der Gallenblase
Gallensteine	«Zäher Schleim» behindert die Gallenblase
Steife Muskeln an den Körperseiten	Behinderung des Gallenblasenmeridians
Ungeduldig / gehetzt / getrieben / übermäßig ambitioniert	Initiative und «Mut» im Übermaß
Reizbar / frustriert / wütend	Zorn ist die Emotion des Elements Holz

Dünndarm-Kyo

Symptom	*Erklärung*
Bauchschmerzen / Bedürfnis nach heißen Getränken	Kälte im Dünndarm behindert den Ki-Fluß im Bauch, verursacht durch Milz-Yang-Mangel
Darmkollern (Gurgelgeräusche im Bauch)	Charakteristikum für Disharmonien des Dünndarms
Durchfall	Dünndarm und Milz sind infolge von Yang-Mangel nicht in der Lage, feste und flüssige Nahrung umzuwandeln
Mangel an Kraft im Hara / schlechte Durchblutung in den Hüften	Mangelzustand im Dünndarm / schlechter Ki-Fluß im Unteren Erwärmer
Schulterschmerzen	Behinderung des Dünndarmmeridians
Unentschiedenheit / Mangel an geistiger Klarheit	Dünndarm trennt das Reine vom Unreinen

Dünndarm-Jitsu

Symptome	*Erklärung*
Schwellungen im Bauchbereich / ziehender Schmerz im Bauch	Ki-Stagnation im Dünndarm, verursacht durch stagnierendes Leber-Ki
Darmgrollen / Flatulenz / Verstopfung	Ki-Stagnation beeinträchtigt die Umwandlungsfunktion des Dünndarms
Bauchschmerzen mit Anzeichen von Hitze / Durst / Rastlosigkeit / dunkler Urin in geringen Mengen	Hitze im Dünndarm
Taubheit	Feuer im Dünndarmmeridian
Steifheit und Schmerzen in Schultern und Nacken	Behinderung des Dünndarmmeridians

Geistige Rastlosigkeit / Obsessionen / Entschlußlosigkeit	Dünndarm trennt das Reine vom Unreinen / beeinflußt das Herz und damit den Geist

Kyo des Dreifachen Erwärmers

Symptome	*Erklärung*
Kältegefühle	Dreifacher Erwärmer kann die Wärme von der Lebenspforte nicht verteilen
Anfälligkeit für Erkältungen und Grippe	Ki-Mangel des Oberen Erwärmers
Schwellungen im Bauchbereich / Verdauungsstörungen / weicher Stuhl	Beeinträchtigung der Funktion des Mittleren Erwärmers
Ödeme, Schwellungen und Kälte im Unterbauch	Beeinträchtigung der Funktion des Unteren Erwärmers

Jitsu des Dreifachen Erwärmers

Symptom	*Erklärung*
Ohrenschmerzen / Kopfschmerzen / geschwollene Wangen / Halsentzündung	Äußerer Wind dringt in den Meridian des Dreifachen Erwärmers ein
Verdauungsstörungen / Bauchschmerzen und Schweregefühl	Stagnierendes Ki und Nahrungsverhaltung im Mittleren Erwärmer
Verstopfung / Völlegefühl und Angespanntheit im Hara	Stagnierendes Ki im Unteren Erwärmer
Verspannungen in Armen, Schultern und Nacken	Behinderung des Dreifachen Erwärmers
In Gesellschaft angespannt / übervorsichtig	Der Dreifache Erwärmer beeinflußt weitläufigere soziale Beziehungen; im Zustand der Harmonie spiegelt er die extravertierten Aspekte des Elements Feuer wider

Magen-Kyo

Symptom	*Erklärung*
Gefühl des Unwohlseins im Magen / Mangel an Appetit und Geschmack / Müdigkeit am Morgen	Magen-Ki-Mangel
Erbrechen klarer Flüssigkeit / kalte Glieder / weicher Stuhl	Magen-Ki-Mangel mit Kälte
Appetitmangel / dumpfer Schmerz im Magenbereich / Völlegefühle nach dem Essen / Anzeichen für Hitze	Magen-Yin-Mangel
Übermäßiges Denken / Sorgen / schlechte Konzentrationsfähigkeit	Nachdenklichkeit ist die «Emotion» des Elements Erde
Verzweifelt / apathisch	Kein «Appetit» auf das Leben

Magen-Jitsu

Symptome	*Erklärung*
Völlegefühle und Schwellungen im Magenbereich / schlechter Mundgeruch / Appetitmangel /	Nahrungsverhaltung im Magen infolge von Ki-Stagnation
Aufstoßen / «Sodbrennen» / Schluckauf / Erbrechen	Rebellierendes Magen-Ki strebt infolge von stagnierendem Ki aufwärts
Brennender Schmerz im Magen / Durst auf kalte Getränke / Hunger / Zahnfleischbluten	Feuer und Schleim im Magen
Steifheitsgefühle auf den Vorderseiten der Beine	Behinderung des Magenmeridians
Übermäßiges Denken / Obsessionen	Nachdenklichkeit ist die «Emotion» des Elements Erde
Manie / manische Depression	Übermaß an Hitze und Schleim im Magen wühlt den Geist auf und umwölkt ihn

Dickdarm-Kyo

Symptome	*Erklärung*
Weicher Stuhl / Darmgrollen / dumpfer Schmerz im Bauch / Kälte der Glieder	Kälte im Dickdarm in Verbindung mit Milz-Yang-Mangel
Hämorrhoiden	Milz-Yang-Mangel
Trockener Stuhl / Verstopfung	Mangel an Flüssigkeit im Dickdarm infolge allgemeinen Yin/Blut-Mangels
Mangel an Kraft im Daumen	Behinderung des Dickdarmmeridians
Enttäuschung / Melancholie	Trauer ist die Emotion des Elements Metall
Mangel an Begeisterungsfähigkeit / Pessimismus / Mangel an «Inspiration»	Der Dickdarm steht über die Lunge in Verbindung mit der Körperlichen Seele, dem Ursprung der Vitalität

Dickdarm-Jitsu

Symptom	*Erklärung*
Durchfall / Schleim im Stuhl / Brennen am Anus / Bauchschmerzen	Feuchte Hitze im Dickdarm
Verstopfung mit trockenem Stuhl / Brennen im Anus / Trockenheit und Brennen im Mund	Hitze im Dickdarm
Schwellungen im unteren Hara	Feuchtigkeit im Dickdarm
Reue / Gewissensbisse / Depression	Trauer ist die Emotion des Elements Metall
Sorgen, die sich nicht auflösen	Unfähigkeit «loszulassen»

Teil III

Shiatsu-Diagnose

Der dritte Teil des vorliegenden Buches beschäftigt sich mit systematischen Methoden zur Beurteilung der Gesundheit bzw. der Disharmonie-Zustände des Klienten. Dadurch können wir uns ein Bild von der allgemeinen Konstitution und von der aktuellen Kondition des Klienten machen, so daß wir die Ursache für seine Disharmonie erkennen und dementsprechend die optimale Therapie auswählen können.

Das *Nan Jing* (Kapitel 61) empfiehlt, bei der Diagnose einige oder alle der folgenden Verfahren anzuwenden:

1. den Patienten anschauen und beobachten;
2. feststellen, wie die Stimme des Patienten klingt und wie er riecht;
3. den Patienten befragen;
4. den Patienten abtasten.

17 Diagnose durch Anschauen

Wenn wir den Klienten zum erstenmal sehen, gewinnen wir einen allgemeinen Eindruck von ihm. Wir können den konstitutionellen Körpertyp erkennen, feststellen, ob ein allgemeiner Fülle- oder Leerezustand in der oberen oder unteren Körperhälfte besteht und Schlüsse aus der Farbtönung des Gesichts ziehen sowie aus besonderen Merkmalen des Gesichts, aus Flecken und anderen erkennbaren Besonderheiten. Ein erfahrener Diagnostiker sieht all dies mit einem Blick.

Konstitutionelle Körpertypen

Generell tendiert ein «Übermaß»-Körper zu einer festen Muskulatur, während bei einem Körper vom «Mangel»-Typ die Muskeln weich sind und die Durchblutung schlecht ist.

Im folgenden werden Grundtypen beschrieben, die den Fünf Elementen entsprechen, wobei wir uns allerdings darüber im klaren sein müssen, daß diese Grundtypen in ihrer reinen Form nur sehr selten vorkommen und die meisten Menschen «Mischtypen» aus mehreren Element-Charakteristika sind.

Wasser – Aufgedunsenes Gewebe. Oft von dunkler oder leicht bläulicher Hauttönung. Tendiert zu Faulheit, Langsamkeit und Anpassung.

Holz – Harte, feste und kräftige Muskulatur. Grünliche oder ins Violette spielende Hauttönung. Organisiert, eventuell auch angespannt. Plötzliche, ruckartige Bewegungen.

Feuer – Feine, «spitze» Züge. Breite Stirn und hohe Wangenknochen. Rötliche Hauttönung. Manchmal nervös. Abenteuerlustig.

Erde – Sehr gedrungen, manchmal kraftlos. Tendiert zum Übergewicht. Blasse, gelbliche Hauttönung. Langsame Bewegungen, ruhig und praktisch veranlagt.

Metall – Breitschultrig, aber oft hohlbrüstig und mager. Weiße, bleiche Hauttönung. Vorsichtig in den Bewegungen, liebt die Stille. Rational und leicht melancholisch.

Polarität von Voll und Leer

Ein Patient kann ein allgemeines Bild der Fülle präsentieren, das sich im Körper als Vorherrschen von *Jitsu* manifestiert, oder er kann einen Eindruck von Leere hervorrufen, wenn sein Körper ein Überwiegen von *Kyo* zeigt. Wenn bei einem Menschen Jitsu oder Kyo vorherrscht, kann man manchmal eine Diskrepanz zwischen der oberen und der unteren Körperhälfte feststellen. Dies erfordert ein scharfes Auge, das man aber bei entsprechender Übung sehr schnell entwickeln kann. Natürlich ist dies um so klarer zu erkennen, je extremer die Diskrepanz ist. Im folgenden werden ein paar übertriebene Möglichkeiten beschrieben sowie die allgemeinen Prinzipien zur Wiederherstellung der Harmonie (basierend auf den klinischen Beobachtungen des Autors).

A. Überwiegend Jitsu, wobei die obere Körperhälfte stärker Jitsu ist als die untere Allgemeine Vorgehensweise bei der Behandlung: Zerstreuungstechniken am ganzen Körper, dabei Konzentration auf die obere Körperhälfte. Aufsuchen des Bereichs/Meridians in der unteren Körperhälfte mit der stärksten Kyo-Charakteristik und Tonisieren desselben (Reaktion tritt oft sehr schnell ein).

B. Überwiegend Jitsu, wobei die untere Körperhälfte stärker Jitsu ist als die obere Allgemeine Vorgehensweise: Zerstreuungstechniken am gesamten Körper, aber Konzentration auf die untere Körperhälfte. Aufsuchen des Bereichs /Meridians in der oberen Körperhälfte mit der stärksten Kyo-Charakteristik und Tonisieren desselben (Reaktion erfolgt häufig schnell, wenn auch langsamer als im Fall A).

C. Überwiegend Kyo, wobei der Oberkörper stärkere Kyo-Charakteristik hat als der Unterkörper Allgemeine Vorgehensweise: Aufsuchen des Bereichs/Meridians im Oberkörper mit der stärksten Kyo-Charakteristik und Tonisieren desselben (Reaktion erfolgt häufig beträchtlich langsamer als bei Jitsu-Charakteristik).

D. Überwiegend Kyo, wobei der Unterkörper stärker Kyo-Charakteristik hat als der Oberkörper Allgemeine Vorgehensweise: Aufsuchen des Bereichs/Meridians in der unteren Kör-

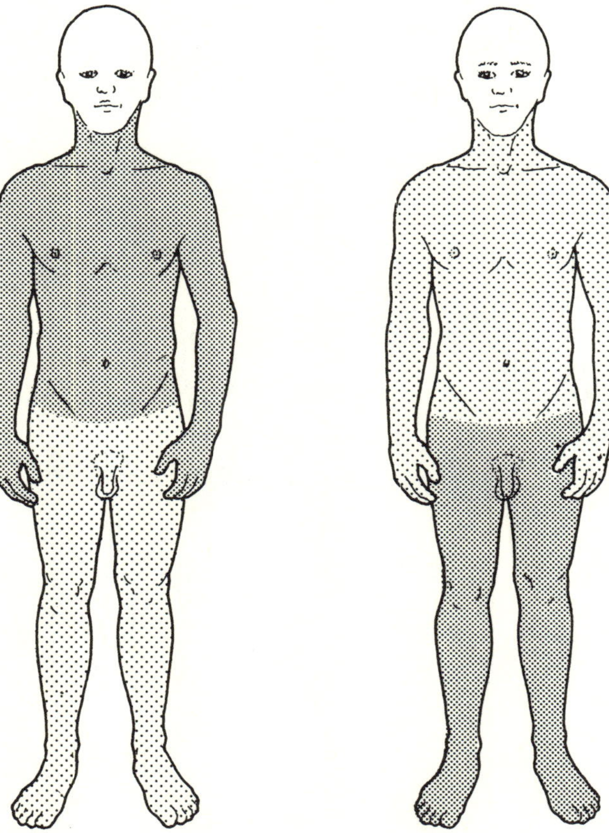

Abb. 17.1 links außen
Überwiegend Jitsu, wobei der Oberkörper stärker Jitsu ist als die untere Körperhälfte.

Abb. 17.2 links
Überwiegend Jitsu, wobei die untere Körperhälfte stärker Jitsu ist als die obere.

perhälfte mit der stärksten Kyo-Charakteristik und Tonisieren desselben. Bei diesem Zustand ist das Hara gewöhnlich sehr geschwächt. Deshalb ist in diesem Fall Halten und Tonisieren des Hara eine wirksame Behandlung (Reaktion auf die Behandlung erfolgt gewöhnlich sehr langsam).

Denken Sie daran, daß man stets zuerst Kyo tonisieren sollte, bevor man Jitsu zerstreut. Allerdings ist es manchmal erforderlich, zuerst Jitsu zu zerstreuen, um das darunterliegende Kyo freizulegen. Dies ist häufig bei den obengenannten Beispielen A und B der Fall.

Gelegentlich besteht ein starker Unterschied zwischen der Vorder- und Rückseite des Körpers: Die Vorderseite des Rumpfes ist dann sehr stark Kyo, während die Rückseite Jitsu ist oder umgekehrt. Wenn die Vorderseite Jitsu und die Rückseite Kyo

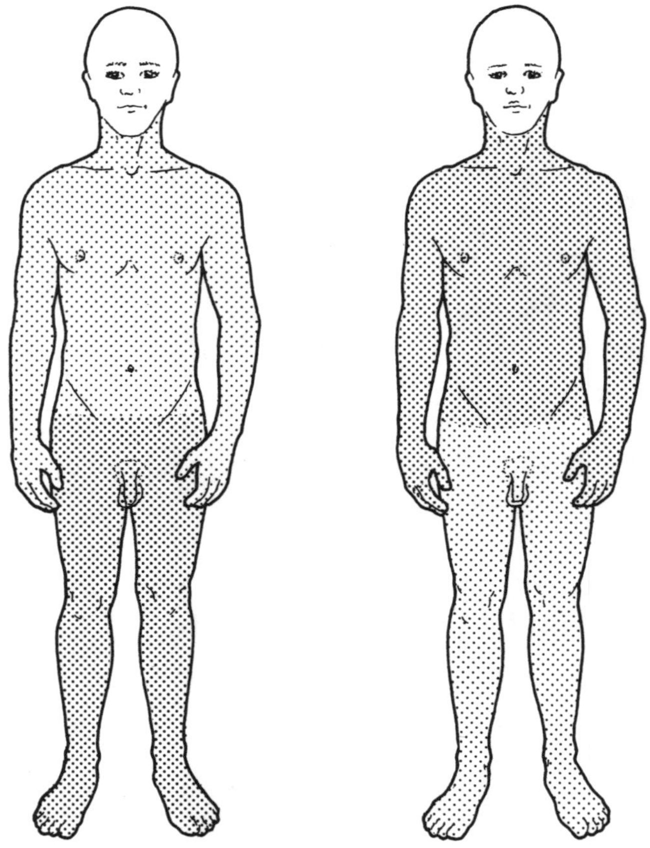

Abb. 17.3 rechts
Überwiegend Kyo, wobei der Oberkörper stärker Kyo ist als die untere Körperhälfte.

Abb. 17.4 rechts außen
Überwiegend Kyo, wobei die untere Körperhälfte stärker Kyo ist als der Oberkörper.

ist, so handelt es sich um einen Menschen, der sich verzweifelt darum bemüht, so zu erscheinen, als sei er stark und in der Lage, mit seiner Situation fertig zu werden, dessen tatsächliche Energiereserven jedoch sehr begrenzt sind. Solche Menschen benötigen eine tonisierende Behandlung am Rücken und eine ausführliche Behandlung ihres Hara. Ist der Rücken Jitsu und die vordere Körperseite Kyo, so kann dies ein Hinweis darauf sein, daß der Patient sehr furchtsam und nervös ist. In diesem Fall kann sich eine tonisierende Behandlung des Nierenmeridians im Brustbereich sowie eine allgemeine Tonisierung des Hara als sehr förderlich erweisen. Bedenken Sie in solchen Fällen, daß es möglicherweise eine gewisse Geduld erfordern könnte, den Empfänger so weit zu bringen, daß er sich sicher genug fühlt, um sein Hara Ihnen gegenüber zu öffnen.

Diskrepanzen zwischen der rechten und linken Körperseite treten gewöhnlich auf, wenn strukturelle Ungleichgewichtszustände bestehen, wenn sich ein Klient eine Verletzung zugezogen hat oder wenn ein bestimmtes Organ erkrankt ist. Stellen Sie in solchen Fällen zuerst fest, ob es sich bei dem strukturellen Ungleichgewichtszustand um eine Unregelmäßigkeit des Muskelskeletts handelt, beispielsweise einen Unterschied in der Länge der Knochen an beiden Körperseiten, oder ob der Unterschied energetisch bedingt ist. Wenn der Unterschied nicht skelettbedingt ist, so ist eine Tonisierung der Meridiane mit Kyo-Charakteristik auf der Kyo-Seite erforderlich. Dabei spielt häufig der Gallenblasenmeridian eine Rolle.

Das Gesicht

Hautfarbe Weil der Magen der Ursprung der Körperflüssigkeiten ist, deutet eine stumpfe oder trockene Haut auf eine Erschöpfung des Magen-Ki hin, während ein starkes Magen-Ki an einer gut durchbluteten und feuchten Haut zu erkennen ist.

Farbe
Weiß – Allgemeiner Mangel und Kälte
Rot – Hitze
Gelb – Milz-Mangel und/oder Feuchtigkeit
Grün – Leber-Disharmonie, innere Kälte oder Schmerz
Schwarzblau – Kälte, Schmerz oder Nierenerkrankung

Gesichtszonen In der Literatur sind viele widersprüchliche Informationen über die Beziehung bestimmter Gesichtszonen zu bestimmten Organen zu finden. Abb. 17.5 zeigt die Korrespondenzen, so wie sie sich in unserer eigenen klinischen Praxis als zutreffend erwiesen haben.

Diagnosebereiche im Gesicht

Nieren Der Diagnosebereich befindet sich unmittelbar um die Augen herum. Dunkle Ringe unter den Augen sind im allgemeinen ein Hinweis auf eine Schwächung der Nierenfunktion. Schwellungen in diesem Bereich weisen auf Nieren-Yang-Mangel hin. Eingesunkene, gerötete Augenhöhlen können Nieren-Yin-Mangel anzeigen. Der Zustand der Nieren kann auch durch deren enge Verbindung zu den Ohren offenbar werden. Wenn die Ohren rot sind, so weist dies häufig auf Hitze in den Nieren hin.

Leber Der Diagnosebereich befindet sich zwischen den Augenbrauen. Furchen zwischen den Augenbrauen weisen auf eine seit langem bestehende Stagnation des Leber-Ki hin. Ein roter Fleck in diesem Bereich zeigt Leber-Hitze oder Leber-Feuer an.

Gallenblase Korrespondiert mit den Augenlidern. Rötung der Augenlider kann auf Hitze in der Gallenblase hinweisen.

Herz Der Diagnosebereich befindet sich an der Nasenspitze. Eine geschwollene Nasenspitze weist auf eine Schwächung der Herzfunktion hin. Eine rote und geschwollene Spitze weist auf Hitze im Herzen hin.

Milz Der Diagnosebereich befindet sich im inneren Augenwinkel, an den Schläfen und am oberen Teil des Nasenrückens. Dunkle Verfärbung am inneren Augenwinkel deutet auf eine Schwächung der Milz hin. Gelbliche Verfärbung des oberen Teils des Nasenrückens und der Schläfen weist auf eine Schwächung der Umwandlungsfunktion der Milz hin. Wenn eine Linie den oberen Teil des Nasenrückens zwischen den Augen vertikal furcht, so weist dies ebenfalls auf eine seit langem bestehende Disharmonie der Milz hin.

Magen Der Diagnosebereich für den Magen befindet sich in der Mitte des Nasenbeins und auf der Oberlippe. Eine gelbliche Verfärbung weist auf eine Schwächung der Verdauungsfunktion des Magens hin. Eine leichte Schwellung der Oberlippe kann ebenfalls auf eine Disharmonie des Magens hindeuten. Trokkenheit und Rissigkeit der Oberlippe kann Magen-Yin-Mangel anzeigen.

Lunge Der Diagnosebereich befindet sich an den Wangen. Eine Verfärbung ins Weißliche weist auf Lungen-Ki- und Lungen-Yang-Mangel hin. Eine Verfärbung ins Rötliche kann Lungen-Yin-Mangel oder Lungen-Hitze anzeigen.

Bronchien Der Diagnosebereich befindet sich an den Nasenlöchern. Sind die Nasenöffnungen gerötet, so zeigt dies Hitze in den Bronchien an.

Dickdarm Der Diagnosebereich ist die Unterlippe und der Unterkiefer. Roter Hautausschlag in diesem Bereich kann auf Feuchte Hitze im Dickdarm hinweisen. Anschwellen der Unterlippe kann eine Schwächung der Ausscheidungsfunktion des Dickdarms anzeigen und im Zusammenhang damit Verstopfung. Trockenheit kann einen Mangel an Körperflüssigkeiten in den Därmen anzeigen.

Fortpflanzungsorgane Der Diagnosebereich für die Fortpflanzungsorgane befindet sich im Bereich um den Mund, zwischen Nase und Kinn. Bei Frauen kann eine Verfärbung dieses Bereichs ins Violette auf eine Ki-Stagnation im Unteren Erwärmer hindeuten, wodurch prämenstruelle Spannungen und Menstruationsschmerzen entstehen können. Roter Hautausschlag in diesem Bereich deutet auf Feuchte Hitze in den Fortpflanzungsorganen hin.

Nervensystem Der Diagnosebereich befindet sich an der Stirn. Eine große Zahl von vertikalen Linien auf der Stirn kann auf eine Schwächung der Funktion des Nervensystems hinweisen, wobei man allerdings hinsichtlich der Linienbildung das Alter des Patienten mit berücksichtigen muß.

Bitte beachten Sie, daß diese Assoziationen sehr stark verallgemeinernd sind und daß man sie nur im Zusammenhang einer umfassenderen Diagnose einbeziehen sollte, bei der außerdem die Informationen berücksichtigt werden, die sich aus den Symptomen des Patienten sowie aus dem Zustand seiner Zunge ergeben. So können rote Wangen zwar auf Hitze in der Lunge hindeuten, aber ebensogut auch auf einen allgemeinen Yin-Mangel. Und obwohl wir die Lippen mit dem Magen und dem Dickdarm in Verbindung gebracht haben, können die Lippen auch den Zustand der Milz widerspiegeln, da die «Milz sich in die Lippen öffnet». Trotz der Tatsache, daß die «Nieren sich in die Ohren öffnen», können die Ohren auch den Zustand des gesamten Körpers anzeigen.

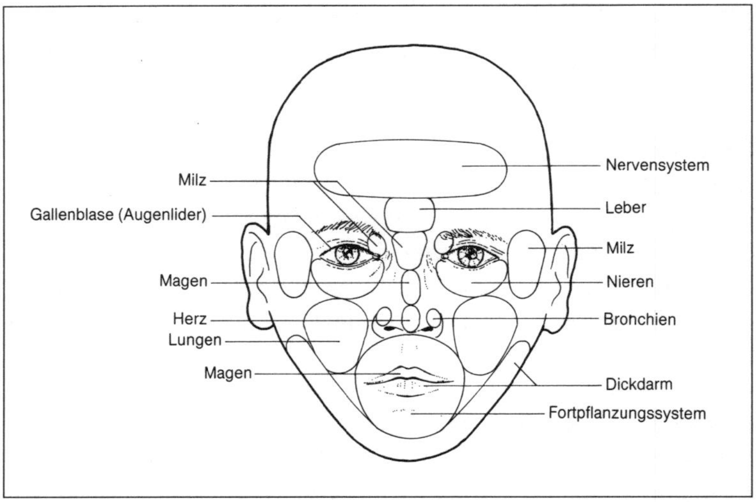

Abb. 17.5
Das Gesicht

Augen Die Augen spiegeln den Zustand des Geistes *(Shen)* und der Essenz *(Jing)* wider. Wenn Geist und Essenz stark sind, sind die Augen klar, und sie leuchten. Wenn der Geist gestört und die Essenz geschwächt ist, ist der Blick glanzlos und umwölkt.

Die Fingernägel

Gesunde Fingernägel spiegeln die Vitalität der Leber wider. Wenn ein Mangel an Leber-Blut besteht, das die Fingernägel nährt, werden diese trocken, dunkel, eingedellt und möglicherweise rissig. Konkav gewölbte Nägel signalisieren einen chronischen Kyo-Zustand der Lunge.

Eine plötzliche Minderung des Leber-Blutes führt zu einer plötzlichen Minderung der Dicke der Nägel, was uns ermöglicht festzustellen, wann der Mangel eingetreten ist, vorausgesetzt, es ist innerhalb der letzten neun Monate geschehen (da Nägel ungefähr neun Monate brauchen, um ihre volle Länge zu errei-

Abb. 17.6
Die Fingernägel

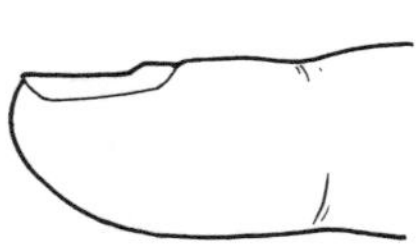

(a) Vitalität war vor kurzem besser

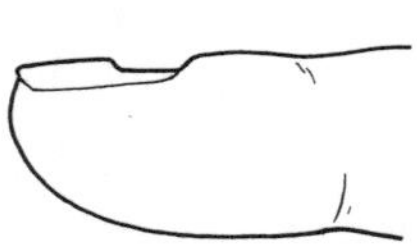

(b) Vitalität war vor kurzem schlechter

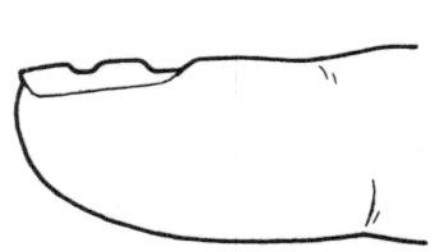

(c) Fluktuieren der Vitalität

chen). Umgekehrt deutet eine Wiederherstellung der Dicke der Nägel auf eine Regeneration des Leber-Bluts hin.

Zehen und Finger

Über lange Zeit bestehende Kyo- oder Jitsu-Zustände in Meridianen führen häufig zu einem nach außen oder nach innen strebenden Zeh, durch den der betreffende Meridian verläuft. Bei den Fingern treten solche Veränderungen gewöhnlich nicht

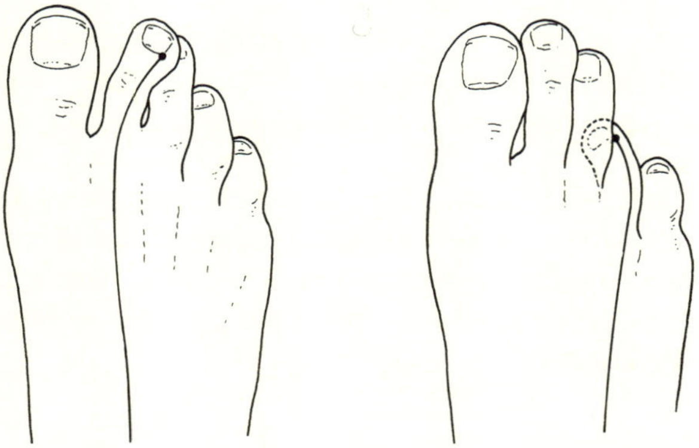

a) Seitliche Abweichung des Zehs weist auf chronisches Magen-Jitsu hin.

b) Abweichung eines Zehs zur Mitte hin weist auf chronisches Gallenblasen-Kyo hin.

Abb. 17.7
Zehen und Finger

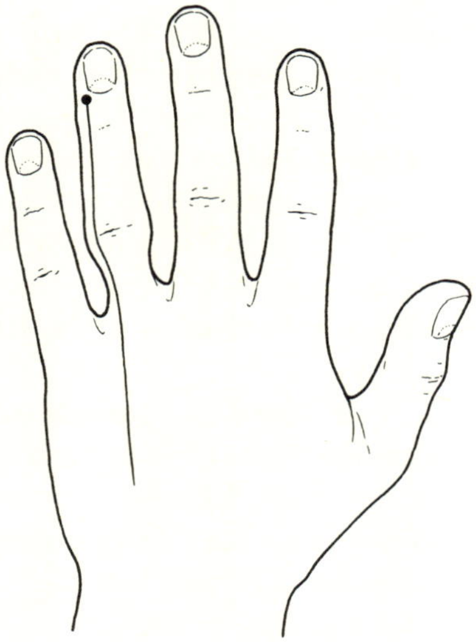

Abb. 17.8
Finger mit enger «Taille»

auf, weil sie in ihrer Bewegung nicht so eingeschränkt sind wie die Zehen.

Eine Abweichung nach außen weist auf einen Jitsu-Zustand hin, während Abweichungen nach innen einen Kyo-Zustand anzeigen. Ein Jitsu-Zustand kann auch bewirken, daß ein Zeh sich über einen anderen legt, während ein Kyo-Zustand zur Folge haben kann, daß ein Zeh sich unter einen anderen schiebt.

Milz-Kyo und Leber-Jitsu können Abweichungen des großen Zehs nach außen hervorrufen, vor allem wenn es sich um einen chronischen Zustand von sowohl Milz-Kyo *als auch* Leber-Jitsu handelt. Eine Abweichung des großen Zehs nach innen und eine Abweichung des kleinen Zehs nach außen ist unwahrscheinlich, da die Schuhe gegen diese beiden äußeren Zehen drücken.

Ein schwach wirkender Zeh oder Finger mit einer schmalen «Taille» deutet auf eine konstitutionelle Schwäche des Meridians hin, der durch den betreffenden Zeh oder Finger verläuft.

Sehr langandauernde chronische Verstopfung führt gewöhnlich zu einer Versteifung des Zeigefingers.

Rückendiagnose

Wenn der Empfänger auf dem Bauch liegt, sind die relativen Jitsu- und Kyo-Bereiche zu sehen. Rücken Sie nicht die Kleidung des Empfängers zurecht, weil Falten, die die Kleidung wirft, oft anzeigen, in welchen Bereichen Ungleichgewichtszustände bestehen. Jitsu-Bereiche scheinen dabei hervorzuspringen, während Kyo-Bereiche flacher oder eher eingefallener als normal wirken. Wenn Sie genügend Übung in dieser Art der Diagnose haben, werden Unregelmäßigkeiten des Skeletts, wie etwa ein Rundrücken, Sie nicht mehr vom Wesentlichen ablenken. Versuchen Sie hier ebenso wie bei der Berührungsdiagnose Kyo- und Jitsu-Bereiche am Vorhandensein oder Nicht-Vorhandensein von Vitalität zu erkennen.

Abb. 17.9 zeigt die Organentsprechungen am Rücken.

Kyo- und Jitsu-Bereich kann man auch im Verlauf der Meridiane erkennen. Beispielsweise ist ein Jitsu-Zustand des Blasenmeridians am besten dort zu erkennen, wo der Meridian beidseitig längs der Wirbelsäule verläuft, außerdem am Gesäß sowie an den Rückseiten der Beine.

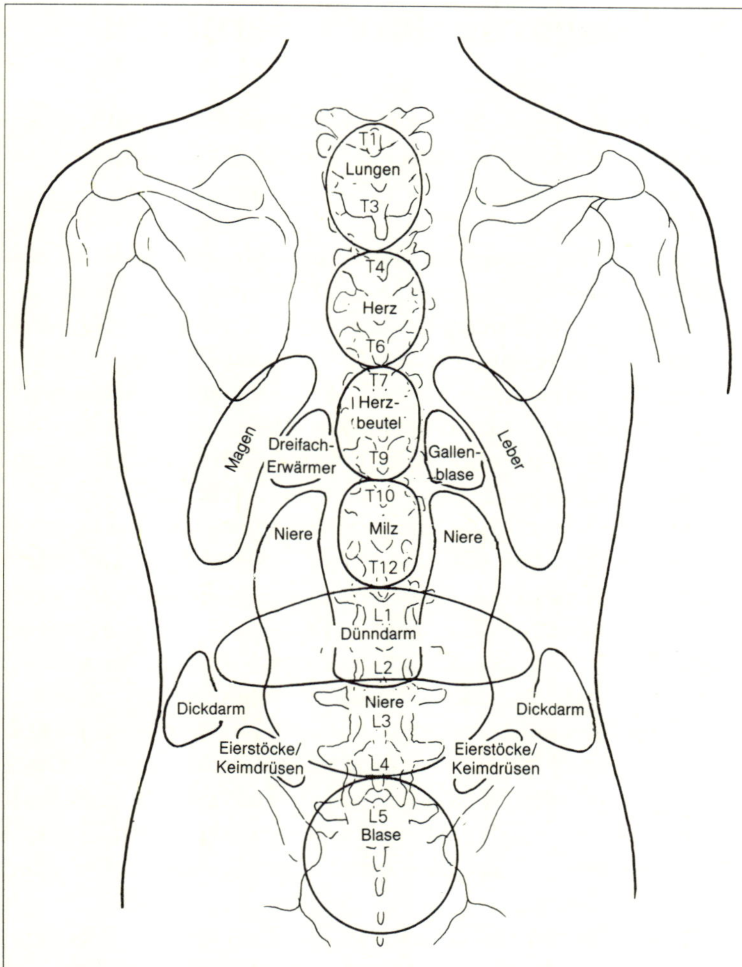

Abb. 17.9
Bereiche am Rücken, die bestimmten Organen entsprechen.

Ablenkungen lassen sich besser vermeiden, wenn der Empfänger einfarbige Kleidungsstücke trägt. Sollten Sie zunächst keine offensichtlichen Kyo- oder Jitsu-Bereiche erkennen können, genügt es häufig, den Empfänger mit einem weißen Laken zu bedecken. (Erklären Sie ihm zuerst, was Sie damit bezwekken, sonst wird ihm die Prozedur möglicherweise ziemlich merkwürdig erscheinen.)

18 Diagnose durch Berühren

Da die Berührung im Shiatsu eine zentrale Rolle spielt, ist sie auch das wichtigste Werkzeug der Shiatsu-Diagnostik.

Meridiandiagnose

Wir können ein Übermaß oder einen Mangel an Ki in den Meridianen als Jitsu- oder Kyo-Qualität spüren, wenn wir die Meridiane mittels Shiatsu-Techniken behandeln. Die Qualitäten Jitsu und Kyo sind bereits auf den Seiten 21ff. beschrieben worden. Wir wollen das Wesentliche dieser beiden Kategorien noch einmal kurz zusammenfassen: Wenn der Patient Ihre Berührung als eine dumpfe Empfindung wahrnimmt, als dumpfen oder anhaltenden Schmerz, dann deutet dies auf einen Kyo-Zustand hin. Scharfe Empfindungen dagegen, etwa ein stechender Schmerz, weisen auf einen Jitsu-Zustand hin. Auf jedem Meridian gibt es einige Jitsu- und einige Kyo-Bereiche, doch herrscht jeweils eine dieser beiden Tendenzen vor. Eine völlige Wiederherstellung des Ki-Gleichgewichts könnte man erreichen, wenn man an jedem Meridian entlang seines gesamten Oberflächenverlaufs arbeiten und jeweils Kyo und Jitsu überall, wo man es vorfände, tonisieren oder zerstreuen würde. Doch dies wäre ein äußerst langwieriger, mühsamer Prozeß. Statt dessen kann man jeden Meridian in den Armen und Beinen dehnen, wobei man die in Kapitel 6 detailliert beschriebenen Techniken anwendet.

Ein Jitsu-Zustand fühlt sich hart an, doch spürt man bei ihm zugleich einen elastischen Widerstand, während ein Kyo-Zustand sich schlaff, schwach und starr anfühlt, wenn man tief in den betreffenden Bereich eindringt. Um ein Maximum an Wirkung zu erzielen, kann man an den Meridianen arbeiten, die die stärkste Kyo- bzw. Jitsu-Charakteristik aufweisen.

Hara-Diagnose

Es gibt verschiedene Arten der Hara-Diagnose, die für Shiatsu-Therapeuten allesamt nützlich sein können.

Hara-Diagnose nach der Methode des Zen-Shiatsu Diese Methode ermöglicht es uns, die Meridiane mit der stärksten Kyo-

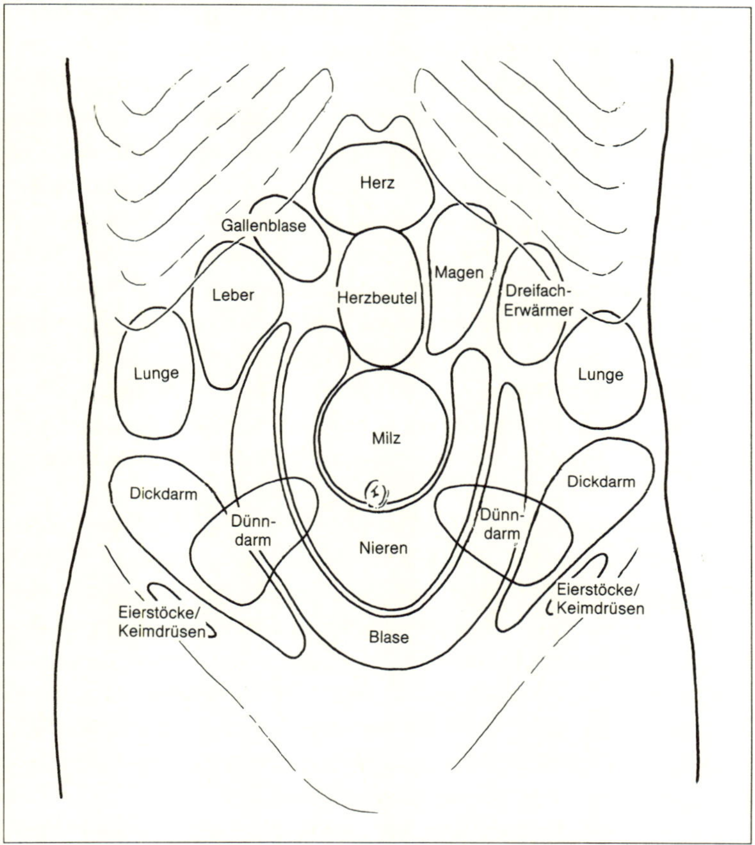

Abb. 18.1
Diagnose-Bereiche des Zen-Shiatsu

und Jitsu-Charakteristik schneller zu finden, als dies durch direktes Abtasten oder durch Dehnen der Meridiane möglich ist. Abbildung 18.1 zeigt eine Karte der zwölf Bauchbereiche, die mit den zwölf Hauptmeridianen in Verbindung stehen. Wenn diese Bereiche Kyo- bzw. Jitsu-Charakteristik aufweisen, so spiegelt sich darin der energetische Zustand der entsprechenden Meridiane.

Es gibt bei dieser Diagnoseform drei Anwendungsvarianten:

Die Methode der tiefen Berührung
Die Methode der leichten Berührung
Die Methode ohne Berührung

Die *Methode der tiefen Berührung* erfordert einen mäßig starken Druck, um Schmerzen, Unbehagen, Spannungen, Stärke und Schwäche der Bauchmuskulatur, Pulsieren von Blutgefäßen oder Verdickungen zu lokalisieren. Alle diese Beobachtungen können Aufschluß geben über das Zusammenwirken von Kyo und Jitsu. Eine *Reaktion* im betreffenden Bereich deutet auf Jitsu-Charakteristik hin, während ein *Mangel an Reaktion* auf eine Kyo-Tendenz hinweist. Sie müssen allerdings bei Ihrer Einschätzung das eventuelle Vorhandensein von Stuhl oder von Gasen in den Därmen berücksichtigen. Sollten Sie jedoch irgendwelche anderen Verdickungen oder Knoten bemerken – vor allem wenn sie sich wie ein «Blumenkohl» anfühlen –, dann raten Sie dem Patienten vorsichtig, aber bestimmt, sich von einem Arzt untersuchen zu lassen, falls er dies noch nicht getan hat.

Die *Methode der leichten Berührung* erfordert weniger Zeit, und man vermeidet durch ihre Anwendung etwaige Verfälschungen des Bildes durch den Darminhalt. Die Diagnosebereiche werden in diesem Fall durch ganz leichtes Berühren mit den Fingerspitzen beider Hände abgetastet, und zwar in der in Abbildung 18.2 angegebenen Reihenfolge. Diese Sequenz ist so angelegt, daß jeder Bereich zweimal berührt wird, was ein ständiges Vergleichen mit einem angrenzenden Bereich oder mit dem Bereich des Herzens ermöglicht.

Sobald man die Bereiche mit der stärksten Kyo- oder Jitsu-Tendenz festgestellt hat, kann man sie überprüfen, indem man zuerst den *Jitsu*-Bereich hält und dann mit der anderen Hand den *Kyo*-Bereich. War die Einschätzung korrekt, so ist zwischen den beiden Bereichen eindeutig eine Verbindung und eine Reaktion zu spüren. Vor allem der Jitsu-Bereich fühlt sich dann so an, als ob er sich «öffnen» oder «einsinken» würde. Wenn Sie keine Reaktion feststellen können, so versuchen Sie es mit einem anderen Kyo-Bereich. Da sich der Bereich mit der stärksten Jitsu-Charakteristik leichter finden läßt, ist die Gefahr geringer, daß Sie ihn falsch diagnostizieren. Fahren Sie fort, bis Sie eine eindeutige Reaktion feststellen können.

Dies ist eine sehr subtile und deshalb auch eine sehr subjektive Herangehensweise, bei der Sie die größten Erfolge erzielen, wenn Sie Ihrem ersten Eindruck vertrauen. Je länger Sie darüber nachdenken und je mehr Sie versuchen, Ihren Befund zu

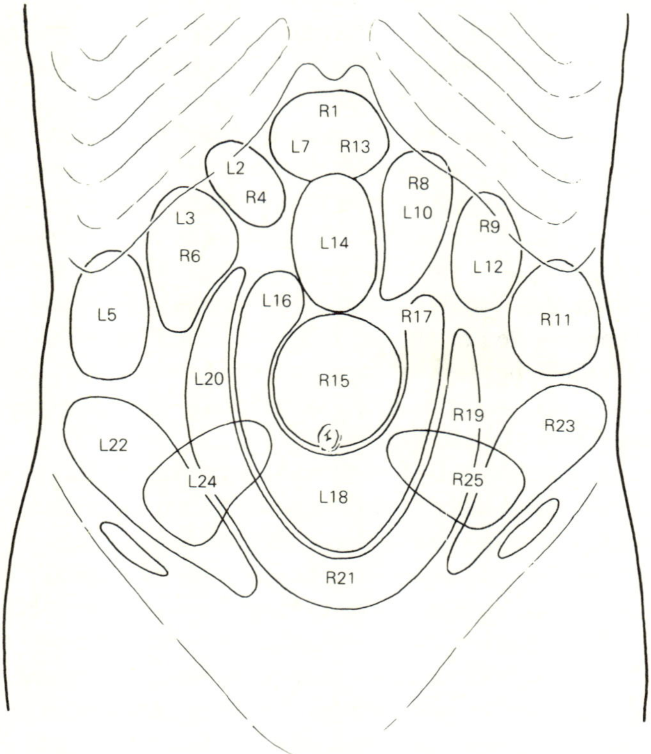

Abb. 18.2
Sequenz zum Abtasten des Hara mit beiden Händen; diese Sequenz wird sowohl bei der Methode der tiefen als auch der leichten Berührung benutzt.

überprüfen, um so stärker werden Ihre analytischen Fähigkeiten Ihrer Sensibilität in die Quere kommen. Diese Methode ist sehr «Zen»-gemäß, insofern die Antwort sich um so schneller einstellt, je weniger Sie sie zu erzwingen versuchen.

Außerdem ist es bei dieser Methode auch noch aus einem anderen Grund wichtig, eine rasche Entscheidung zu treffen: Je länger Sie das Hara abtasten, um so größer wird die Wahrscheinlichkeit, daß Sie die energetische Situation durch Ihre eigene Berührung verändern und dadurch zu einer falschen Bewertung kommen.

Bei der *Methode ohne Berührung* bewegt man die Handteller in einem Abstand von ungefähr 5 bis 10 Zentimetern über den Bauch. Um diese Methode anwenden zu können, müssen Sie sensibel für das ätherische Feld des Ki sein, das den Körper umgibt. Das mag ziemlich «esoterisch» klingen, ist aber tatsächlich für viele Menschen wesentlich einfacher, als Kyo- und Jitsu-Bereiche durch Berührung zu ermitteln. Während Sie Ihre Hand langsam über den Bauch bewegen, können Sie Empfindungen der Hitze und Kälte oder von etwas, das sich wie ein aufwärts strömender Luftzug anfühlt, spüren. Hitze und/oder ein aufwärts strömender Luftzug deuten auf einen Jitsu-Zustand hin. Kälte hingegen zeigt oft einen Kyo-Zustand an. Eine Empfindung der Gleichförmigkeit, so als würde man auf einem fliegenden Teppich durch die Luft segeln, ist ein Anzeichen für den natürlichen Zustand der Gesundheit. Das Gefühl eines «Lochs» im «Teppich» deutet auf einen Kyo-Zustand hin. Wenn man diese Methode beherrscht, kann man mit ihrer Hilfe das gesamte Spektrum der energetischen Disharmonien auf den grundlegendsten Kyo-Mangel reduzieren.

Es ist normal, daß die Kyo/Jitsu-Beurteilung am Hara anders ausfällt als am Rücken. Dies bedeutet jedoch keineswegs, daß die beiden Diagnosemethoden einander widersprechen; vielmehr geben sie Aufschluß über unterschiedliche Ebenen energetischen Ungleichgewichts beim Empfänger. Gewöhnlich sagt man, daß der Rücken die eher chronischen Ungleichgewichtszustände anzeige, während Hara über die akuten Störungen Aufschluß gebe. Bei entsprechender Erfahrung kann man jedoch durch Diagnostizieren des Hara den grundlegendsten Ungleichgewichtszustand ermitteln. Ob Sie Ihrer Behandlung den Befund am Hara oder am Rücken zugrunde legen, hängt davon ab, an welcher Ebene des Problems des Patienten Sie in der aktuellen Sitzung arbeiten wollen, und in einem gewissen Maße auch davon, ob Sie Ihr Sehvermögen oder Ihren Tastsinn für zuverlässiger und klarer halten.

Hara-Diagnose der fünf Reflexzonen Dieses System ist nicht so genau wie die zuvor beschriebenen, aber man kann es benutzen, um starke Ungleichgewichtszustände in den Bereichen der Fünf Elemente festzustellen. In diesem System artikulieren sich etwaige Disharmonien auf eine wesentlich physischere Weise, nämlich in Form von Knoten. Bewegen sich diese Knoten unter dem Druck der Fingerspitzen, so deutet dies auf eine Ki-Stagnation hin. Harte Massen, die sich nicht bewegen, deuten auf einen Stau des Blutes hin.

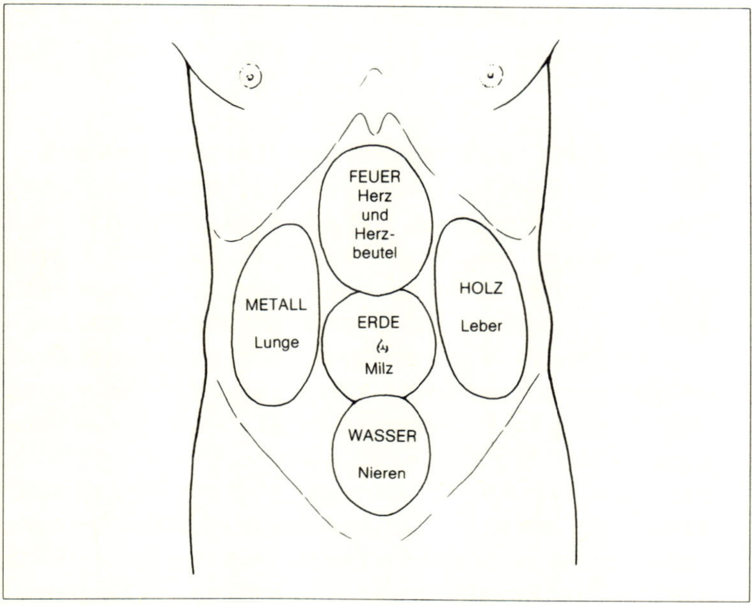

Abb. 18.3
Die «Fünf Reflexzonen» am Bauch

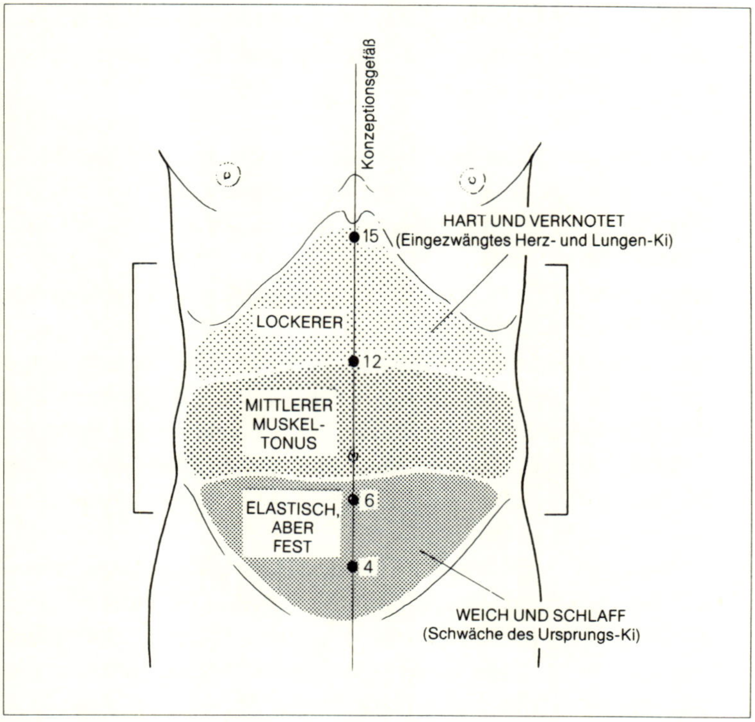

Abb. 18.4
Kg-6, Kg-12, Kg-15

Beachten Sie, daß alle Entsprechungen längs der vertikalen Mittellinie denen des Zen-Shiatsu-Systems ähneln (siehe Abb. 18.3).

Weitere Aufschlüsse, die man aus dem Hara ableiten kann

Der obere Teil des Hara (unmittelbar unterhalb des Schwertfortsatzes des Brustbeins und des Punktes KG-15) sollte lockerer sein als das untere Hara. Wenn sich dieser Bereich hart und knotig anfühlt, so deutet dies auf eingezwängtes Herz- oder Lungen-Ki hin. Der untere Hara-Bereich (unterhalb des Nabels und um den Punkt KG-6) sollte sich elastisch anfühlen, aber fester als das obere Hara. Wenn sich dieser Bereich weich und schlaff anfühlt, so deutet dies auf eine Schwäche des Ursprungs-Ki hin, das seinen Sitz zwischen den Nieren hat, von wo aus es alle physiologischen Funktionen aktiviert und Hitze für den Verdauungsprozeß bereitstellt. Um das untere Hara und das Ursprungs-Ki zu stärken, sollte man den Nierenmeridian und den Meridian des Dreifachen Erwärmers tonisieren. (Der Dreifache Erwärmer ist die «Straße» zum Ursprungs-Ki, über welche dieses in alle Organe und letztlich auch in alle übrigen Meridiane verteilt wird.)

Die Mitte des Hara (oberhalb des Nabels und um den Punkt KG-12 herum) sollte weniger Festigkeit aufweisen als der Bereich um KG-6, jedoch fester sein als der Bereich um KG-15 (siehe Abb. 18.4).

Schmerzen im Hara sind oft ein Zeichen für Mangelzustände der Milz und der Nieren.

Die Linie des Konzeptionsgefäßmeridians sollte ein wenig flacher und niedriger sein als die Linien des Nieren- und Magenmeridians (wie ein flaches Tal). Wenn diese Linie über die Linien des Nieren- und Magenmeridians gestiegen und um den Punkt KG-12 besonders stark vorgewölbt ist, so zeigt dies eine Schwächung des Hara an.

Spannungen oder Spasmen in der Bauchmuskulatur, wenn sich das Hara in einer entspannten Position befindet, deuten auf Ki-Mangel der Nieren (und manchmal auch der Milz) hin.

Liegt der Nabel nahe an der Körperoberfläche, so ist das ein Indiz für ein schwächeres Hara; ist der Nabel hingegen tief in

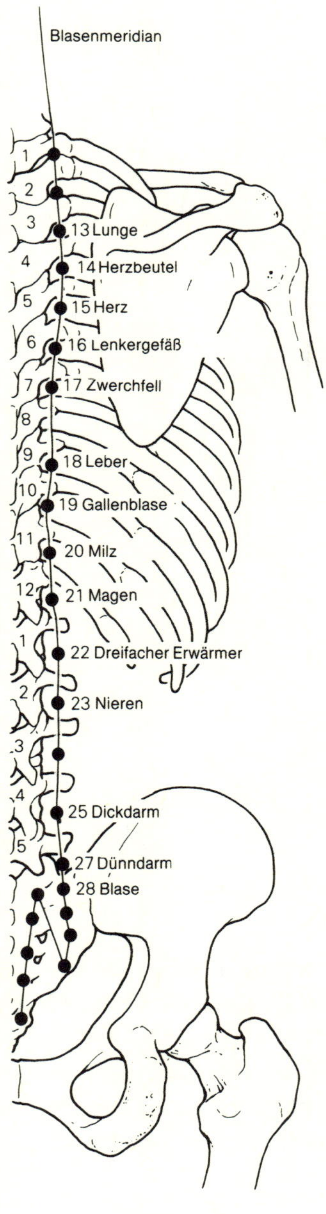

Abb. 18.5
Die Zustimmungspunkte am Rücken

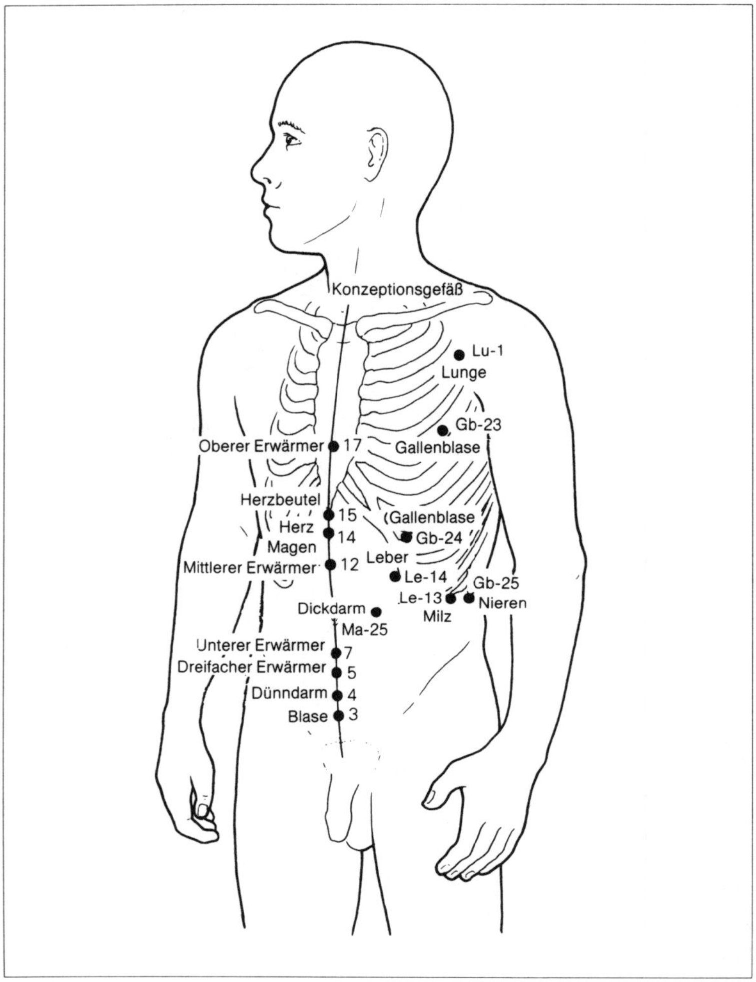

Abb. 18.6
Alarmpunkte auf der Vorderseite des Körpers

die Haut eingebettet, so zeigt dies ein stärkeres Hara an. Starkes Pulsieren im Bereich um den Nabel deutet auf Milz-Ki-Mangel hin.

Wenn unterhalb des Brustbeins ein Pulsieren zu spüren ist, das bis zum Nabel reicht, so deutet dies auf Mangelzustände des Herzens und der Nieren hin.

Die Zustimmungspunkte

Die Zustimmungspunkte am Rücken werden im Japanischen als *Yu*-Punkte und im Chinesischen als *Shu*-Punkte bezeichnet. Sie sind nützlich für die Diagnose, weil sie druckempfindlich sind, wenn in den ihnen assoziierten Organen eine Störung vorliegt.

Sie sind auch sehr nützlich bei der Behandlung chronischer Krankheiten und werden meist zusammen mit den Alarmpunkten der entsprechenden Meridiane (die im Brustbereich liegen) behandelt. Die genaue Wirkung der Zustimmungspunkte am Rücken wird im Zusammenhang der Beschreibung der einzelnen Tsubos auf Seite 273ff. erläutert. Abbildung 18.5 zeigt ihre Lage und die mit den jeweiligen Punkten verbundenen Organe an.

Die Alarmpunkte auf der vorderen Körperseite

Die Alarmpunkte befinden sich auf der vorderen Körperseite, sie werden auch *Bo*-Punkte (japanisch) oder *Mu*-Punkte (chinesisch) genannt. Sie sind druckempfindlich, wenn in den mit ihnen verbundenen Organen eine Störung vorliegt.

Im Rahmen der Behandlung üben sie eine regulierende Wirkung auf die inneren Organe aus. Sie eignen sich sowohl für die Behandlung akuter als auch chronischer Dysfunktionen, obwohl man sie meist bei akuten Störungen benutzt.

Abbildung 18.6 zeigt die Lage dieser Punkte und die mit ihnen verbundenen Organe an.

19 Diagnose durch Hören und Riechen

Die relativ subtilen Diagnosetechniken mittels Hören und Riechen liefern uns Informationen durch bestimmte Charakteristika der Stimme und der Atmung des Patienten sowie durch den natürlichen Geruch seines Körpers.

Der Klang der Stimme

Die Stimme kann einen erstaunlich tiefen Einblick in die emotionale Situation eines Menschen geben. Ebenso wie die Gefühle werden auch die verschiedenen möglichen Klangcharakteristika der Stimme den Fünf Elementen zugeordnet, weshalb sie Informationen über die Konstitution des Ratsuchenden liefern. Somit weist der Zustand der Elemente und der ihnen zugeordneten Organe auf *potentielle*, nicht unbedingt auf *aktuelle* energetische Probleme hin. Daher sollte man sich nicht generell auf den Klang der Stimme verlassen, wenn man Informationen über die aktuelle physische Verfassung des Patienten sammeln möchte.

Beim Versuch, den Grundtenor einer Stimme zu analysieren, muß man sowohl vom Inhalt dessen, was der Betreffende sagt, als auch von seinem Akzent und von seiner sprachlichen Ausdrucksweise abstrahieren können. Dies erfordert in den meisten Fällen einige Übung: Zu Beginn dieser Praxis kann man zunächst mit geschlossenen Augen den Stimmen von Mitstudenten und Freunden lauschen, während diese laut einen Text vorlesen, dessen Inhalt nicht vom eigentlichen Sinn der Übung ablenkt.

Die Nieren verleihen der Stimme Tiefe. Befindet sich das Element Wasser jedoch in einem Zustand der Disharmonie, führt das zu einem stöhnenden Grundton, der vor allem am Ende von Wörtern und Sätzen zu erkennen ist. Dies kann enthüllen, daß sich der Betreffende bedroht oder unsicher fühlt.

Die Leber verleiht der Stimme Autorität. Wenn das Element Holz gestört ist, so schwingt etwas Schreiendes in der Stimme mit. Es kann aber auch sein, daß die Stimme des Betreffenden in diesem Fall abgehackt klingt. Außerdem ist eine Tendenz zu Gefühlen der Frustration und des Zorns zu erwarten.

Da das Herz über die Zunge herrscht, sorgt es dafür, daß die Worte gut artikuliert werden. Sprachstörungen wie beispielsweise Stottern spiegeln häufig einen energetischen Ungleichgewichtszustand des Herzens wider. Das Herz verleiht der Stimme auch eine gewisse Lebhaftigkeit. Wenn die Stimme generell jene «gackernde» Charakteristik hat, die traditionell als Lachen beschrieben wird, so kann dies auf ein Problem mit dem Element Feuer hinweisen. Der Betreffende neigt wahrscheinlich zu Übererregtheit oder zu Ängstlichkeit.

Die Milz verleiht der Stimme eine singende Qualität. Wenn eine Stimme einen singenden Klang hat, der alle ihre übrigen Eigenschaften übertönt, so befindet sich bei dem Patienten wahrscheinlich das Element Erde in einem Zustand der Disharmonie. Möglicherweise macht der Betreffende sich viele Sorgen.

Die Lunge schließlich gibt der Stimme Stärke. Eine leise Stimme kann auf einen Mangelzustand der Lunge hindeuten. Außerdem kann eine weinerliche Stimmcharakteristik auf ein Problem im Bereich des Elements Metall hinweisen und damit auf Traurigkeit oder Trauer.

Zum Abschluß muß noch betont werden, daß bei einer Stimme nicht nur *eine* Klangcharakteristik hervorgehoben sein kann, ebenso wie bei einem Menschen mehrere Emotionen stark ausgeprägt sein können. Deshalb kommt es keineswegs selten vor, daß sich zwei oder gar drei Hauptcharakteristika in der Stimme eines Menschen unterscheiden lassen.

Generell weist eine laute Stimme auf einen Fülle-Zustand hin, während eine leise Stimme einen Leere-Zustand signalisiert. Ebenso deutet auch eine schwache und matte Atmung auf einen Zustand der Leere hin, und ein Keuchen zeigt Feuchtigkeit oder Schleim in der Lunge an.

Der Geruch

Der Geruch ist im Rahmen einer Shiatsu-Behandlung wesentlich schwieriger festzustellen als die Charakteristik der Stimme, einfach deshalb, weil der Empfänger seine Kleidung anbehält. Doch können Praktiker mit einem geschulten Geruchssinn trotzdem den natürlichen Geruch eines angekleideten Menschen wahrnehmen. Diesen Geruch sollte man nicht mit dem Körpergeruch verwechseln, der durch Schwitzen entsteht. Ersterer ist wesentlich subtiler und am stärksten im Bereich der Brust und des oberen Rückens festzustellen.

Ein fauliger, abgestandener Geruch weist auf eine Nieren-Disharmonie hin. Ein ranziger, säuerlicher Geruch deutet auf einen Ungleichgewichtszustand der Leber (oder auf Nahrungsverhaltung) hin. Ein leicht verbrannter Geruch, der dem von frisch gebügelten Kleidungsstücken ähnelt, signalisiert entweder eine Disharmonie des Herzens oder ein Hitze-Problem. Ein unangenehm süßlicher Geruch zeigt ein Problem im Bereich der Milz an. Ein verdorbener, schimmeliger Geruch weist entweder auf eine Lungen-Disharmonie oder auf das Vorhandensein von Schleim im Körper hin.

Klang und Geruch: Entsprechungen der Fünf Elemente

	Wasser/ Nieren	*Holz/ Leber*	*Feuer/ Herz*	*Erde/ Milz*	*Metall/ Lunge*
Klang	stöhnend	schreiend/ abgehackt	lachend/ zitternd	singend	weinerlich
Geruch	faulig	ranzig	verbrannt	süßlich	verdorben/ schimmelig

20 Pulsdiagnose

Die Pulsdiagnose nach den Regeln der östlichen Medizin liefert Informationen über die gesamte Konstitution wie auch über die Kondition (den aktuellen Zustand) des Patienten. Der Puls reflektiert genau den Zustand von Ki, Blut sowie Yin und Yang im Körper und außerdem den der inneren Organe. Pulslesen und Zungendiagnose waren traditionell die wichtigsten Methoden zur Beurteilung des Gesundheitszustandes eines Patienten.

Die Pulsdiagnose in ihrer vollständigen Form ist sehr kompliziert, und ein Teil dieser Methode ist in der Shiatsu-Praxis nicht anwendbar. Was hier beschrieben wird, ist eine vereinfachte Form.

Ebenso wie die Hara-Diagnose ist auch die Pulsdiagnose subjektiver als viele andere Diagnoseformen. Sie verlangt beträchtliche Fertigkeit im Unterscheiden subtiler Varianten von Pulsen. Selbst die im folgenden beschriebene vereinfachte Form erfordert beim Erlernen eine Supervision sowie viel praktische Erfahrung, wenn man sie wirklich meistern will. Außerdem sollte man daran denken, daß die Charakteristik des Pulses häufig kurzfristigen Einflüssen unterworfen ist, die eine akkurate Diagnose des tatsächlichen grundlegenden Zustands des Patienten erschweren. Temporäre Zustände der Erschöpfung und emotionalen Erregung wirken sich auf den Puls aus.

Wie man den Puls liest

Der Arm des Patienten sollte sich beim Pulslesen in der Horizontalen befinden. Der Körper als Ganzes sollte nicht höher liegen als das Herz. Der Shiatsu-Therapeut tastet mit Zeige-, Mittel- und Ringfinger den Puls des Patienten. Abgelesen wird er an der Speichenschlagader, die sich unmittelbar unter dem Handgelenk befindet.

Der Puls an der linken Hand sagt im allgemeinen mehr über den Zustand des Blutes aus. Er ist bei Männern gewöhnlich etwas stärker als bei Frauen. Der Puls der rechten Hand sagt im allgemeinen mehr über das Ki eines Patienten aus, und gewöhnlich ist er bei Frauen etwas stärker als bei Männern.

Wenn ein Puls «Sanft» und «Elastisch» ist und ihm jegliche «Rauheit» fehlt, so deutet dies auf ein starkes Magen-Ki hin.

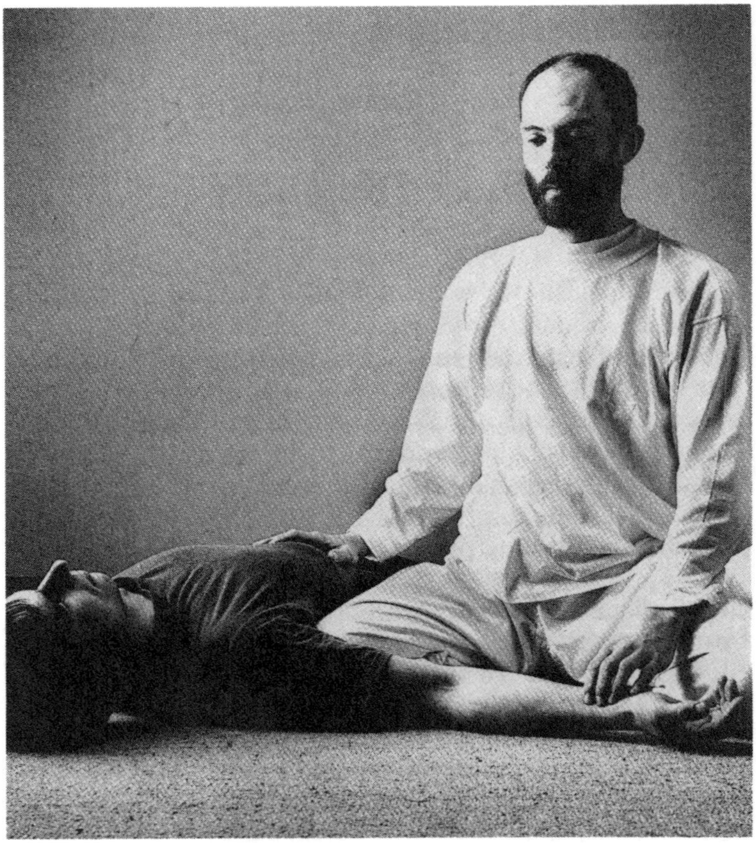

Abb. 20.1
Pulsfühlen

Da der Magen das erste Verdauungsorgan ist, ist er der Ursprung von Ki, Blut und Körperflüssigkeiten und deshalb repräsentativ für das Ki als Ganzes. Ein regelmäßiger Puls, der weder stark noch schwach ist und von konstanter Qualität, ist «beseelt» und reflektiert den Zustand des Herzens, des Blutes und des Geistes.

Wenn ein Puls auf einer tiefen Ebene klar spürbar ist, so sagt man, er habe eine «Wurzel»; ein solcher Puls spiegelt den Zustand der Nieren und der Essenz wider.

Die zwölf wichtigsten Pulsqualitäten

1. Oberflächlicher/Zerfließender Puls Um diesen Puls zu fühlen, braucht der Praktiker nur seine Finger leicht auf die Arterie des Patienten zu legen.

Weist auf eine äußere Krankheitsursache hin, da Ki zur Oberfläche steigt, um das Innere zu verteidigen;
Oberflächlich und Straff: Äußere Wind-Kälte;
Oberflächlich und Drahtig: Äußere Wind-Hitze.
Ein Puls, der sowohl Oberflächlich als auch Leer auf einer tiefen Ebene ist, deutet auf Yin-Mangel hin.

2. Tiefer Puls Dieser Puls ist das Gegenstück zum Oberflächlichen Puls, und man muß einen tiefen Druck ausüben, um ihn zu erreichen.

Er deutet auf eine «Innere Störung» hin, die hauptsächlich die Yin-Organe betrifft.

3. Langsamer Puls Die Normalgeschwindigkeit des Pulses schwankt je nach Alter und Konstitutionstyp. Die folgende Tabelle enthält ungefähre Normwerte:

Alter (in Jahren)	*Geschwindigkeit (Schläge pro Minute)*
1 bis 4	90 und mehr
4 bis 10	84
10 bis 16	78
16 bis 35	74
35 bis 50	70
50 und mehr	68

Wenn die Zahl der Schläge pro Minute um 10 bis 20 Schläge niedriger liegt, als auf der Tabelle angegeben, so kann dies als Langsamer Puls bezeichnet werden.

Ein Langsamer Puls zeigt das Vorhandensein von Kälte an;
Langsam und Leer: zeigt an, daß Kälte durch Yang-Mangel erzeugt wird;
Langsam und Voll: zeigt Kälte mit Übermaß-Charakter an, was gewöhnlich die Folge des Eindringens Äußerer Krankheitsursachen ist.

4. Schneller Puls Ein Puls, der um 10 bis 20 Schläge pro Minute schneller als normal ist, kann als Schneller Puls bezeichnet werden.

Ein Schneller Puls zeigt das Vorhandensein von Hitze an;
Schnell und Leer: zeigt an, daß durch Yin-Mangel Hitze erzeugt wird;
Schnell und Voll: zeigt Hitze vom Übermaß-Typ an.

5. Leerer Puls Dieser Puls mag sich groß anfühlen, doch hat er keine Kraft; er ist zu weich bei der Berührung.

Deutet auf Ki-Mangel hin.

6. Voller Puls Dieser Puls fühlt sich groß, voll und relativ hart an.

Deutet auf einen Fülle-Zustand hin;
Voll und Schnell: zeigt Hitze-Übermaß an;
Voll und Langsam: zeigt Kälte-Übermaß an.

7. Schlüpfriger Puls Dieser Puls fühlt sich sehr glatt und schlüpfrig an und erinnert an etwas, das durch Öl gleitet.

Gewöhnlich zeigt dieser Puls Feuchtigkeit, Schleim oder Nahrungsverhaltung an; er kann auch auf eine Schwangerschaft hinweisen.

8. Rauher Puls Dieser Puls fühlt sich bei Berührung etwas rauh an, etwa so wie eine Zahnbürste. Dies kann auch bedeuten, daß der Puls häufig seine Geschwindigkeit und Qualität verändert.

Deutet auf Blut-Mangel und gelegentlich auf Erschöpfung der Körperflüssigkeiten hin.

9. Feiner (Fadenförmiger) Puls Dieser Puls ist sehr fein, etwa wie ein Stück Faden.

Zeigt Blut-Mangel und gelegentlich auch Feuchtigkeit in Verbindung mit Ki-Mangel an.

10. Straffer Puls Dieser Puls fühlt sich hart und straff an wie ein gedrehtes Seil.

Zeigt einen Kälte-Zustand an;
Straff und Oberflächlich: zeigt Äußere Kälte an;
Straff und Tief: zeigt Innere Kälte an.
Ein Straffer Puls kann auch auf Schmerz hinweisen.

11. Drahtiger Puls Dieser Puls ist dünner, härter und straffer als der Straffe Puls. Er wird oft mit einer Gitarrensaite verglichen.

Gewöhnlich weist er auf eine Leber-Ki-Stagnation hin; er kann auch Schmerz oder das Vorhandensein von Schleim anzeigen.

12. Schwacher Puls Dieser Puls ist sowohl tief als auch weich.

Zeigt Yang-Mangel an.

21 Zungendiagnose

Die Zungendiagnose ist eine sehr akkurate und zuverlässige Methode zur Einschätzung des Gesundheitszustandes des Patienten. Sie ist weniger stark als die Pulsdiagnose von der subjektiven Einschätzung des Therapeuten abhängig, sie ist schneller zu erlernen, und im allgemeinen haben temporäre Schwankungen im Zustand des Patienten weniger Einfluß auf ihr Ergebnis.

Die Zungendiagnose muß bei ausreichendem Tageslicht durchgeführt werden, damit die Details wirklich zu erkennen sind. Wenn nicht genügend Tageslicht vorhanden ist, sollte man eine kleine Taschenlampe benutzen. Der Patient sollte in der halben Stunde vor der Zungendiagnose weder feste noch flüssige Nahrung zu sich genommen haben.

Die Form des Zungenkörpers

Dünn

Dünn und blaß: Blut-Mangel
Dünn und rot: Yin-Mangel

Geschwollen

Geschwollen und blaß: Milz- und/oder Nieren-Yang-Mangel, was Feuchtigkeit verursacht
Geschwollen und rot: Feuchte Hitze

Zahneindrücke am Zungenrand

Milz-Ki-Mangel

Lang

Hitze im Herzen

Kurz

Kurz und blaß: Milz-Yang-Mangel verursacht Innere Kälte
Kurz und rot: Yin-Mangel oder Übermäßige Hitze

Rissig

Risse zeigen generell Yin-Mangel oder Übermäßige Hitze an
Kurze horizontale Risse: Yin-Mangel

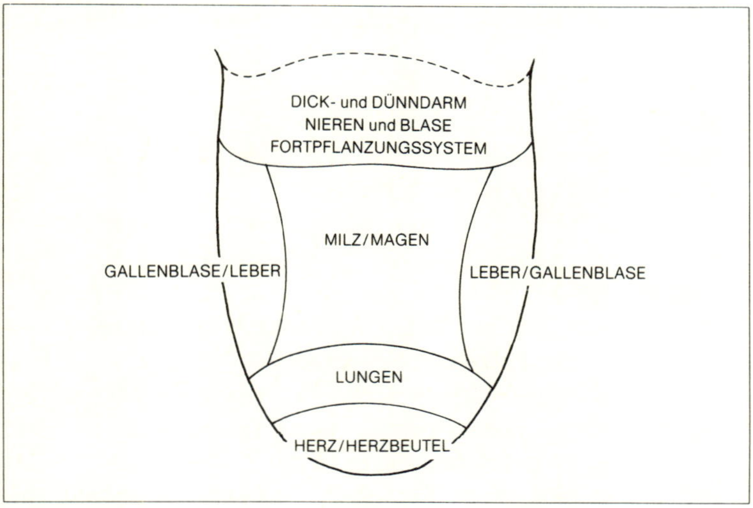

Abb. 21.1
Zungenbereiche

Kurze horizontale Risse an den Zungenseiten:
Milz-Ki-Mangel
Ein langer, tiefer Riß entlang der Mittellinie, der bis zur Zungenspitze verläuft: konstitutionelle Herzschwäche
Ein Riß entlang der Mittellinie, der nicht bis zur Zungenspitze reicht: Magen- und/oder Nieren-Yin-Mangel

Geschält (ohne Belag)
Yin-Mangel

Zitternd
Zitternd und blaß: Milz-Ki-Mangel
Zitternd und rot: Hitze erzeugt Inneren Wind

Gerollt
Zungenspitze untergerollt: Übermäßige Hitze
Zungenspitze übergerollt: Hitze durch Yin-Mangel

Eitrig
Herz-Feuer

Die Farbe des Zungenkörpers

Die Farbe des Zungenkörpers zeigt den Zustand des Blutes an.

Blaß

Blaß, geschwollen und naß: Yang-Mangel
Blaß und trocken: Blut-Mangel

Rot

Rot: Hitze
Rot, trocken und ohne Belag: Hitze durch Yin-Mangel
Rot und feucht: Hitze und Feuchtigkeit
Rot und glänzend: Magen- und/oder Nieren-Yin-Mangel
Scharlachrot: Lungen- und/oder Herz-Yin-Mangel
Rote Flecken: örtlich begrenzte Hitze
Rot mit großen roten Punkten: Hitze in Verbindung mit stagnierendem Blut

Purpur

Purpur: Stagnation von Ki oder Blut
Rötliches Violett: Ki/Blut-Stagnation mit Hitze
Bläuliches Violett: Ki/Blut-Stagnation mit Kälte

Blau

Innere Kälte

Zungenbelag

Während die Form und Farbe des Zungenkörpers gewöhnlich eher den Zustand des Blutes und der Yin-Organe widerspiegelt, ist der Zungenbelag besonders bedeutsam für den Zustand der Yang-Organe, speziell für den Magen.

Tatsächlich erzeugt der Magen den Zungenbelag. Eine bestimmte Menge an Feuchtigkeit bleibt von der Verdauung der Nahrung übrig und bewegt sich aufwärts zur Zunge. Deshalb ist es normal, einen dünnen weißen Belag auf der Zunge zu haben.

Ist der Belag der Zunge dicker als normal, so weist dies auf das Vorhandensein eines pathogenen Inneren oder Äußeren Faktors hin. Ein Fehlen von Zungenbelag weist auf Yin-Mangel hin.

Weiß und dick

Kälte und Feuchtigkeit im Mittleren Erwärmer

Weiß, Dick und Naß
Normale Zungenkörperfarbe: Äußere Wind-Kälte
Blasse Zungenkörperfarbe: Innere Kälte und Feuchtigkeit

Weiß, Dick und Fett
Nahrungsverhaltung infolge von Yang-Mangel

Dünner gelber Belag
Äußere Wind-Hitze

Dicker gelber Belag
Innere Feuchte Hitze

Schmutzig-gelber Belag
Feuchte Hitze in Magen und Därmen

Gelber, klebriger oder fetter Belag
Schleim-Hitze

Grauer und nasser Belag
Feuchte Kälte in der Milz

Grauer und trockener Belag
Übermäßige Hitze

22 Befragung und Anamnese

Durch gezielte Fragen verschafft sich der Shiatsu-Therapeut einen allgemeinen Eindruck von Lebensgeschichte und Lebensweise des Patienten sowie Informationen über den Gesundheits- bzw. Krankheitszustand seiner Blutsverwandten. Diese Informationen helfen ihm, die der Disharmonie zugrundeliegenden Ursachen festzustellen, außerdem liefern sie oft auch schon Hinweise auf die Heilungsaussichten.

Wenn beispielsweise ein 40jähriger Mann Symptome beschreibt, die auf ein Herzproblem hindeuten und sich durch die Befragung herausstellt, daß sein Vater, Großvater und Bruder allesamt vor Erreichen des 45. Lebensjahrs an Herzversagen gestorben sind, so ist das ein eindeutiger Hinweis auf eine bestimmte genetische Disposition dieser Familie. Eine schlechte Prognose ist in diesem Fall zu vermuten, es sei denn, man findet einen generellen Negativfaktor, gegen den sich etwas unternehmen läßt. Es könnte beispielsweise sein, daß die ganze Familie zeitlebens von Spiegeleiern und Zucker gelebt hat sowie eine starke Abneigung gegen jede Form von Körperertüchtigung hegte. In diesem Fall sind Therapie und Behandlungsziel klar, doch hätte der Patient diese Information möglicherweise nicht gegeben, wenn man ihn nicht ausdrücklich danach gefragt hätte.

Die Antworten auf die gestellten Fragen in Verbindung mit den Beobachtungen auf allen Ebenen, so wie sie in diesem Kapitel beschrieben werden, ergeben den Rahmen für eine Fallgeschichte. Nicht alle Fragen müssen in jedem Fall beantwortet werden, und möglicherweise müssen in manchen Fällen andere Fragen hinzugefügt werden. Das Wichtigste ist in jedem Fall, daß Sie mit Ihren Patienten «kommunizieren», statt sie einem «Verhör» zu unterziehen.

Natürlich kann man durch einfaches Auffinden und Behandeln der Meridiane mit der stärksten Kyo- und Jitsu-Charakteristik die energetischen Disharmonien positiv beeinflussen. Doch hilft uns die Befragung im Zuge der Anamnese herauszufinden, auf welcher pathologischen Ebene die Störungen auftreten. Dies bedeutet, daß wir die Wurzel des Problems einschätzen, eine Prognose stellen und dann eventuell Ratschläge hinsichtlich der Ernährung und der Lebensweise geben können.

Ein Schema für die Anamnese

Name: Geburtsdatum: Aktuelles Datum:

Adresse: Männlich/Weiblich:

Tel. tagsüber: Tel. abends:

Subjektive Einschätzung

(Verbale Information durch den Patienten)

Gründe für die Entscheidung, zur Behandlung zu kommen Hierin spiegeln sich gewöhnlich die Symptome wider, die aus der Sicht des Patienten am dringendsten der Behandlung bedürfen.

Medizinische Vorgeschichte Diese kann einen Hinweis auf die aktuellen Symptome liefern; Operationen oder Unfalltraumata können infolge der Entfernung von Organen oder durch Bildung von Narbengewebe bestimmte Meridiane geschwächt oder blockiert haben, was am Narbengewebe oder an anderen Stellen auf dem betroffenen Meridian lokalen Schmerz verursachen kann.

Die medizinische Vorgeschichte kann auch anzeigen, wie chronisch ein Zustand ist. Wenn der Klient kommt, um sich wegen Ekzemen behandeln zu lassen, und bei der Befragung stellt sich heraus, daß er darunter schon von Geburt an leidet und auch schon alle möglichen Heilmethoden ausprobiert hat, dann ist klar, daß es sich hier um ein chronisches und tiefgreifendes Problem handelt, das eine sehr gründliche Behandlung erfordert.

Die medizinische Vorgeschichte der Familie Diese schließt die Eltern, Großeltern, Brüder und Schwestern ein. Hierdurch kann eine genetische Disposition oder ein familientypisches Muster von der Art festgestellt werden, wie es in der Einleitung zu diesem Kapitel beschrieben wurde.

Medikamenteneinnahme Vergangenheit/Gegenwart: Medikamente können Nebenwirkungen haben, die die Diagnose erschweren oder bei einer Behandlung extremere Reaktionen hervorrufen können.

Erschöpfungssymptome Wenn man sich nach Mahlzeiten schläfrig fühlt, so deutet das auf Milz-Ki-Mangel hin.

Extreme Lethargie in Verbindung mit einem Gefühl der Kälte ist charakteristisch für Nieren-Yang-Mangel.

Schlafmuster Alle Probleme, die mit dem Schlaf zusammenhängen, können durch Yang-Übermaß, Yin-Mangel oder Blut-Mangel entstehen. Doch sind Einschlafschwierigkeiten gewöhnlich eine Folge von Yang-Übermaß. Ein leichter Schlaf, der einen beim leisesten Geräusch aufwachen läßt, beruht häufiger auf Blut-Mangel.

Ein unruhiger Schlaf, aus dem man immer wieder aufwacht, steht in Beziehung zu Yin-Mangel.

Heiß/Kalt Kältegefühle deuten auf Yang-Mangel hin.

Hitzegefühle können entweder durch Yang-Übermaß oder durch Yin-Mangel entstehen.

Hitze infolge von Yin-Mangel tritt häufiger nachts und am späten Nachmittag auf.

Schwitzen Übermäßiges Schwitzen kann sowohl durch Yang-Übermaß als auch durch Yin-Mangel verursacht werden.

Yin-Mangel verursacht häufiger Schweißausbrüche, die nur nachts auftreten.

Eine zu geringe Schweißproduktion kann auf Yang-Mangel oder auf Kälte hinweisen.

Durst Charakteristisch für Hitze-Zustände ist der Wunsch, kalte Getränke zu sich zu nehmen, und zwar gewöhnlich in großen Mengen.

Für Kälte-Zustände ist ein Mangel an Durst oder das Bedürfnis nach warmen/heißen Getränken typisch; gewöhnlich liegt in solchen Fällen eine Störung des Magen- oder Milzmeridians vor.

Ernährung und Verdauung Leere-Zustände werden gewöhnlich durch Essen gelindert.

Fülle-Zustände werden gewöhnlich durch Essen verstärkt.

Appetitmangel deutet auf Milz-Ki-Mangel hin.

Ständige Hungergefühle lassen Hitze im Magen vermuten.

Aufgedunsenheit des Bauches nach dem Essen deutet auf Nahrungsverhaltung hin.

Hitze-Zustände erzeugen ein Verlangen nach kalter Nahrung.

Kälte-Zustände erzeugen ein Verlangen nach warmer/heißer Nahrung.

Diätmoden und einseitige Ernährungslehren können zu einer für den Betreffenden unangemessenen Ernährung ermutigen, wodurch häufig Mangel-Symptome entstehen.

Alkohol Übermäßiger Alkoholkonsum erzeugt Hitze im Körper und erschöpft das Yin. Außerdem können dadurch Leber-Disharmonien entstehen.

Rauchen Rauchen erzeugt Hitze und Schleim in der Lunge und im Herzen. Dadurch können Lungenkrebs und Herzkrankheiten entstehen. Unserer Erfahrung nach lassen sich Hautprobleme häufig erst beseitigen, wenn der Patient aufhört zu rauchen, weil Rauchen Hitze im Blut hervorruft.

Drogen Die Mehrzahl der «Genuß»-Drogen wirkt äußerst zerstörerisch auf die Körper/Geist-Einheit und äußerst schädlich auf Ki, Blut und Essenz.

Längerer Konsum von Drogen wie Heroin und Kokain erzeugt Hitze, erschöpft das Yin der Nieren, des Magens und des Herzens und verursacht Leber-Ki-Stagnation.

Halluzinogene Drogen und insbesondere Amphetamine schwächen das Nervensystem.

Alle diese Drogen verwirren den Geist *(Shen)* und können Depressionen, Angstgefühle, Paranoia und aggressives Verhalten auslösen.

Schmerz Die genaue Einschätzung von Schmerz ist beim Shiatsu sehr nützlich, weil sie unmittelbaren Aufschluß über Zirkulation und Menge des Ki in den Meridianen gibt, die man durch Shiatsu direkt oder indirekt beeinflussen kann. Wenn die Meridiane frei von Blockaden sind, kommt es zu keinen Schmerzen.

Stechender lokaler Schmerz, wie er bei Jitsu-Zuständen auftritt, kann verursacht werden durch:

Invasion pathogener Äußerer Faktoren Stagnation von Ki, Blut und Schleim Blockierung durch Schleim Nahrungsverhaltung Innere Kälte oder Hitze	Blockiert Ki in den Meridianen

Dumpfe, leere und nicht so genau lokalisierbare Schmerzen reflektieren Mangel-Zustände oder Kyo-Zustände in den Meridianen. Sie werden durch Ki- und Blut-Mangel verursacht.

Kopfschmerzen Die am weitesten verbreitete Form von Kopfschmerzen wird durch Streß verursacht; sie äußert sich in einem «gespannten» Gefühl, als ob ein Band fest um den Kopf läge oder vom Nacken zu den Augen hin verliefe. Diese Art von Kopfschmerz entsteht durch Stagnation des Leber-Ki und geht oft mit Übelkeitsgefühlen einher.

Eine andere häufig vorkommende Form von Kopfschmerzen ist ein Schmerz vom pochenden oder hämmernden Typ, der oft von einem brennenden Gefühl in den Augen begleitet wird. Diese Art von Kopfschmerzen wird durch Aufsteigendes Leber-Yang oder durch Leber-Feuer verursacht.

Kopfschmerzen, bei denen ein tiefer, bohrender Schmerz auftritt, entstehen durch Blut-Mangel oder durch Blut-Stagnation.

Kopfschmerzen im Bereich der Stirn werden gewöhnlich durch Magen-Probleme verursacht, beispielsweise durch Nahrungsverhaltung, die häufig mit Verdauungsstörungen einhergeht.

Kopfschmerzen am Hinterkopf werden oft durch Nierenstörungen verursacht.

Menstruation Prämenstruelle Spannungen und Schmerzen – das sogenannte Prämenstruelle Syndrom (PMS) – entstehen durch Stagnation des Leber-Ki oder des Blutes.

Schmerzen während der Menstruation werden gewöhnlich durch Hitze im Blut oder durch Kälte-Stagnation hervorgerufen.

Schmerzen und Schwächezustände nach der Menstruation werden durch Blut-Mangel verursacht.

Periodenstörungen, bei denen das Blut dunkelrot oder leuchtend rot ist, werden durch Hitze im Blut hervorgerufen.

Starke Blutungen, bei denen das Blut hell ist, werden durch Ki-Mangel verursacht.

Schwache Menstruationsblutungen oder völliges Ausbleiben der Menstruation entsteht durch Blut-Mangel oder durch Blut-Stagnation.

Klumpen im Menstrualblut deuten auf Blut-Stagnation hin.

Stuhlgang Verstopfung kann durch Stagnation des Leber-Ki, durch Blut-Mangel, Yin-Mangel oder durch Hitze verursacht werden.

Weicher Stuhl und Durchfall deuten generell auf Milz-Yang- oder Nieren-Yang-Mangel hin.

Abwechselndes Auftreten von Verstopfung und Durchfall ist typisch für das Syndrom «Leber-Ki dringt in die Milz ein».

Urin Eine geringe Urinmenge deutet auf Nieren-Yin-Mangel hin.

Große Mengen von farblosem Urin deuten auf Nieren-Yang-Mangel hin.

Farbloser Urin zeigt Kälte-Zustände an, während dunkler Urin auf Hitze-Zustände hinweist.

Objektive Einschätzung

(Informationen, die Sie durch Gebrauch Ihrer Sinne erhalten: Sehen, Hören, Riechen, Berühren)

Haut Der Zustand der Haut weist oft auf einen bestimmten Zustand der Lunge hin. Doch können auch die folgenden Faktoren die Haut beeinflussen: Hitze im Blut, verursacht durch Leber- oder Magen-Hitze; Stagnation oder Mangel des Leber-Blutes. Diese Zustände verursachen Trockenheit, Rötung, Jucken und Schuppenbildung. Bei Ausschlägen ist Feuchtigkeit oder Schleim im Spiel.

Schwellungen Alle abnormen Knotenbildungen sollten unverzüglich von einem Arzt untersucht werden, falls dies noch nicht geschehen ist, vor allem wenn sie blumenkohlförmig aussehen oder sich anfühlen oder wenn sie auf irgendeine Weise wachsen oder sich verändern.

Ödeme, die in der Chinesischen Medizin als Wasser-Ödeme bezeichnet werden, entstehen durch Nieren-Yang-Mangel.

Haltung Ein allgemeiner Eindruck von Stärke oder Schwäche, Rigidität oder Offenheit, Depression oder Optimismus kann aus der Haltung eines Menschen abgeleitet werden.

Unterschiede in der Höhe der beiden Schultern oder andere Anomalien sollten näher untersucht werden, da sie auf Störungen in bestimmten Meridianen oder auf Verformungen der Wirbelsäule hindeuten können. Solche Verformungen können die Ursache oder die Folge von Dysfunktionen der inneren Organe sein.

Konstitutionstyp Siehe Seite 219.

Atmung Flache Atmung kann auf Lungen-Ki-Mangel hindeuten.

Pfeifen kann auf Schleim in den Lungen hinweisen.

Engegefühle in der Brust können durch Leber-Ki-Stagnation entstehen.

Nägel Siehe Seite 226.

Gesicht Siehe Seite 223.

Zunge Siehe Seite 248 ff.

Puls Siehe Seite 243 ff.

Hara Siehe Seite 230 ff.

Rücken Siehe Seite 228 f.

Element-Entsprechungen
Farbe (siehe Seite 223)
Klang
Geruch (siehe Seite 241 f.)
Emotion

Bemerkungen Alle anderen wichtig erscheinenden Informationen wie Steifheit bestimmter Gelenke, die allgemeine Haltung des Patienten usw. sollten ebenfalls einbezogen werden.

Schlußfolgerung (Diagnose)

Aus der Fallgeschichte wird sich ein roter Faden ergeben, der die Hara-, Rücken- oder Pulsdiagnose erhärtet. Mit zunehmender Erfahrung wird der Therapeut die Fähigkeit erlangen, die relevanten Faktoren aus der Gesamtheit der Informationen auszusondern und die Ursachen, die dem Zustand des Patienten zugrunde liegen, aufzuspüren.

23 Fallbeispiele

Fall Nr. 1: Nieren-Kyo/ Lungen-Jitsu

Eine Frau Anfang Fünfzig kommt wegen leichten Asthmas zur Behandlung; sie hat ein «Pfeifen» in der Brust und Schwierigkeiten, nach Anstrengungen zur normalen Atmung zurückzukehren. Bei genauerer Befragung stellt sich heraus, daß sie häufig müde ist, friert und große Mengen klaren Urins ausscheidet. Ihr Puls ist Leer und ihre Zunge blaß und leicht angeschwollen.

In der Sprache der traditionellen östlichen Medizin ausgedrückt ist dies ein Beispiel dafür, daß die Nieren es nicht schaffen, das Ki der Lungen zu «ergreifen». Dieser Befund wird bestätigt durch den Jitsu-Zustand des Lungenmeridians in Verbindung mit einem Kyo-Zustand des Nierenmeridians.

Das Asthma der Klientin, die Ki-Stauung in der Brust und die Schwierigkeiten, nach Anstrengungen zur Normalatmung zurückzukehren, sind eine Folge davon, daß es der Lunge nicht gelingt, ihre Funktion – nämlich das Ki abwärts zu leiten – zu erfüllen. Dadurch sammelt sich Ki-Übermaß im Oberen Erwärmer und erzeugt scheinbar einen Fülle-Zustand der Lunge. Dieser scheinbare Fülle-Zustand führt zu einer Jitsu-Qualität des Lungenmeridians.

Einem Teil dieses Zustands liegt jedoch die Unfähigkeit der Nieren zugrunde, das Ki der Lungen zu «ergreifen» – ein Problem, das durch Nieren-Yang-Mangel entsteht. Auf Nieren-Yang-Mangel deuten die Müdigkeit der Frau sowie ihr Kälte-Gefühl und ihre reichliche Produktion von klarem Urin hin. Der Leere Puls und die blasse, geschwollene Zunge bestätigen ebenfalls, daß es sich um einen Yang-Mangel handelt.

Behandlung Tonisieren des Nierenmeridians und von Tsubos wie Bl-23 kann ausreichen, um diese grundlegende Mangel-Situation zu beseitigen. Wenn die Brust allerdings besonders stark durch Schleim blockiert ist, kann eine zerstreuende Behandlung des Lungenmeridians notwendig sein.

(Details zur Behandlung von Nieren/Lungen-Disharmonien finden Sie auf S. 165ff.).

Fall Nr. 2: Nieren-Kyo/ Leber-Jitsu

Ein Mann Anfang Vierzig kommt zur Behandlung und klagt über Rückenschmerzen, Schlaflosigkeit, häufige Kopfschmerzen und empfindliche, entzündete Augen. Durch die Befragung stellen Sie fest, daß er oft Durst hat und in der Nacht stark schwitzt. Sie stellen weiterhin fest, daß er rastlos und reizbar ist. Sein Puls ist Oberflächlich und Dünn. Seine Zunge ist rot, hat keinen Belag, schält sich im hinteren Teil und ist an den Seiten geschwollen.

Nach der Diagnose der traditionellen östlichen Medizin ist dies ein Beispiel für eine Kombination von Nieren-Yin-Mangel und aufsteigendem Leber-Yang. Dies wird bestätigt durch die Tatsache, daß der Nierenmeridian sich im Kyo-Zustand befindet und der Lebermeridian Jitsu-Charakteristik aufweist.

Der Befund Nieren-Mangel ergibt sich aus den Schmerzen im unteren Bereich des Rückens. Der Durst, das nächtliche Schwitzen, die Schlaflosigkeit und die Rastlosigkeit sind klare Anzeichen für Yin-Mangel. Auf Yin-Mangel deutet außerdem eine rote, sich schälende Zunge ohne Belag hin. Das Nieren-Yin ist eindeutig nicht in der Lage, das Leber-Yin zu nähren und dadurch das Leber-Yang «unten zu halten».

Dadurch kommt es zum Aufsteigen des Leber-Yang, was Kopfschmerzen, Augenentzündungen und Reizbarkeit zur Folge hat. Schwellungen an den Seitenflächen der Zunge weisen auf einen Fülle-Zustand der Leber hin. Ein Oberflächlicher Puls deutet darauf hin, daß das Yang des Körpers infolge einer Erschöpfung des Yin nach oben gestiegen ist.

Behandlung Dies ist ein Beispiel dafür, wie eine Yin/Yang-Disharmonie im Körper einen grundlegenden Kyo-Zustand erzeugen kann, dem ein Jitsu-Zustand zugrunde liegt. Der Yang/Jitsu-Übermaß-Zustand der Leber ist eine direkte Folge des Yin/Kyo-Mangelzustands der Nieren. Der Schwerpunkt bei der Behandlung muß deshalb auf dem Tonisieren des Nieren-Kyo liegen, wodurch das Leber-Jitsu «abwärts geleitet» wird. Es kann sich jedoch als notwendig erweisen, am Lebermeridian zerstreuend zu arbeiten, wenn der Patient unter akuten Symptomen (wie Kopfschmerzen) leidet, die durch das Leber-Jitsu verursacht werden.

(Details bezüglich der Behandlung von Nieren-Yin-Mangel finden Sie auf S. 167); zur Behandlung von Aufsteigendem Leber-Yang auf S. 175).

Fall Nr. 3: Leber-Jitsu/ Milz-Kyo

Ein Mann Ende Zwanzig klagt über Bauchbeschwerden, Flatulenz und abwechselndes Auftreten von Verstopfung und Durchfall. Er sagt, er fühle sich «die meiste Zeit» müde. Außerdem stellen Sie fest, daß er angespannt ist, und tatsächlich bestätigt er, daß seine Probleme mit Streß zusammenhängen. Seine Zunge ist insgesamt blaß, jedoch an den Seiten rot.

Dies ist ein eindeutiges Beispiel für «Leber-Ki dringt in die Milz ein». Wenn das Milz-Ki oder Milz-Yang geschwächt ist, kann stagnierendes Leber-Ki leicht die Milz beeinträchtigen. Gemäß dem Kontroll-Zyklus der Fünf Elemente bezwingt Holz die Erde und behindert dadurch die transformierende Funktion der Milz.

Stagnierendes Leber-Ki wird durch Symptome wie Verstopfung, Anspannung und rote Färbung der Seitenflächen des Zungenkörpers angezeigt. Dies ist ein Fülle-Zustand, durch welchen der Lebermeridian Jitsu-Charakter annimmt.

Weil stagnierendes Ki das Milz-Yang schwächt, fühlt sich der Patient müde und hat eine blasse Zunge. Daß die transformierende Funktion der Milz gestört ist, kann man an der Flatulenz und am Durchfall des Patienten erkennen. Der Zustand der Milz ist Leer und spiegelt sich in der Kyo-Qualität ihres Meridians wider.

Die Verstopfung des Patienten schließlich ist hauptsächlich eine Folge des stagnierenden Leber-Ki; die Tatsache, daß Verstopfung und Durchfall einander abwechseln, ist ein eindeutiger Hinweis auf eine Leber-Milz-Disharmonie.

Behandlung In dieser Situation ist es notwendig, sowohl das stagnierende Leber-Ki zu vitalisieren als auch das Milz-Yang zu stärken. Deshalb muß der Jitsu-Zustand des Lebermeridians zerstreut und das Kyo der Milz tonisiert werden. Stimulation von Tsubos wie Gb-34 und Mi-6 unterstützen die Behandlung.

Häufiger jedoch herrschen entweder die Symptome vor, die mit dem Leber-Jitsu in Zusammenhang stehen, oder die Symptome, die auf Milz-Kyo hindeuten. Wenn das stagnierende Leber-Ki vorherrscht, so äußert sich dies beim Patienten natürlich als «Zustand der Stagnation», so daß er in stärkerem Maße über Spannungen und über Verstopfung klagen wird. Wenn der Milz-Yang-Mangel das größere Problem ist, befindet sich der Patient überwiegend in einem Kyo-Zustand, so daß er sich stärker über Müdigkeit und Durchfall beklagt. Deshalb muß der Therapeut in diesen beiden Fällen unterschiedlich vorgehen – in ersterem Fall größeres Gewicht auf die zerstreuende Behandlung, im zweiten das Hauptgewicht auf die Tonisierung legen.

(Nähere Einzelheiten zur Behandlung von Milz-Mangelzuständen finden Sie auf S. 191 f.; zur Behandlung von Stagnation des Leber-Ki siehe S. 170 ff.).

Fall Nr. 4: Herz-Jitsu/ Lungen-Kyo

Eine Frau Ende Fünfzig klagt über gelegentliche Herzunruhe, Druck- und Völlegefühle in der Brust, Atemnot und Mangel an Energie. Durch nähere Befragung stellen Sie fest, daß die Frau einige Monate zuvor wegen Schmerzen in der Brust einen Arzt aufgesucht hatte. Ihr Gesicht ist sehr blaß, ihre Lippen sind leicht bläulich, und ihre Hände sind kalt. Außerdem erwähnt sie, daß sie tagsüber gelegentlich ohne jeden Grund Schweißausbrüche hat. Ihr Puls ist Leer, ihre Zunge blaß und leicht violett.

Aus der Sicht der östlichen Medizin verbinden sich im Befund der Patientin ein scheinbares Fülle-Muster des Herzens (Stagnation von Herz-Blut) mit einem Leere-Muster der Lunge (Lungen-Ki-Mangel). Der grundlegende Zustand des Herzens ist jedoch ein Mangel-Zustand. Dies erfordert eine sorgfältig dosierte Kombination von Tonisieren und Zerstreuen.

Zu den Symptomen von stagnierendem Herz-Blut gehören Herzklopfen, Druck- und Völlegefühle in der Brust und Brustschmerzen. Kalte Hände, bläuliche Lippen und eine leicht purpurfarbene Zunge sind weitere Hinweise auf eine Beeinträchtigung des Blutkreislaufs. Obgleich dieser Zustand Zeichen und Symptome aufweist, für die Fülle charakteristisch ist, basiert er auf der Unfähigkeit des Yang, das Blut durch den Kreislauf zu transportieren.

Die Tatsache, daß ein Ki- und Yang-Mangelzustand besteht, wird besonders deutlich durch den Ki-Mangel der Lunge. Dieses Muster manifestiert sich bei der Patientin in Form ihrer Atemnot, ihrer Müdigkeit, ihrer Blässe und der tagsüber auftretenden Schweißausbrüche. Dieses letzte Symptom wird durch die Schwächung des von der Lunge kontrollierten Abwehr-Ki hervorgerufen, das nicht mehr in der Lage ist, die Poren der Haut je nach Bedarf zu öffnen oder zu schließen. Wenn das Lungen-Ki schwach ist, verlieren die Poren ihren Tonus, so daß der Schweiß spontan austreten kann. Lungen-Ki-Mangel zeigt sich außerdem am Leeren Puls und an der bleichen Zunge der Patientin.

Es liegt auf der Hand, daß zwei der hier auftretenden Muster – das des stagnierenden Herz-Bluts und das des Lungen-Ki-Mangels – eng miteinander verbunden sind und beide mit einer Schwäche des Thorax-Ki in Zusammenhang stehen. Das Ki des Thorax liefert beiden Organen ihre Funktionskraft. Obgleich der Herzmeridian Jitsu-Tendenz hat, die ein gewisses Maß an Stauung anzeigt, ist der grundlegende Zustand des Organs ein Mangel-Zustand. Die Kyo-Tendenz des Lungenmeridians spiegelt zutreffender eine grundlegende Mangel-Situation.

Behandlung In diesem Fall müssen das Ki und das Yang des Herzens und der Lunge tonisiert werden, wobei nicht versäumt werden darf, die Bewegung des Blutes in der Brust zu unterstützen. Am Anfang der Behandlung sollte das Hauptgewicht auf der Tonisierung von Kyo liegen, vor allem entlang dem Lungenmeridian und im Bereich der Brust. Tonisierende Behandlung der Tsubos Bl-13, KG-17 und Lu-9 unterstützt diesen Prozeß. Wenn die Jitsu-Tendenz des Herzmeridians erhalten bleibt, sollte man vorsichtig am Herz- und eventuell auch am Herz-Kreislauf-Meridian zerstreuend arbeiten (einschließlich an Tsubos wie KS-6). Dies trägt dazu bei, den Fluß des Blutes in der Brust zu regulieren.

(Details zur Behandlung von Stagnation des Herz-Blutes finden Sie auf S. 185f., zur Behandlung von Lungen-Ki-Mangel auf S. 196.)

Teil IV

Schlußfolgerungen

24 Die Fünf Elemente und ihr Hara-Fokus

Die allgemeinen Prinzipien der östlichen Medizin, auf denen die Shiatsu-Therapie basiert, sind in den vorangegangenen Kapiteln dargestellt worden. In diesem Kapitel fassen wir die wichtigsten Aspekte der Fünf Elemente zusammen und zeigen, wie man diese in die Behandlung mit einbeziehen kann. Dazu haben wir jedem Element einen speziellen energetischen und mentalen Fokus zugeordnet. Jede dieser energetischen Techniken und der jeweils mit ihr verbundene Hara-Fokus basieren auf den primären Funktionen und Qualitäten des ihnen entsprechenden Elements.

Alle energetischen Techniken und alle Eigenschaften von Hara, die hier aufgeführt werden, sind unverzichtbar für eine gute Shiatsu-Behandlung. Doch gibt die Fähigkeit, eine bestimmte Qualität von Ki entweder durch Visualisation oder durch einen inneren sensorischen Fokus zu betonen, dem Praktiker die Möglichkeit, eine spezielle Wirkung zu erzeugen. Für welche Art von spezieller Wirkung er sich entscheidet, hängt von der Situation des Empfängers ab.

Beispielsweise erfordern körperliche und psychische Symptome, die durch einen Mangel an Erde entstanden sind, daß der Hauptakzent auf einer unterstützenden Behandlung liegt, die dadurch verstärkt wird, daß vom Hara aus nährende Energie übertragen wird.

Schlüsselwörter, die das Spezifische des jeweiligen Elements hervorheben, sind in den folgenden zusammenfassenden Beschreibungen der einzelnen Elemente kursiv gesetzt. Diese Schlüsselwörter werden am Ende des Kapitels in Form einer Tabelle zusammengefaßt.

Wasser

Das Element Wasser repräsentiert den Ursprung des Lebens, die *Empfängnis*. Eine der damit zusammenhängenden Funktionen ist die Sicherung des *Überlebens*. Auf biologischer Ebene geschieht dies durch *Zeugung*, bei der Interaktion eine wichtige Rolle spielt, eine Funktion des Elements Metall, das dem

Element Wasser im Zyklus der Elemente vorangeht. Diese Funktionen sind Bestandteil der Kraft des *Willens*, und sie werden durch unseren angeborenen *Antrieb* unterstützt.

Die Wirkung des Willens und des inneren Antriebs auf Ki besteht sowohl darin, dieses zu *konzentrieren*, als auch darin, die *bewegende Kraft* zu liefern, die es den Organen ermöglicht, ihre Funktion zu erfüllen. Die Nieren konzentrieren das Ki; ihre Aufgabe ist es, die Essenz zu bilden, welche Ki in seiner dichtesten und festesten Form ist. Die bewegende Kraft des Wassers wird klar ersichtlich in der Wirkung des Ursprungs-Ki, das die Transformation des Ki auf allen Stufen bewirkt (siehe S. 138ff.).

Diese energetischen Vorgänge werden im Shiatsu am besten durch *Haltetechniken* gefördert. Haltetechniken ziehen Ki an und konzentrieren es, und indem sie dies tun, tonisieren sie die bewegende Kraft, die der Organfunktion zugrunde liegt. Die *Konzentration von Ki* wird durch einen *einspitzigen Fokus* auf die Wurzel des Hara am Tanden (am Tsubo KG-6) gefördert.

Holz Die Zeugung aufeinanderfolgender Generationen setzt sich in einer Weise fort, die die kontinuierliche *Anpassung* und das *Wachstum* der Art sichert. Dies ist der Prozeß der *Evolution*, eine Funktion, die mit dem Element Holz in Verbindung gebracht wird. Auf der individuellen psychologischen Ebene drückt sich die Evolution aus als Wunsch, die Grenzen des eigenen Seins zu erweitern. Dieser Wunsch entsteht durch starkes Verlangen und *Vision* (Vorstellungskraft), Eigenschaften, die beide davon abhängig sind, daß man ein Gefühl der *Richtung* im Leben hat. Sie treten auf natürliche Weise auf, wenn die Leber dafür sorgt, daß das Ki *ruhig* fließt. Wenn das Ki blockiert ist und stagniert, wird das Richtungsgefühl blockiert, was wiederum das Wachstum behindert.

Um diese Aspekte des Elements Holz hervorzuheben, sollte der Behandlungsschwerpunkt auf dem *Beruhigen und «Öffnen»* des Ki liegen. Um die «Öffnung» einer angespannten und schmerzenden Muskulatur zu unterstützen und stagnierendes Ki in Bewegung zu bringen, ist ein *entspanntes und offenes Hara* notwendig.

Feuer

Persönliche Entwicklung und persönliches Wachstum führen zur *Realisation*, einer Funktion, die mit dem Element Feuer assoziiert ist. Realisation kann nur durch ständige *Selbstreflexion* und durch *bedingungslose Liebe* erreicht werden und ist letztlich das Ziel des *Bewußtseins*. Die Macht eines klaren und akzeptierenden Gewahrseins liegt in der Fähigkeit, die einander widersprechenden Gedanken und Emotionen, die manchmal im Inneren auftauchen, zu *harmonisieren*.

Das Bewußtsein *dehnt das Ki aus, verfeinert* es und läßt sich als Shen im Herzen nieder. Die Funktion von Shen umfaßt alle geistigen Aktivitäten des Menschen. Weil Shen der sensibelste Aspekt der Körper/Geist-Einheit ist und leicht sowohl durch emotionale als auch durch physische Disharmonien beeinträchtigt wird, muß der Praktiker die Fähigkeit zu *harmonisieren* und zu *beruhigen* entwickeln. Dieser Behandlungsschwerpunkt manifestiert sich auf natürliche Weise, wenn der Therapeut von seinem Herzen *Empathie* ausstrahlt, also sich *einfühlen* kann, während er gleichzeitig im Hara verwurzelt ist. Diese energetische Haltung reflektiert die Funktion der Nieren, das Shen zu verankern.

Erde

Nach Erreichen der Realisation besteht die nächste Stufe des Prozesses darin, die Ideale des Feuers in die Tat umzusetzen. Dies ist die Rolle des Elements Erde: *zu materialisieren* und *in die Tat umzusetzen*. Das Leben wird auf der materiellen Ebene durch den Prozeß des *Nährens* unterstützt, die zentrale Funktion der Milz und des Magens. Der Erde obliegt jedoch nicht nur die Verdauung und Absorption der Nahrung, sie ermöglicht es auch, Ideen und Informationen zu verarbeiten. Sie *transformiert* Nahrung in Blut und mentale Stimuli zu *Gedanken*, weshalb man sagen kann, daß sie Körper und Geist nährt.

Die Rolle der Erde besteht hauptsächlich darin, zu erhalten und Unterstützung zu bieten. Deshalb kann dieses Element durch eine Shiatsu-Behandlung gestärkt werden, bei der das Hauptgewicht auf *Unterstützung* liegt. Außerdem wird der Empfänger eine nährende Qualität der Berührung empfinden, wenn Hara als *fester Grund* erfahren wird.

Metall Sobald das Selbst sich in materieller Form konsolidiert hat, taucht das Bedürfnis auf, Kontakt zur Umgebung aufzunehmen. Unser Drang, mit anderen Menschen zu *interagieren*, findet Ausdruck in der Fähigkeit zu *kommunizieren*. Das Element Metall ist die sensible Oberfläche oder «Haut», mit der wir berühren und fühlen, geben und empfangen. Indem wir energetisch und psychisch Kontakt zu unserer Umgebung aufnehmen, erhalten wir unsere *Vitalität*. Dies ist am eindeutigsten auf biologischer Ebene am Prozeß der Atmung zu erkennen, der dafür sorgt, daß die Energie in unserem Körper ständig *ausgetauscht* wird. Diese Funktion wird von der Lunge gesteuert, dem Organ, das über das Ki herrscht. Folglich *revitalisiert* und *verteilt* das Element Metall mit Hilfe der Lunge *Energie*. Es sorgt dafür, daß durch die dynamische Beziehung des Menschen zu seiner Umgebung die Vitalität erhalten bleibt.

Die Funktionen des Elements Metall – Kommunikation und Energieaustausch – finden in einer Shiatsu-Behandlung Ausdruck, bei der vor allem die *Verbindung* zum Empfänger wichtig ist. Eine starke Verbindung sichert zwei zentrale Faktoren: eine maximale *Übertragung von Ki* vom Geber auf den Empfänger und das beiderseitige Gefühl, sich in einer echten Interaktion zu befinden. Die Hara-Qualität, die die Verbindung am stärksten fördert, ist somit die der *Übertragung von Ki*.

	Wasser	**Holz**	**Feuer**	**Erde**	**Metall**
Assoziierte Funktionen	Empfängnis	Evolution	Realisation	Materialisation, Umsetzung	Teilnahme und Interaktion
	Zeugung und Überleben	Wachstum und Anpassung	Liebe und Selbstreflexion	Nähren	Kommunikation
Fähigkeit	Wille	Vision	Bewußtsein	Gedanken	Energieaustausch und -erneuerung
Kraft	Antrieb	Richtung	Harmonisierung	Absorption	Vitalität
Wirkung auf Ki	Konzentriert und bewegt	Beruhigt	Dehnt aus und verfeinert	Transformiert	Vitalisiert und verteilt
Behandlungsschwerpunkt	Halten	Beruhigen und «öffnen»	Harmonisieren und beruhigen	Unterstützen	Verbinden
Hara-Fokus	Konzentriert, einspitzig	Entspannt und offen	Einfühlen	Fester Grund	Übertragen

25 Die Bedeutung des Shiatsu

Wenn Shiatsu aus dem echten Wunsch heraus gegeben wird, anderen Menschen zu helfen, wird es auch für den Geber zu einem Weg des inneren Wachstums und der persönlichen Entwicklung.

Ein unverzichtbarer Faktor jedes Weges, der das Wachstum des Bewußtseins fördert, ist das Entwickeln von Mitgefühl gegenüber allen lebenden Wesen. Die Fähigkeit zu erkennen, wann und in welchem Maße ein anderes Wesen leidet, in Verbindung mit dem Wunsch, Leiden zu lindern, sind die grundlegenden Voraussetzungen zur Ausübung jeder Heiltätigkeit. Shiatsu fördert die Entwicklung von Mitgefühl durch Berührung. Es zu praktizieren erfordert eine Motivation, die frei ist von den Beschränkungen des Ich und den ihm inhärenten Grenzen.

Die praktische Umsetzung des Wunsches, Leiden zu lindern, erfordert Disziplin, denn nur durch sorgsames Studium und durch Selbstreflexion erwirbt man die dazu notwendigen Fähigkeiten. Wenn wir unseren Geist zentrieren und unser Hara stärken, indem wir den festen Grund in uns selbst finden, entsteht auf natürliche Weise Disziplin. Erst dann können wir unser eigenes wahres Potential entdecken.

Disziplin drückt sich in ständiger Übung aus. Mit jeder Shiatsu-Behandlung, die wir geben, sinkt das Wissen über Shaitsu immer tiefer in uns ein. Übung kann auch gleichbedeutend sein mit spiritueller Übung sowie mit anderen Methoden, die uns helfen, zu einem tieferen Einblick in uns selbst zu gelangen. Zu einem guten Shiatsu-Praktiker wird man durch das Zusammenwirken von Studium, Selbstreflexion und Übung. Nur indem wir anderen helfen, können wir für sie Bedeutung gewinnen und von Nutzen für sie sein.

Shiatsu bereichert das Leben des Gebers ebenso wie das des Empfängers, indem es in beiden das Gefühl der Verbundenheit anrührt und neu belebt. Als Geber werden wir gesünder, flexibler, offener und zentrierter, da wir den Quell unserer Lebenskraft gefunden haben. Indem wir die Wirkkraft des Ki tiefer zu schätzen lernen, treten wir in einen immer engeren Kontakt zu allem Leben um uns herum.

Anhang

Glossar wichtiger Tsubos und ihrer Funktion

Blasenmeridian

Bl-2 In der Höhlung am medialen Ende der Augenbraue, dem Durchgang für die *Arteria supraorbitalis*.

- Wirkt sich günstig auf die Augen aus. Kann als lokaler Tsubo bei allen Problemen im Zusammenhang mit den Augen benutzt werden, insbesondere wenn die Leber daran beteiligt ist.
- Lindert Schmerzen im Gesichtsbereich durch Beseitigen von Stauungen und Wind entlang dem Meridian des Gesichts; nützlich bei Kopfschmerzen im Stirnbereich und bei Heuschnupfen.

Bl-10 An der Basis des Hinterhauptbeins, 1,3 *cun** lateral zur hinteren Medianlinie.

- Lindert Kopfschmerzen am Hinterkopf, Nackensteifheit und Nasenverstopfung infolge Eindringens von Äußerer Wind-Kälte.
- Bezwingt das Aufsteigen von Innerem Leber-Wind, das Benommenheit, Schwindelgefühle und Kopfschmerzen am Hinterkopf verursacht.
- Regt das Gehirn an, verstärkt die Konzentrationsfähigkeit und wirkt sich positiv auf die Augen aus, insbesondere wenn ein Mangel-Zustand der Nieren besteht.

Bl-11 *Sammlungspunkt für die Knochen*
Punkt des Blut-Meeres
1,5 *cun* seitlich vom unteren Ende des Dornfortsatzes des 1. Brustwirbels.

- Stärkt die Knochen, beispielsweise in Fällen chronischer Arthritis und bei Osteoporose.
- Nährt das Blut bei rheumatischen Muskelschmerzen, besonders wenn diese durch den ganzen Körper «wandern».
- Treibt Äußeren Wind auf ähnliche Weise aus wie Bl-12, wenn auch nicht so stark.

* Ein *cun* ist eine Maßeinheit, die in der östlichen Medizin benutzt wird. Sie entspricht ungefähr der Daumenbreite des Empfängers an der breitesten Stelle. Manchmal wird dieses Maß auch als «anatomisches chinesisches Zoll» («anatomical Chinese inch» = ACI) bezeichnet.

Bl-12 1,5 *cun* seitlich vom unteren Ende des Dornfortsatzes des 2. Brustwirbels.

- Zerstreut Äußeren Wind: lindert die Symptome von Erkältungen und Grippe; kann auch verwendet werden, um das Eindringen von Äußerem Wind zu verhindern.
- Reguliert das Lungen-Ki.

Bl-13 *Zustimmungspunkt (Yu-Punkt) der Lunge*
1,5 *cun* seitlich vom unteren Ende des Dornfortsatzes des 3. Brustwirbels.

- Fördert die abwärts leitende und verteilende Funktion der Lunge; zerstreut Äußeren Wind und lindert Husten und Asthma.
- Tonisiert Lungen-Ki; nützlich bei Atemnot, Lethargie und Melancholie.
- Tonisiert Lungen-Yin; kann bei Hitze in der Brust benutzt werden.

Bl-14 *Zustimmungspunkt des Herz-Kreislauf-Meridians*
1,5 *cun* seitlich vom unteren Ende des Dornfortsatzes des 4. Brustwirbels.

- Reguliert die Funktion von Herz und Herz-Kreislauf; nützlich bei Herzklopfen, unregelmäßigen Herzschlägen und Perikarditis (Herzbeutelentzündung).
- Hebt die Stimmung und beruhigt den Geist.
- Wirkt positiv auf Zähne und Zahnfleisch; kann bei Entzündungen der Zahnnerven benutzt werden.

Bl-15 *Zustimmungspunkt des Herzens*
1,5 *cun* seitlich vom unteren Ende des Dornfortsatzes des 5. Brustwirbels.

- Beruhigt den Geist und beseitigt Hitze, wenn das Herz sich in heftiger Erregung befindet; kann bei Angstzuständen, Rastlosigkeit und Schlaflosigkeit benutzt werden.
- Bewegt das Blut im Brustbereich; wirkt lindernd bei Angina pectoris.
- Verbessert die Konzentrationsfähigkeit; stärkt das Gedächtnis.

Bl-17 *Zustimmungspunkt für das Zwerchfell*

Sammlungspunkt für das Blut

1,5 *cun* seitlich vom unteren Ende des Dornfortsatzes des 7. Brustwirbels.

- Bewegt das Blut; kann bei Blut-Stagnation in allen Körperbereichen benutzt werden.
- Nährt das Blut; nützlich bei Schwindelgefühlen, Einschränkung der Sehfähigkeit und Lethargie infolge von Blut-Mangel; im letzteren Fall auch Moxibustion empfehlenswert.
- Lindert Spannungen und Spasmen im Zwerchfell, die Verdauungstörungen und ein Gefühl der Aufgedunsenheit hervorrufen.

Bl-18 *Zustimmungspunkt für die Leber*

1,5 *cun* seitlich vom unteren Ende des Dornfortsatzes des 9. Brustwirbels.

- Wirkt positiv auf Leber und Gallenblase, besonders wenn sie entweder von Ki-Stagnation (was Übelkeitsgefühle, Schmerzen unterhalb der Rippen und Reizbarkeit zur Folge hat) oder von feuchter Hitze (was Gelbsucht hervorruft) befallen sind.
- Tonisiert Leber-Blut und nährt die Augen.

Bl-19 *Zustimmungspunkt für die Gallenblase*

1,5 *cun* seitlich vom unteren Ende des Dornfortsatzes des 10. Brustwirbels.

- Beseitigt Hitze und Feuchte Hitze in der Leber und in der Gallenblase; nützlich bei Hepatitis.
- Reguliert das Magen-Ki; wird häufig benutzt zur Linderung von Aufstoßen und «Sodbrennen».
- Entspannt das Zwerchfell.

Bl-20 *Zustimmungspunkt für die Milz*

1,5 *cun* seitlich vom unteren Ende des Dornfortsatzes des 11. Brustwirbels.

- Stärkt Milz und Magen; nützlich bei Müdigkeit, schlechter Verdauung und weichem Stuhl.
- Beseitigt Feuchtigkeit infolge einer Beeinträchtigung der Transformations- und Transportfunktion der Milz; nützlich bei exzessiver Nasenschleimproduktion und bei Ödemen am Rumpf.

- Fördert die Blutbildung in der Milz; kann bei Anämie benutzt werden; Anwendung von Moxibustion empfiehlt sich.

Bl-21 *Zustimmungspunkt für den Magen*

1,5 *cun* seitlich vom unteren Ende des Dornfortsatzes des 12. Brustwirbels.

- Stärkt Magen und Milz; nützlich bei Schwäche von Ki und Blut infolge von Magen- und Milz-Mangel-Zuständen; beseitigt Feuchtigkeit.
- Fördert die Abwärtsbewegung von Magen-Ki; wirkt lindernd bei Nahrungsverhaltung, Bauchschwellungen und Verdauungsstörungen.

Bl-22 *Zustimmungspunkt des Dreifachen Erwärmers*

1,5 *cun* seitlich vom unteren Ende des Dornfortsatzes des 1. Lendenwirbels.

- Beseitigt Feuchtigkeit; fördert die Umwandlung der Flüssigkeiten, insbesondere im Unteren Erwärmer; ist häufig nützlich bei Ödemen.

Bl-23 *Zustimmungspunkt für die Nieren*

1,5 *cun* seitlich vom unteren Ende des Dornfortsatzes des 2. Lendenwirbels.

- Tonisiert Nieren-Yang; nützlich bei allgemeiner Schwäche, bei exzessivem Urinieren und bei Kältegefühlen; stärkt den Willen.
- Stärkt die Nieren-Essenz und den «See des Knochenmarks»; kann bei Unfruchtbarkeit und bei Knochenschwäche benutzt werden; nährt das Gehirn.
- Fördert die Aktivität der Nieren bei der Blutbildung.
- Hilft den Nieren, das Ki von den Lungen zu «ergreifen»; wird häufig bei Asthma benutzt.
- Lindert chronische Schmerzen im unteren Rücken.
- Wird zur Behandlung chronischer Erkrankungen der Augen und Ohren benutzt.

Bei Schwangerschaft sollte dieser Punkt nicht übermäßig stimuliert werden!

Bl-25 *Zustimmungspunkt für den Dickdarm*

1,5 *cun* seitlich vom unteren Ende des Dornfortsatzes des 4. Lendenwirbels.

- Wirkt positiv auf den Dickdarm; kann zur Behandlung von Verstopfung ebenso wie von Durchfall benutzt werden; außerdem nützlich bei Kolitis (Dickdarmkatarrh).
- Lindert Schmerzen im unteren Bereich des Rückens; kann bei Ischias benutzt werden.

Bl-27 *Zustimmungspunkt für den Dünndarm*

1,5 *cun* seitlich von der Wirbelsäule auf der Höhe des 1. posterior-sakralen Foramen.

- Wirkt positiv auf den Dünndarm; beseitigt Hitze und Feuchtigkeit aus dem Dünndarm und aus dem Urogenitaltrakt; häufig nützlich bei Schwellungen des Bauchs und generell bei Beschwerden im Bauchbereich sowie bei Durchfall und Blasenkatarrh.

Bl-28 *Zustimmungspunkt für die Blase*

1,5 *cun* seitlich von der Mittellinie der Wirbelsäule, in Höhe des 2. posterior-sakralen Foramen.

- Wirkt positiv auf die Blase; treibt Feuchtigkeit aus der Blase aus, die das Urinieren erschwert; beseitigt Hitze aus der Blase, die beim Urinieren einen brennenden Schmerz verursacht; kann bei allen mit der Urinausscheidung zusammenhängenden Problemen benutzt werden.
- Transformiert Flüssigkeiten im Unteren Erwärmer; häufig nützlich bei Ödemen.

Bl-40 (manchmal auch Bl-54 genannt) *Erdpunkt*

In der Mitte der Kniegelenksquerfalte, in der Kniekehle.

- Lindert akute Schmerzen von Fülle-Charakter im unteren Bereich des Rückens.
- Stärkt das Blut in den Unterschenkeln; nützlich bei Krampfadern.
- Kühlt das Blut; kann bei «brennenden» Hautausschlägen benutzt werden.
- Beseitigt Feuchte Hitze in der Blase.

Bl-43 (manchmal auch Bl-38 genannt) *Der Tsubo auf dem Äußeren Ast des Blasenmeridians für den Zustimmungspunkt des Herz-Kreislauf-Meridians (Bl-14)*

3 *cun* seitlich vom unteren Ende des Dornfortsatzes des 10. Brustwirbels.

- Stärkt das Ki im gesamten Körper; kann bei chronischen Schwächezuständen benutzt werden.
- Tonisiert das Lungen-Yin; nützlich bei trockenem Husten und bei chronischem Asthma.
- Nährt die Nieren-Essenz und das Gehirn.

Bl-52 (manchmal auch Bl-47 genannt) *Der Tsubo des Äußeren Astes des Blasenmeridians für den Zustimmungspunkt der Nieren (Bl-23)*

3 *cun* seitlich vom unteren Ende des Dornfortsatzes des 2. Lendenwirbels.

- Tonisiert die Nieren; besonders nützlich bei chronischen Schmerzen im unteren Bereich des Rückens.
- Stärkt den Willen; weckt bei Mangel an Entschlossenheit die Zielgerichtetheit.

Bl-57 In einer Höhlung in der Mitte der Wade, in der Mitte zwischen der Querfalte in der Kniekehle und der Ferse.

- Lindert Schmerzen im unteren Rücken, die bis in die Unterschenkel ausstrahlen.
- Lindert Steifheit der Muskeln und Spannungen in den Unterschenkeln; kann bei Krämpfen im Wadenmuskel benutzt werden.
- Belebt das Blut; kann bei Hämorrhoiden und Krampfadern benutzt werden.

Bl-60 *Feuerpunkt*

In der Vertiefung, die sich in der Mitte zwischen der Achillessehne und der höchsten Erhebung des Außenknöchels befindet.

- Lindert chronische Rückenschmerzen aufgrund von Energiemangel; kann benutzt werden zur Linderung von Kopfschmerzen im Hinterkopf infolge von Nieren-Mangelzuständen.

- Zerstreut Äußeren und Inneren Wind, besonders in den oberen Bereichen des Körpers; lindert rheumatische Schmerzen, Steifheit und Krämpfe in den Schultern und im Halsbereich.
- Belebt das Blut; kann benutzt werden bei Menstruationsstörungen, insbesondere beim Auftreten von Klumpen im Menstrualblut.
- Beseitigt Hitze in der Blase.

Diesen Punkt bei Schwangeren nicht benutzen!

Bl-67 *Metallpunkt*

Auf dem kleinen Zeh, 0,1 *cun* entfernt von der unteren seitlichen Ecke der Nagelhaut des Zehennagels. Neben dem äußeren Nagelwinkel der kleinen Zehe.

- Zerstreut Äußeren und Inneren Wind; wirkt lindernd bei Kopfschmerzen, Verstopfungen der Nase und Augenproblemen.
- Stimuliert die Hypophyse (Hirnanhangdrüse).

Diesen Punkt bei Schwangeren nicht benutzen!

Konzeptionsgefäß

KG-3 *Vorderer Alarmpunkt (Bo-Punkt) der Blase*

4 *cun* unmittelbar unter dem Nabel.

- Wirkt positiv auf die Blase; beseitigt Feuchte Hitze in der Blase; nützlich bei Blasenkatarrh und Urinverhaltung.
- Fördert die Funktion des Uterus; lindert Menstruationsprobleme wie Amenorrhöe (Ausbleiben der Regel).

Diesen Punkt bei Schwangeren nicht benutzen!

KG-4 *Alarmpunkt des Dünndarms*

Treffpunkt des Konzeptionsgefäßes mit Nieren, Milz und Leber

3 *cun* unmittelbar unterhalb des Nabels.

- Nährt das Yin und das Blut im gesamten Körper; zentriert und beruhigt den Geist.
- Tonisiert das Yang im gesamten Körper, vor allem, wenn man den Punkt mit Moxibustion behandelt; nützlich bei chronischer Schwäche.
- Stärkt die Nieren und das Ursprungs-Ki.
- Fördert die Funktion des Uterus; reguliert die Menstruation.
- Wirkt positiv auf den Dünndarm.

Diesen Punkt bei Schwangeren nicht benutzen!

KG-5 *Alarmpunkt des Dreifachen Erwärmers*
2 *cun* unmittelbar unterhalb des Nabels.

- Tonisiert das Ursprungs-Ki durch Förderung der Aktivität des Dreifachen Erwärmers.
- Beseitigt Flüssigkeitsübermaß im Unteren Erwärmer.

Diesen Punkt bei Schwangeren nicht benutzen!

KG-6 1,5 *cun* unmittelbar unterhalb des Nabels.

- Tonisiert das Ki und Yang im ganzen Körper, vor allem wenn man den Punkt mit Moxibustion behandelt; tonisiert das Nieren-Yang und das Ursprungs-Ki; wirkt bei Schwächezuständen stärkend.
- Bewegt das Ki; nützlich bei Ki-Stagnation in den Därmen und im Unterbauch, wenn Schwellungen und Gefühle des Unbehagens bestehen.
- Stärkt die Milz und beseitigt Feuchtigkeit im Unterbauch; kann bei Vaginalausfluß benutzt werden.

Diesen Punkt bei Schwangeren nicht benutzen!

KG-8 In der Mitte des Nabels.

- Tonisiert das Yang; kann bei extremen Erschöpfungszuständen und bei Kälte benutzt werden.
- Tonisiert das Milz-Yang; kann bei Durchfall benutzt werden.

KG-12 *Alarmpunkt des Magens und des Mittleren Erwärmers*
Sammlungspunkt für die Yang-Organe
4 *cun* unmittelbar oberhalb des Nabels.

- Stärkt Magen und Milz; gute Wirkung bei Verdauungsschwäche, Appetitmangel und bei Ansammlung von Feuchtigkeit.
- Vertreibt Kälte aus dem Magen, wenn man den Punkt mit Moxibustion behandelt.

KG-14 *Alarmpunkt des Herzens*
Unter dem Brustbein, 1 *cun* unterhalb von KG-15 und ungefähr 6 *cun* über dem Nabel.

- Beruhigt Shen (den Geist) und besänftigt den Magen; kann bei nervösen Verdauungsstörungen und bei Übelkeit benutzt werden.

KG-15 0,5 *cun* unterhalb des Schwertfortsatzes, 7 *cun* unmittelbar über dem Nabel.

- Beruhigt Shen (den Geist) durch Nähren des Yin und des Ursprungs-Ki der Yin-Organe; gute Wirkung bei Angstzuständen, Besorgnis und Kummer.

KG-17 *Alarmpunkt des Herz-Kreislauf-Meridians und des Oberen Erwärmers*
Sammlungspunkt für Ki
Auf dem Brustbein, in der Mitte und etwas oberhalb der Verbindung zwischen der rechten und linken fünften Rippe.

- Tonisiert das Ki im gesamten Körper durch Förderung der Transformation des Ki in der Brust.
- Bewegt das Ki in der Brust; zerstreut Fülle; kann bei Atembeschwerden oder Atembeklemmungen und bei Schmerzen in der Brust benutzt werden.
- Beseitigt Schleim in der Lunge; lindert Husten.
- Fördert die Milchbildung.

Gallenblasen-meridian

Gb-1 0,5 *cun* seitlich vom äußeren Augenwinkel.

- Vertreibt Wind-Hitze und Leber-Feuer «aus den Augen»; kann als lokaler Tsubo für entzündliche Augenkrankheiten wie Bindehautentzündung benutzt werden.
- Lindert lokal Kopfschmerzen infolge von Leber-Feuer und aufsteigendem Leber-Yang (letzteres betrifft die Schläfengegend).

Gb-12 Hinter dem Ohr, in dem Winkel, der durch die hintere Grenze des Warzenfortsatzes und die untere Kante des Hinterhauptbeins gebildet wird.

- Lindert Kopfschmerzen im Bereich des Hinterkopfs und Schlaflosigkeit infolge von Leber-Feuer und aufsteigendem Leber-Yang.
- Beseitigt sowohl Äußeren als auch Inneren Wind aus dem Kopf.
- Lindert Zahnschmerzen.

Gb-20 Zwischen dem Warzenfortsatz und der Höhlung unter der Vorbuchtung des Hinterhauptbeins sowie zwischen dem Trapezius- und dem Sternocleidomastoideus-Muskel.
- Zerstreut Äußeren Wind; besonders nützlich bei Steifheit des Nackens, bei Kopfschmerzen und Ohrenschmerzen, die in Zusammenhang mit einer Erkältung oder einer Grippe auftreten.
- Sediert Leber-Yang und Leber-Feuer, die Kopfschmerzen am Hinterkopf und Augen- und Ohrenprobleme verursachen.
- Beruhigt und klärt den Geist.

Gb-21 In der Mitte zwischen dem Dornfortsatz des 7. Halswirbels und dem Acromion.
- Bewegt Ki und lindert muskuläre Verspannungen in Schultern und Nacken.
- Hilft, nach einer Geburt die Plazenta auszustoßen.
- Regt bei stillenden Müttern die Milchbildung an.

Diesen Punkt bei Schwangeren nicht benutzen!

Gb-24 *Alarmpunkt (Bo-Punkt) der Gallenblase*
Im 7. Zwischenrippenraum auf der senkrechten Linie genau unterhalb der Brustwarze.
- Beseitigt Feuchte Hitze in Gallenblase und Leber, die Übelkeitsgefühle, Gelbsucht und Gallenblasenentzündung verursacht.
- Besänftigt den Fluß des Leber-Ki.

Gb-25 *Alarmpunkt der Nieren*
An der Rumpfseite, unmittelbar unter dem Ende der 12. Rippe.
- Tonisiert Nieren-Yang und beseitigt Feuchtigkeit im Unteren Erwärmer; kann bei Ödemen, Bauchschwellungen und Schwierigkeiten beim Urinieren infolge von Nieren-Yang-Mangel benutzt werden.

Gb-30 Nach einem Drittel der Strecke auf einer Linie, die vom großen Trochanter (großer Rollhügel) des Oberschenkels zur unteren Öffnung des Wirbelkanals verläuft.

- Bewegt Ki und Blut in den Hüften und Beinen; beseitigt schmerzhafte Behinderungen; nützlich bei Ischias und Rheumatismus.
- Stärkt Taille und Oberschenkel.
- Beseitigt Feuchte Hitze im Unteren Erwärmer; kann bei Jucken von Anus und Genitalien benutzt werden.
- Tonisiert das Ki und Blut im gesamten Körper.

Gb-34 *Erdpunkt*
Sammlungspunkt für die Sehnen
In der Höhlung vor und etwas unterhalb des Wadenbeinköpfchens.

- Hilft, den Fluß des Leber-Ki zu besänftigen, besonders wenn dieses in Magen und Milz «eindringt»; leitet «rebellisches Ki» im Magen abwärts; oft nützlich bei Übelkeit und Verdauungsstörungen.
- Beseitigt Feuchte Hitze, besonders in der Gallenblase und in der Leber; beseitigt Schleim-Feuer im Magen.
- Wirkt positiv auf die Sehnen; entspannt die Bänder und Muskeln im ganzen Körper; oft nützlich bei Rheumatismus.
- Fördert den Kreislauf von Ki und Blut in den Beinen; stärkt die Beine.

Gb-37 5 *cun* über dem äußeren Fußknöchel, am hinteren Rand des Wadenbeins.

- Wirkt positiv auf die Augen; verbessert die Sehkraft; beseitigt Leber-Feuer und Wind in den Augen; kann bei Problemen wie Bindehautentzündung benutzt werden.

Gb-39 *Sammlungspunkt für das Mark*
3 *cun* unmittelbar über dem äußeren Fußknöchel, zwischen dem hinteren Rand des Wadenbeins und der Sehne des langen Wadenbeinmuskels.

- Nährt die Nieren-Essenz und das Mark; stärkt die Knochen und das Gehirn; beseitigt Inneren Wind.
- Treibt Äußere Wind-Feuchtigkeit aus, die rheumatische Schmerzen und Steifheit des Nackens verursacht.

Gb-40 In der Höhlung unmittelbar unterhalb und leicht vor dem äußeren Fußknöchel.

- Besänftigt den Fluß des Leber-Ki; öffnet die Meridiane und entspannt die Gelenke; kann bei Schmerzen im Nacken, in den Lenden und im Gesäß benutzt werden.

Gb-41 *Holzpunkt*
In der Höhlung unmittelbar vor dem Treffpunkt des 4. und 5. Mittelfußknochens.

- Hilft, den Fluß des Leber-Ki zu besänftigen, insbesondere bei Kopf-, Menstruations- und Brustschmerzen.
- Beseitigt Feuchte Hitze im Genitalbereich; oft nützlich bei Blasenkatarrh und Weißfluß.

Herzmeridian

He-3 *Wasserpunkt*
In der Vertiefung am inneren Ende der Ellbogenfalte, neben der Sehne an der Innenseite des Oberarms.

- Beseitigt Hitze und Feuer im Herzen und beruhigt den Geist; wird oft bei heftiger Erregung und bei Schlaflosigkeit benutzt.
- Hebt die Stimmung in Fällen von Depression.
- Beseitigt schmerzhafte Behinderungen im Verlauf des Herzmeridians.

He-5 Auf der Ellenseite des Unterarms, 1 *cun* über He-7.

- Tonisiert Herz-Ki und beruhigt den Geist; nützlich bei Herzklopfen, Herzrhythmusstörungen und Atemnot infolge von Schwäche des Herz-Ki.
- Wirkt positiv auf die Zunge und die Sprechfähigkeit; kann bei «Lampenfieber» benutzt werden.

He-6 Auf der Ellenseite des Unterarms, 0,5 *cun* über He-7.

- Nährt Herz-Yin und beruhigt den Geist; nützlich bei Herzklopfen, Angstzuständen, nächtlichem Schwitzen und Durst infolge eines Herz-Yin-Mangels.
- Unterbindet exzessive Schweißabsonderung.

He-7 *Erdpunkt*
In der kleinen Vertiefung an der Ellenseite am Ende der Querfalte des Handgelenks, dicht neben dem kleinen Finger.

- Nährt das Herz-Blut; beruhigt und wirkt positiv auf den Geist; nützlich bei Angstzuständen, Reizbarkeit, Schlaflosigkeit und Schwindelgefühlen infolge eines Herz-Blut-Mangels.

He-8 *Feuerpunkt*
Zwischen dem 4. und 5. Mittelhandknochen an der Stelle, die, wenn man die Hand zur Faust ballt, vom kleinen Finger getroffen wird.
- Beseitigt Herz-Feuer und Herz-Schleim-Feuer; beruhigt den Geist, nützlich bei starker Erregung, Schlaflosigkeit und Alpträumen infolge von Feuer und Schleim-Feuer im Herzen.

He-9 *Holzpunkt*
An der medialen Außenseite des kleinen Fingers, 0,1 *cun* neben dem Nagelfeld.
- Beseitigt Übermäßige Hitze im Herzen; wirkt beruhigend bei Hysterie.
- Hilft, Menschen wieder zu Bewußtsein zu bringen; kann in Fällen von Delirium und bei Ohnmachtsanfällen benutzt werden.

Herz-Kreislauf-Meridian

KS-5 *Metallpunkt*
3 *cun* über dem Mittelpunkt der Querfalte des Handgelenks, zwischen den beiden Sehnen.
- Beseitigt Schleim und Schleim-Feuer im Herzen, wenn diese die «Öffnungen des Geistes vernebeln», was Probleme wie impulsives Verhalten, geistige Verwirrung und manische Depression verursacht.
- Beruhigt den Fluß des Ki im Herzen.

KS-6 2 *cun* unmittelbar über der Mitte der Querfalte des Handgelenks, zwischen den beiden Sehnen.
- Bewegt Ki und Blut im Herzen; öffnet die Brust; nützlich bei Gefühl der Beengung oder bei Schmerzen in der Brust.
- Beruhigt den Geist, lindert Frustration und beseitigt Schmerzen; kann beim prämenstruellen Syndrom und bei Menstruationsschmerzen benutzt werden.
- Leitet «rebellisches Ki» des Magens abwärts; besonders nützlich bei Übelkeit und Erbrechen.

Nierenmeridian

Ni-1 *Holzpunkt*
Auf der Fußsohle, ein Drittel der Strecke von der Wurzel des 2. Zehs zum hinteren Ende der Ferse.
- Tonisiert das Yin und beseitigt Hitze infolge von Yin-Mangel; beruhigt den Geist; kann in Fällen extremer Furcht und Angst benutzt werden.
- Beseitigt Inneren Wind und Innere Hitze, durch welche Probleme wie Schwindelgefühle, Bluthochdruck und Kopfschmerzen im Scheitelbereich entstehen.
- «Klärt» das Bewußtsein, hilft bei Ohnmachtsanfällen.

Ni-3 *Erdpunkt*
In der Mitte zwischen dem inneren Fußknöchel und der Achillessehne.
- Tonisiert Yin, Yang und Essenz der Nieren; stärkt das Ursprungs-Ki; wird häufig bei chronischen Schwächezuständen und Impotenz benutzt.
- Wirkt positiv auf den Uterus; kann bei Unfruchtbarkeit und bei Ausbleiben der Periode benutzt werden.
- Stärkt die Taille, den unteren Rücken und die Knie.

Ni-6 1 *cun* unmittelbar unter dem inneren Fußknöchel.
- Nährt das Nieren-Yin; nützlich zur Befeuchtung der Därme, der Augen und des Halses.
- Beruhigt Shen bei geistiger Unruhe infolge von Yin-Mangel; kann bei Schlaflosigkeit mit nächtlichen Hitzegefühlen benutzt werden.
- Kühlt das Blut; kann bei roten und trockenen Störungen der Haut benutzt werden.
- Nährt den Uterus; wird häufig bei Unfurchtbarkeit benutzt.

Ni-7 *Metallpunkt*
Auf der Innenseite des Unterschenkels, 2 *cun* über Ni-3.
- Stärkt Nieren-Yang; beseitigt Feuchtigkeit im Unteren Erwärmer und entfernt Ödeme aus den Beinen.
- Wird dieser Tsubo tonisiert, so wird übermäßiges Schwitzen gestoppt; wird er zerstreuend behandelt, so wird die Schweißbildung gefördert.

Dickdarm

Di-4 Wenn man Daumen und Zeigefinger des Klienten auseinanderspreizt, befindet sich der Tsubo im Bereich zwischen dem 1. und 2. Mittelhandknochen, etwas zur Seite des Zeigefingers hin.

- Treibt Äußeren Wind aus und fördert die abwärts leitende Funktion der Lunge; nützlich bei Verstopfung der Nebenhöhlen, bei Niesen, Husten und Erkältungen.
- Stärkt das Abwehr-Ki.
- Beseitigt Schmerzen, vor allem im Gesichtsbereich; kann nützlich sein bei Zahnschmerzen, Nebenhöhlenentzündung und Kopfschmerzen im Stirnbereich.

Diesen Punkt bei Schwangeren nicht benutzen!

Di-10 2 *cun* an der körperfernen Seite unterhalb von Di-11 am Unterarm.

- Stärkt den Fluß des Ki in den Meridianen des Unterarms und der Hand; beseitigt schmerzhafte Stauungen; kann zur Linderung von muskulären Verkrampfungen, bei Lähmungserscheinungen und bei rheumatischen Schmerzen benutzt werden.
- Tonisiert Ki und Blut.

Di-11 *Erdpunkt*

In der Vertiefung, die sichtbar wird, wenn der Ellbogen im Winkel von 90 Grad gebeugt wird.

- Zerstreut Äußeren Wind, insbesondere Wind-Hitze.
- Beseitigt sowohl Hitze als auch Feuchte Hitze im Körper; nützlich bei *Colica mucosa*.
- Kühlt das Blut und wirkt positiv auf die Haut; nützlich bei Ekzemen und bei Schuppenflechte.
- Wirkt positiv auf Sehnen und Gelenke; kann bei Rheumatismus und Arthritis benutzt werden, besonders wenn Arme und Schultern betroffen sind.
- Hilft, den Blutdruck zu senken.

Di-20 0,5 *cun* seitlich von der Nasenöffnung in der Nasolabialfalte.

- Zerstreut Äußeren Wind im Gesicht; wirkt positiv auf die Nase; nützlich bei Niesen, Verstopfung der Nase und Nebenhöhlenentzündung.

- Lokaler Tsubo für alle Nasenprobleme; kann zur Behandlung häufigen Nasenblutens benutzt werden.

Lebermeridian

Le-2 *Feuerpunkt*

In der Schwimmhautfalte zwischen dem ersten und zweiten Zeh.

- Sediert Leber-Feuer und Leber-Yang; häufig nützlich bei Kopfschmerzen, geröteten Augen, Schlaflosigkeit und exzessivem Zorn.
- Bezwingt Inneren Wind; kann bei Schwindelgefühlen benutzt werden.
- Kühlt das Blut; wird häufig bei übermäßig starker Menstruation benutzt.

Le-3 *Erdpunkt*

Auf dem Fuß, 1,5–2 *cun* über der Schwimmhautfalte zwischen dem ersten und zweiten Zeh.

- Sediert aufsteigendes Leber-Yang auf sanftere Weise als Le-2; kann bei Migräne benutzt werden.
- Besänftigt den Fluß des Leber-Ki, besonders wenn stagnierendes Ki die Magengegend, den Bauch oder den Kopf beeinträchtigt.
- Beruhigt den Geist; nützlich zur Behandlung von Reizbarkeit, Frustration und Anspannung.

Le-4 *Metallpunkt*

1 *cun* vor dem *M. malleolus medialis* an einer Stelle, in der neben der Sehne des *M. tibialis anterior* eine Vertiefung tastbar ist.

- Besänftigt den Fluß des Leber-Ki im Unteren Erwärmer, vor allem im Urogenitalbereich; kann bei Schwellungen im Unterbauch, bei Schmerzen beim Urinieren und bei Impotenz benutzt werden.

Le-8 *Wasserpunkt*

Bei gebeugtem Knie liegt dieser Tsubo in der Vertiefung am medialen Ende der Kniegelenksfalte, in der Kniekehle, vor dem Gelenkhöcker des Schienbeins.

- Entfernt Feuchtigkeit aus dem Unteren Erwärmer, besonders aus der Blase; oft nützlich bei Harnröhrenentzündung, Entzündungen der Harnblase und bei Weißfluß.

- Tonisiert Leber-Blut.
- Entspannt die Sehnen.

Le-13 *Alarmpunkt (Bo-Punkt) der Milz*

Am vorderen Ende der 11. Rippe (unter dem Brustkorb).

- Besänftigt den Fluß des Leber-Ki, insbesondere wenn dieses in Milz und Magen «eingedrungen» ist; oft nützlich bei Bauchschwellungen, Flatulenz und weichem Stuhl.
- Sekundäre Wirkung ist Stärkung der Milz.

Le-14 *Alarmpunkt der Leber*

Zwischen der 6. und 7. Rippe, genau unterhalb der Brustwarze.

- Besänftigt den Fluß des Leber-Ki, vor allem wenn dieses in den Magen «eindringt»; wird oft bei Schwellungen im Magenbereich, bei Aufstoßen und Übelkeit verwendet.
- Besänftigt den Fluß des Leber-Ki in der Brust; sollte bei Ki-Stagnation in der Brust benutzt werden, durch die ein Gefühl der Beengung oder der Fülle sowie Atembeschwerden entstehen.
- Bewegt und kühlt das Blut.

Lungenmeridian

Lu-1 *Alarmpunkt der Lunge*

Ungefähr 1 *cun* unter dem seitlichen Ende des Schlüsselbeins im seitlichen Teil des 1. Zwischenrippenraums.

- Läßt das Lungen-Ki zirkulieren und hilft, es abwärts zu leiten; entfernt Hitze und Schleim aus der Brust; kann bei Fülle-Zuständen der Lunge benutzt werden, die mit Husten, Blutstau und Schmerzen einhergehen.
- Bewegt das Blut in der Brust.

Lu-5 *Wasserpunkt*

Auf der Querfalte des Ellbogens, ungefähr 1 *cun* seitlich der Sehne des Bizepsmuskels.

- Entfernt Hitze aus der Lunge; nützlich bei Husten und Bronchitis mit gelbem Schleimauswurf und Durst.
- Treibt sowohl Schleim-Hitze als auch Schleim-Kälte aus der Lunge aus; kann bei Schleimbildungen benutzt werden, bei denen entweder gelber oder weißer Auswurf produziert wird.
- Lindert Schmerzen im Ellbogen und im Unterarm.

Lu-7 Proximal zum Griffelfortsatz der Speiche, 1,5 *cun* über der Querfalte des Handgelenks.

- Fördert die Zerstreuung und Abwärtsleitung von Lungen-Ki; oft benutzt bei Husten und Asthma.
- Zerstreut Äußeren Wind, besonders Wind-Kälte; fördert das Schwitzen; ein wichtiger Tsubo zur Behandlung von Erkältungen und Grippe.
- Macht die Nase frei; nützlich bei verstopften Nebenhöhlen, Niesen und Verlust des Geruchssinns.
- Stimuliert den freien Fluß der Flüssigkeiten und wirkt positiv auf die Blase; oft nützlich bei Ödemen und Urinverhaltung.

Lu-9 *Erdpunkt*

In der am radialen Ende des Handgelenks liegenden Vertiefung.

- Tonisiert das Lungen-Ki; kann bei Lethargie, Pallor (Bleichheit/Blässe), flacher Atmung und einer schwachen Stimme benutzt werden.
- Stärkt das Ki des Thorax (siehe Seite 139); unterstützt das Herz bei der Beförderung des Blutes durch den Kreislauf.
- Tonisiert das Lungen-Yin; oft nützlich bei trockenem Husten, Durst, Hitzegefühlen und Blut im Auswurf.
- Vertreibt Schleim aus der Lunge.

Lu-10 *Feuerpunkt*

In der Mitte des Daumenballens.

- Zerstreut Hitze in der Lunge; kühlt die Kehle; nützlich bei Heiserkeit und Halsentzündungen.

Lu-11 Ungefähr 0,1 *cun* seitlich der Nagelbasis, an der Außenseite des Daumens.

- Zerstreut Äußere Wind-Hitze; nützlich bei sehr hohem Fieber.
- Kühlt die Kehle; kann bei Halsentzündungen infolge Eindringens von Wind-Hitze benutzt werden.
- Treibt Inneren Wind aus und «klärt» das Bewußtsein.

Milzmeridian

Mi-3 *Erdpunkt*

Am hinteren, unteren Rand am kleinen Kopf des 1. Mittelfußknochens.

- Tonisiert die Milz; transformiert Feuchtigkeit; kann bei «Trommelsucht» (Bauchschwellung), weichem Stuhl, Durchfall sowie körperlicher und geistiger Trägheit benutzt werden.

Mi-6 *Treffpunkt der Meridiane von Milz, Leber und Nieren*

Am Hinterrand des Schienbeins, 3 *cun* unmittelbar über dem inneren Fußknöchel.

- Tonisiert die Milz; nützlich bei Ki- und Blut-Mangel infolge von Milz-Schwäche.
- Beseitigt Feuchtigkeit infolge einer Beeinträchtigung der Milz-Funktion des Transformierens und Transportierens, besonders im Unteren Erwärmer; nützlich bei Blasenkatarrh und Weißfluß.
- Hilft, den Fluß des Leber-Ki zu besänftigen; beseitigt Schmerzen; kann zur Behandlung des prämenstruellen Syndroms und von starken Menstruationsschmerzen benutzt werden.
- Beruhigt den Geist bei Ki-Stagnation; gut geeignet zur Linderung von Frustrations- und Spannungszuständen.
- Bewegt das Blut; besonders wenn stagnierendes Blut gynäkologische Probleme wie Menstruationsschmerzen hervorruft, wobei Klumpen im Menstruationsblut auftauchen.
- Wirkt positiv auf den Uterus; reguliert die Menstruation.
- Nährt das Nieren-Yin; nützlich bei nächtlicher Mundtrockenheit, Durst und Hitzewallungen.

Diesen Punkt bei Schwangeren nicht benutzen!

Mi-9 *Wasserpunkt*

Oben auf dem Schienbein, an der Innenseite des Beins.

- Beseitigt Hitze im Unteren Erwärmer und in der Blase; nützlich bei Blasenkatarrh, flockigem Urin, Schleim im Stuhl und Weißfluß.

Mi-10 2 *cun* senkrecht über dem oberen Rand der Patella (Kniescheibe).

- Kühlt das Blut; kann benutzt werden, um Hitze im Blut zu beseitigen, wodurch Hauterkrankungen wie Schuppenflechte und übermäßige Menstruationsblutungen entstehen können.

- Bewegt das Blut und reguliert die Menstruation; nützlich bei Ausbleiben der Menstruation infolge von Blut-Stagnation.

Magenmeridian

Ma-21 4 *cun* über dem Nabel und 2 *cun* seitlich von der Mittellinie des Körpers.
- Lenkt «rebellisches Ki» des Magens, das Schluckauf, Aufstoßen, «Sodbrennen» und Übelkeit verursacht, abwärts; besonders gut geeignet bei akuten Beschwerden.
- Beseitigt Hitze im Magen.

Ma-25 *Alarmpunkt (Bo-Punkt) des Dickdarms*
2 *cun* unmittelbar seitlich vom Nabel.
- Bewegt das Ki in den Därmen und im Magen; nützlich bei Bauchschwellungen und bei Verstopfung, vor allem, wenn dies mit Nahrungsverhaltung verbunden ist.
- Beseitigt Hitze aus den Därmen und aus dem Magen; hilft, Schleim-Feuer im Magen aufzulösen; kann bei übelriechendem Durchfall mit brennendem Schmerz des Afters und bei manischem Verhalten im Zusammenhang mit Schleim-Feuer benutzt werden.

Ma-23 *Erdpunkt*
13 *cun* unter der Patella, seitlich der Schienbeinkante.
- Tonisiert Ki und Blut im gesamten Körper; stärkt Magen und Milz, kann bei chronischen Schwächezuständen, bei schwachem Abwehr-Ki, bei Blähbauch, schlechter Verdauung und Blutarmut benutzt werden.
- Wärmt das Yang (besonders bei Moxibustion dieses Tsubos) und zerstreut Kälte, Wind und Feuchtigkeit; kann zur Förderung des Schwitzens zum Austreiben von Äußerer Wind-Kälte und Wind-Feuchtigkeit aus den Muskeln und Gelenken benutzt werden. (An diesem Tsubo sollte zuerst zerstreuend gearbeitet werden, um den Äußeren Faktor zu eliminieren; anschließend sollte die Behandlung mit Moxibustion erfolgen, um zu wärmen.)
- Reguliert die Funktion der Därme; kann bei Durchfall oder Verstopfung infolge von Mangel-Zuständen benutzt werden.

Ma-40 Am Unterschenkel, 8 *cun* über dem äußeren Fußknöchel und 1 *cun* seitlich der Schienbeinkante.

- Dies ist der wichtigste Tsubo, wenn es darum geht, Schleim und Feuchtigkeit aus dem Körper zu treiben; man kann ihn benutzen bei übermäßiger Schleimproduktion, bei «Pfeifen» in der Brust und bei Asthma; außerdem bei flockigem Urin und bei Schleim im Stuhl; weiterhin bei Knoten und Zysten und schließlich, wenn Schleim «die Ausgänge des Geistes umnebelt» und so geistige Verwirrung und Unruhe erzeugt.
- Beseitigt Hitze im Magen und beruhigt ihn; oft verwendet bei nervös bedingten Verdauungsstörungen.
- Beruhigt den Geist; lindert Angstzustände und Sorgen.

Ma-44 *Wasserpunkt*
Zwischen dem 2. und 3. Zeh, in der Vertiefung in der Nähe des 2. Zehenknochens.

- Bewegt Magen-Ki und beseitigt «Nahrungsverhaltung»; beseitigt Magen-Hitze; kann bei Völlegefühl, Schmerzen und Brennen im Magenbereich sowie bei Flatulenz und «Sodbrennen» benutzt werden.
- Beseitigt Hitze, «Stauungen und Wind» im Gesicht, besonders entlang dem Magenmeridian; wird häufig bei Nasenbluten, Zahnfleischbluten, Zahnschmerzen und Gesichtsneuralgien benutzt.
- Bewegt Ki und lindert Völlegefühle und Schmerzen in den Därmen.

Meridian des Dreifachen Erwärmers

3-E-5 2 *cun* über der Handgelenksfalte zwischen Elle und Speiche.

- Zerstreut Äußere Wind-Hitze; nützlich bei Fiebrigkeit, Kopfschmerzen und Halsschmerzen infolge Eindringens von Wind-Hitze.
- Wirkt positiv auf die Ohren; kann bei Ohrenschmerzen infolge von Äußerer Wind-Hitze oder bei Hörproblemen infolge von Leber-Yang oder Leber-Feuer benutzt werden.
- Lindert Schmerzen, die entlang dem Meridian des Dreifachen Erwärmers auftreten; kann bei schmerzhaften Behinderungen des Halses, der Schultern und der Arme benutzt werden; lindert Kopfschmerzen, die am seitlichen Kopf auftreten.

3-E-6 *Feuerpunkt*
3 *cun* über der Querfalte auf der hinteren Oberfläche des Unterarms, 1 *cun* über 3-E-5.

- Bewegt Ki in alle drei Erwärmer, hauptsächlich jedoch in die Därme und Körperseiten; besänftigt den Fluß des Leber-Ki; kann bei Verstopfung oder Seitenschmerzen infolge von stagnierendem Leber-Ki benutzt werden.
- Vertreibt Hitze aus allen drei Erwärmern; beseitigt Windhitze im Blut, die plötzlich auftretende Ausschläge hervorruft.

3-E-23 In einer Vertiefung am lateralen Ende der Augenbraue.

- Wirkt positiv auf die Augen; kann als lokaler Tsubo bei allen die Augen betreffenden Problemen benutzt werden, besonders wenn die Leber dabei eine Rolle spielt.
- Lindert Schmerzen, die im Gesicht auftreten, durch Beseitigung von Stauungen und Wind entlang dem Meridian; nützlich bei Kopfschmerzen im Schläfenbereich sowie bei Gesichtslähmungen und Schwindelgefühlen.